4차 산업혁명과 간호정보

2판

4차 산업혁명과 간호정보 2판

2022년 2월 25일 1판 1쇄 인쇄
2022년 3월 5일 1판 1쇄 발행

지은이 | 김지현 · 황성우 · 김복남 · 이수정 · 최순옥 외

펴낸이 | 김진환
펴낸곳 | 학지사메디컬 HAKJISAMEDICAL
04031 서울특별시 마포구 양화로 15길 20 마인드월드빌딩
대표전화_ 02-330-5188 팩스_ 02-326-0338
등 록 | 2010년 2월 8일 제313-2010-36호
메 일 | hakjisamd@hakjisamd.co.kr
홈페이지 | http://www.hakjisamd.co.kr

ISBN 978-89-6069-983-0 93510

가 격 | 26,000원

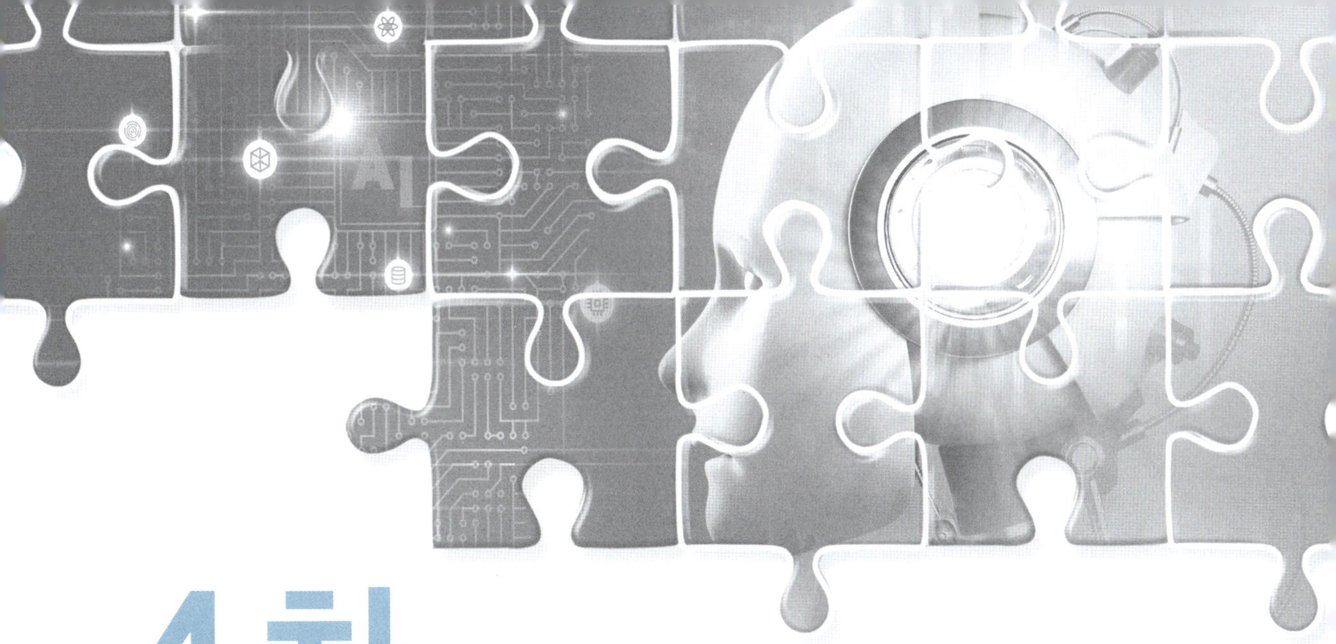

4차 산업혁명과 간호정보

2판

4th Industrial Revolution and Nursing Informatics

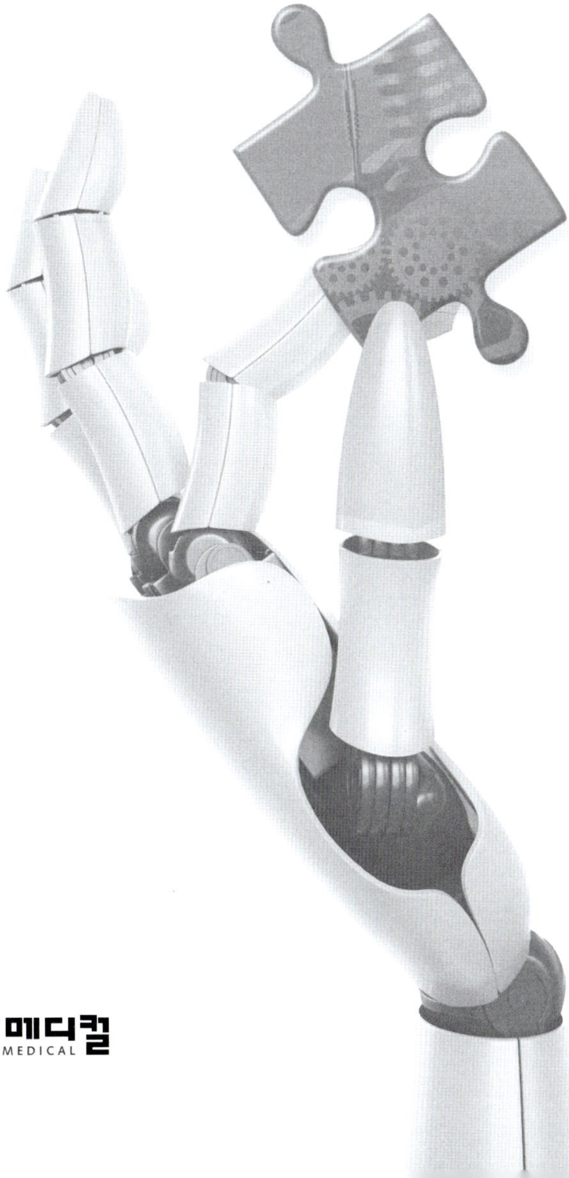

김지현, 황성우, 김복남, 이수정, 최순옥 외 공저

학지사메디컬
HAKJISA MEDICAL

저자소개

대표저자

김지현 백석대학교

황성우 백석문화대학교

편집위원

김지현 백석대학교

황성우 백석문화대학교

김복남 대구보건대학교

이수정 극동대학교

최순옥 부천대학교

집필진

김은미 초당대학교

박윤진 중부대학교

송미라 삼성서울병원

장혜정 세브란스병원

조현숙 전) 순천향대학교 부속 부천병원

채정미 건강보험심사평가원

한정진 한국간호교육평가원

머리말

2020년 전 세계를 강타한 covid 19는 글로벌 정치, 사회, 경제 전반에 변화를 일으켰다. 계속되는 사회적 거리두기 정책 속에서 재택근무, 온라인 교육 등 비대면 사회활동이 강화되고 디지털 노마드가 출현하는 가운데, 증폭되는 인플레이션과 경제적 어려움을 해결할 방안으로 ICT 테크놀로지가 속속 도입되고 있다. 이는 기존에 인류가 4차 산업혁명 아래 발전시켜왔던 바이오 및 공학기술이 적극 상용화되기 시작했다는 뜻이다. 특히 보건의료분야의 정보기술 변화는 매우 빠르게 일어나고 있으며, 이로 인해 스마트병원이 그 중요성을 더하고 비대면을 기반으로 한 원격진료의 필요성이 강조되었다. 더불어 간호분야 역시 임상현장 변화의 축을 함께해야 하는 시대적 요청을 받고 있다. 그동안 간호사의 정보역량이 향상될수록 임상업무와 범위가 혁신적으로 달라질 수 있음에도 불구하고, 정보역량 함양을 위한 교육과정 자체가 미비하여 학생들의 정보역량을 개발하기가 쉽지 않았던 것이 사실이었다. 특히 4차 산업혁명 등의 기술변화를 이해하고 그 내용을 간호정보학 교육에 반영할 수 있는 교수능력을 가진 유능한 강사진과 교재 및 교육콘텐츠가 부족한 것도 그 이유의 하나라고 여겨진다. 그러나 다행히도 한국간호교육평가원이 제시한 4주기 간호교육인증평가를 위한 학습성과에 "정보통신과 최신 보건의료기술을 활용한다."가 포함되었으며, 이에 따라 간호학 학사학위 교과과정에 이를 반영하여 간호학생들의 정보역량을 향상시킬 수 있는 길이 열렸다. 이는 임상에서 요구되는 간호정보역량 활용의 중요성이 학부 및 대학원 과정에 적극 반영되도록 해야 함을 의미한다.

그동안 간호정보를 다룬 교재가 다수 출판되어 왔다. 그러나 대부분이 번역서였기 때문에 학생들이 이해하기가 쉽지 않았다. 더욱이 번역서에 수록된 내용은 미국, 캐나다의 실무나 법령에 근거를 두고 있어 우리나라의 상황에 맞지 않아 학습에 제한적이며 가르치는 입장에서도 어려움이 많았다. 저자들은 10여 년간을 간호정보학을 가르치면서 이러한 상황에 안타까움을 금치 못하였다. 따라서 현장성을 반영한 저술을 위해 오랜 기간 간호정보학 연구 및 강의 경력을 갖춘 교수님과 병원 내 간호정보팀에서 활동하는 전문가를 저자로 초빙하였다. 메타버스를 비롯하여 최신 4차 산업혁명 정보기술의 트렌드를 제시하고, 임상에서 실제 활용되는 정보시스템과 디바이스를 비롯한 다양한 사례를 수록하여 학생들이 임상현장의 정보기술에 대해 보다 쉽게 이해할 수 있도록 하고자 하였다. 이를 위해 서울아산병원, 삼성서울병원, 세브란스병원, 순천향대학교 병원 등의 관련 자료를 수록할 수 있도록 도움을 주신 관계자 분들께 감사드린다.

본 저서는 총 6부로 구성되었다. 1부는 4차 산업혁명에 따른 정보기술 트렌드의 변화에 중점을 두고 간호정보학의 개념과 간호정보역량, 인터넷 기초 등의 개괄적인 설명을 담았다. 2부는 정보학이 간호실무에 적용되는 영역을 다루었으며, 임상현장에서 정보시스템 개발과 관련된 정보기술을 중심으로 최신성을 반영하고자 하였다. 3부는 정보학이 간호행정에 적용되는 영역을 다루었으며, 인공지능의 활용, 물품관리 자동화, 환자중증도 분류 자동화 등 스마트병원으로의 변화과정과 간호업무환경의 변화를 전달하고자 하였다. 4부는 정보학이 간호교육에 적용되는 영역으로 메타버스 등 최신 테크놀로지를 이용한 환자교육, 간호사 직무교육, 간호학생 교육 등에 활용되는 교육방식과 콘텐츠 제작기술의 변화와 사례를 담았다. 5부는 정보학이 간호연구에 적용되는 영역으로 정보시스템 내에 축적된 환자 및 병원정보를 기반으로 근거기반실무 연구에 활용하고 무궁무진한 가능성을 보여주는 빅데이터 분석과 패널자료 분석의 실례를 소개하였다. 6부는 의료정보 활용을 위해 요구되는 정보보안기술의 중요성과 관련법령 정비의 필요성을 다루었으며, 이러한 환경 속에서 발휘되어야 할 정보간호사의 역할과 비전을 담은 미래 간호정보학의 방향을 제시하였다.

오랫동안 간호정보학을 강의해 온 교수님과 임상현장의 선구자적 역할을 해 온 실무자를 본 저서의 저자로 모시고, 임상현장과 실무중심의 내용을 제공할 수 있도록 하였으며, 드디어 2판이 출간되었다. 이 책이 출판되기까지 애써주신 학지사메디컬 김진환 사장님과 임직원 여러분들께 감사드리며, 본 저서가 학생들과 가르치는 교수님들에게 도움이 되기를 바란다.

2022년 2월
대표저자 **김지현**

차례

PART 1
간호정보학과 정보혁명

PART 2
정보학의 간호실무 적용

차례

PART 3

정보학의 간호행정 적용

차례

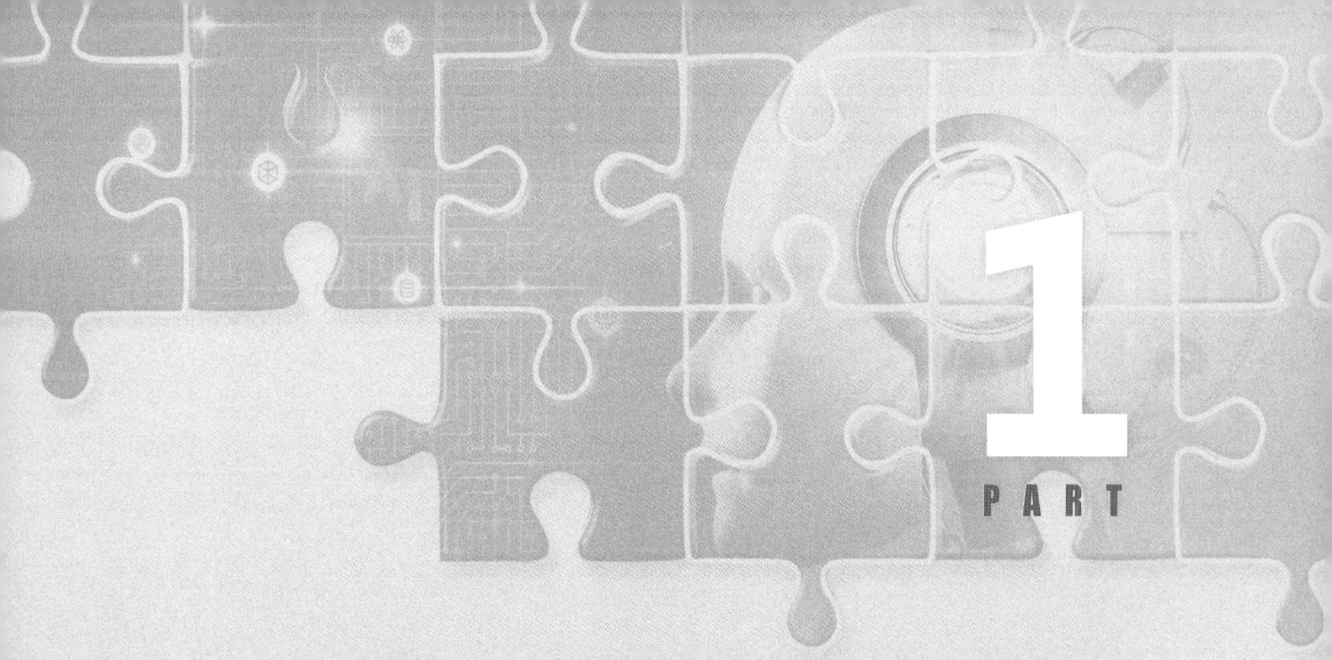

1 PART

간호정보학과 정보혁명

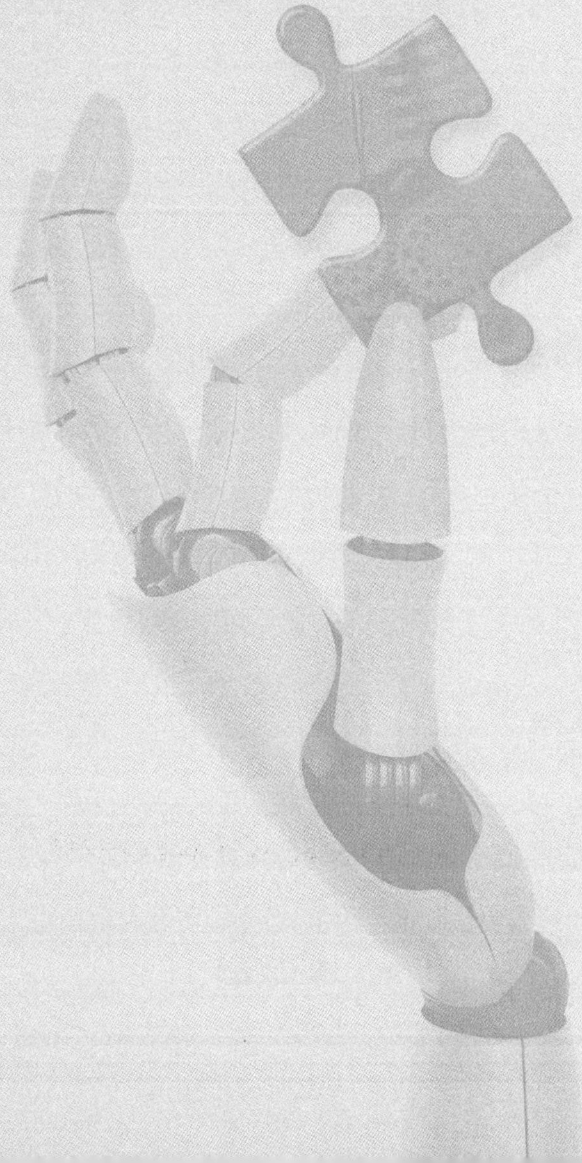

CHAPTER 01 **간호정보학 개관**

CHAPTER 1

간호정보학 개관

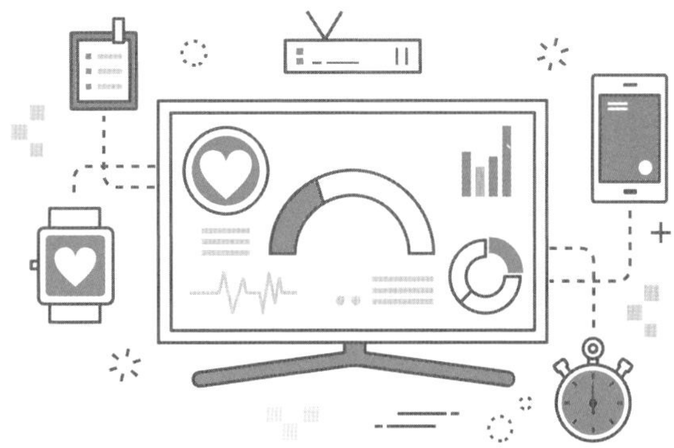

학습목표

1. 4차 산업혁명의 기술혁신에 대해 설명한다.
2. 4차 산업혁명이 가져올 미래의 정보기술 트렌드에 대해 설명한다.
3. 기업가정신과 창조적 파괴의 의미를 간호학에 적용한다.
4. 간호정보학의 개념을 이해한다.
5. 간호정보역량의 정의를 알고, 교육필요성을 이해한다.

핵심용어

- **4차 산업혁명**(4th industrial revolution): 인공 지능, 사물 인터넷, 빅데이터, 모바일 등 첨단 정보통신기술이 경제 · 사회 전반에 융합되어 혁신적인 변화가 나타나는 차세대 산업혁명
- **자율주행자동차**(auto mobile): 운전자가 가속, 핸들, 브레이크 등을 조작하지 않아도 스스로 목적지까지 찾아가는 기술을 탑재한 자동차
- **사물인터넷**(internet of things): 사물들이 서로 연결된 것 혹은 사물들로 구성된 인터넷
- **클라우드 컴퓨팅**(clound computing): 정보처리를 자신의 컴퓨터가 아닌 인터넷으로 연결된 다른 컴퓨터로 처리하는 기술
- **인더스트리 4.0**(industry 4.0): 제조업에 사이버 물리 시스템, 사물인터넷, 클라우드 컴퓨팅을 적용하여 구축한 스마트 팩토리
- **3D 프린팅**(3D printing): 삼차원 설계도를 기초로 종이에 그림을 박아 내듯 삼차원 공간에 물체를 찍어 내는 기술
- **인공지능**(artificial intelligence): 인간의 지능으로 할 수 있는 사고, 학습, 자기계발 등을 컴퓨터가 할 수 있도록 하는 방법을 연구하는 컴퓨터 공학 및 정보기술 분야
- **딥러닝**(deep learning): 인공신경망 등의 기계학습을 통해 사물이나 데이터를 군집화하거나 분류하는 데 사용하는 기술
- **블록체인**(block chain): 블록에 데이터를 담아 체인 형태로 연결, 수많은 컴퓨터에 동시에 이를 복제해 저장하는 분산형 데이터 저장 기술
- **가상현실**(virtual reality): 시각, 청각, 촉각, 후각, 미각 등 인간의 감각과 컴퓨터 간의 인터페이스가 상호작용하여 실시간 시뮬레이션과 생생한 체험을 제공함으로써 현장의 몰입감을 극대화하는 기술
- **증강현실**(augmented reality): 현실에서 3차원의 가상물체를 겹쳐서 보여주는 기술
- **리터러시**(literacy): 문자화된 기록물을 통해 지식과 정보를 획득하고 이해하는 능력
- **기업가정신**(entrepreneurship): 기업의 발전을 위해 혁신을 선도하는 것으로, 혁신은 지속적인 창조적 파괴를 의미
- **메타버스**(metaverse): 아바타 등을 활용해 현실세계와 같은 사회 · 경제 · 문화활동이 이루어지는 3차원의 가상세계
- **간호정보역량**(nursing informatics competency): 간호업무수행에 요구되는 컴퓨터기술, 정보활용 및 정보보안 능력. 임상데이터의 관련성과 패턴을 분석하여 교육, 행정, 연구, 임상실무에 활용할 수 있는 능력
- **스마트병원**(smart hospital): 환자에게 제공되는 의료서비스의 품질과 경험을 향상하기 위해 새로운 임상프로세스나 인프라를 재설계 또는 최적화하고 최신 ICT 기술을 접목하여 환자 서비스, 케어 프로세스, 물류 서비스, 조직 구조 등 병원의 일상적인 기능에 완전히 통합함으로써 효율성을 극대화한 지능화된 정보화 병원

1 4차 산업혁명과 정보혁명

1) 4차 산업혁명과 정보기술 트렌드

(1) 4차 산업혁명

4차 산업혁명(4th industrial revolution)이란, 인공지능(artificial intelligence, AI), 사물인터넷, 빅데이터, 모바일 등 첨단 정보통신기술이 경제 · 사회 전반에 융합되어 혁신적인 변화가 나타나는 차세대 산업혁명을 의미한다. 과거 18세기 후반에 증기기관을 동력으로 생산의 기계화를 시도하였는데, 이를 '제1차 산업혁명'이라 한다. 19세기에 이르러 전기 에너지를 이용해 공장의 대량 생산이 가능해졌는데, 이것이 '제2차 산업혁명'이다. 1960년대 말, 전자기기의 보편화로 생산의 자동화를 가져온 것을 '제3차 산업혁명'이라 한다. 현재의 '4차 산업혁명'은 디지털기기와 인간 그리고 물리적 환경을 융합하여 산업의 구조와 생산과정의 변화를 야기하는 것을 뜻한다. 유비쿼터스를 가능하게 한 모바일의 등장과 인공지능이나 빅데이터의 발전이 전체 산업의 생산과 분배 그리고 소비 형태를 빠르게 바꾸고 있다. 이는 파괴적 기술에 의한 산업 재편에 해당한다(그림 1-1).

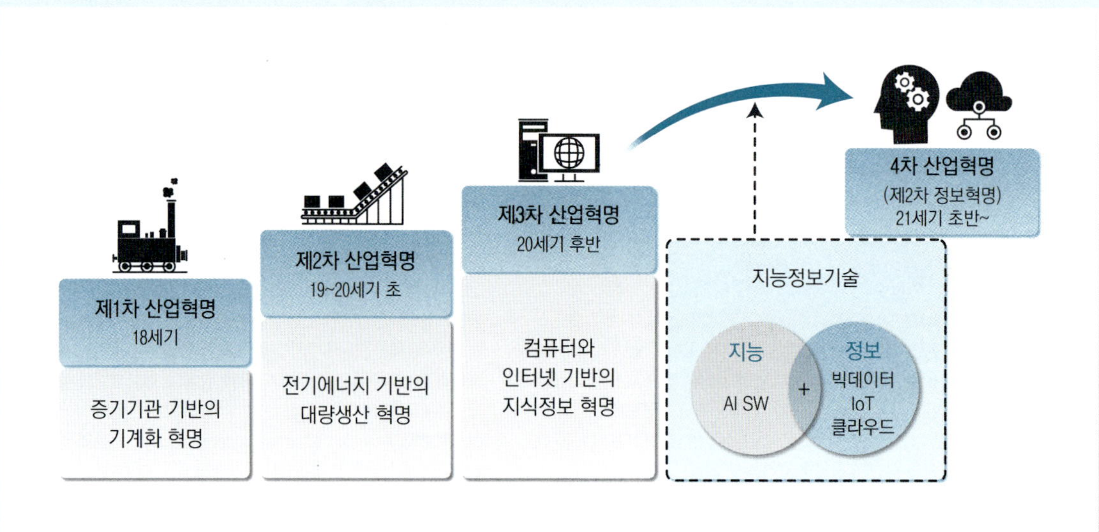

그림 1-1 4차 산업혁명 시대의 도래

4차 산업혁명이 가져올 미래에 대해 구체적으로 논의된 것은 2016년 다보스 포럼에서부터였다. 이 포럼에서 클라우드 슈밥은 앞으로 기술 결합에 따른 혁신의 시대가 도래할 것으로 예측하였다. 세계경제포럼(World Economy Forum, WEF)에서 '4차 산업혁명'을 통해 각기 다른 사회계층과 산업부문을 포용하며 경제를 성장시킬 방법에 대한 집중적인 논의가 시작되었다. 앞으로 단순노동을 요구하는 일자리는 없어지는 반면, 고도의 기술이 요구되는 일자리는 더 만들어질 수 있을 것이다. 재능과 기술을 가진 사람과 이를 적극적으로 발굴하고 창조하는 기업은 빠른 속도로 성장하지만, 그렇지 못한 개인과 기업은 즉각적으로 도태될 것이다. 그러므로 인간의 창조성과 공감 능력을 향상하기 위해 4차 산업혁명을 이용해야 한다는 것이 다보스포럼에서 강조하는 바이다.

초연결(hyperconnectivity)과 초지능(superintelligence)을 특징으로 하는 4차 산업혁명은 기존 산업혁명에 비해 더 넓은 범위(scope)에 더 빠른 속도(velocity)로 크게 영향(impact)을 미친다. 4차 산업혁명에서 사용되는 테크놀로지는 인공지능, 사물인터넷, 클라우드 컴퓨팅, 빅데이터, 모바일 등 지능정보기술이 기존 산업과 서비스에 융합되거나 3D 프린팅, 로봇공학, 생명공학, 나노기술 등 여러 분야의 신기술과 결합하여 실세계 모든 제품과 서비스를 네트워크로 연결하고 사물을 지능화하는 기술 등이다.

(2) 드론(무인기)

드론(무인기)은 조종사 없이 무선전파를 이용하여 비행기나 헬리콥터를 이용하는 것으로 다양한 방면에 이용되고 있다. 교통상황을 모니터링하기 위한 무인정찰기, 범죄발생 탐색과 초기대응을 위한 경찰드론이 등장하였고, 고도의 영상촬영이나 물류배송 등에 활용되고 있다. 예를 들면, 온라인서점으로 시작한 아마존은 책, 음식 등을 비롯한 다양한 물품을 배달하는데, 물건의 손상이 발생하지 않도록 낙하산의 원리를 결합하여 특허출원을 하기도 하였다. 또한 물품의 사용 연한이나 재구매 기간을 저장한 데이터를 분석해 아마존에서 특정 물품을 구매한 소비자가 다음번에 구매할 시점을 예측하여, 해당 지역 물류센터에 미리 관련 물품을 보관하다가 주문서가 입고되는 순간 당일 총알 배송을 해주기도 한다(그림 1-2).

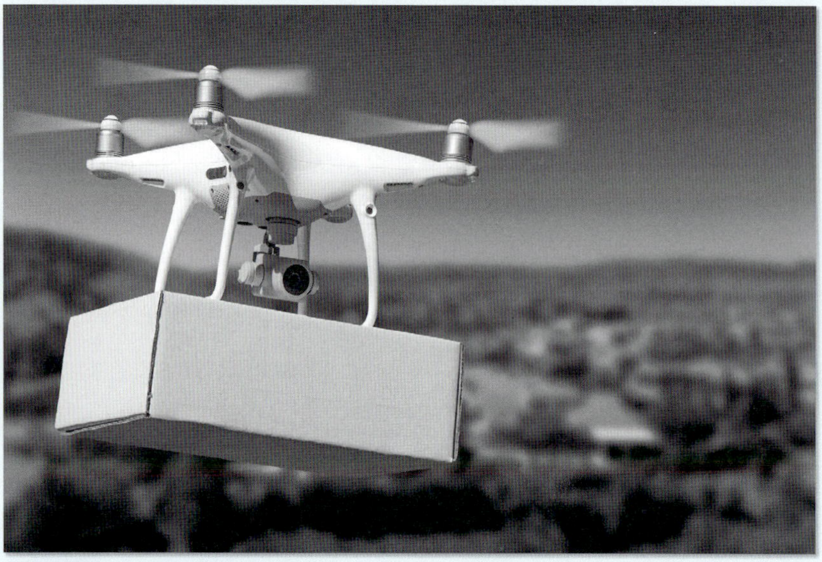

그림 1-2 드론을 이용한 물류배송

(3) 자율주행자동차

자율주행자동차의 등장은 이제 더는 놀라운 일이 아니다. 자율주행자동차는 운전자가 가속, 핸들, 브레이크 등을 조작하지 않아도 스스로 목적지까지 찾아가는 기술을 탑재하고 있다(그림 1-3). 자율주행자동차는 2025년까지 전 세계에 2,200만 대가 보급될 것이며, 공유택시에도 적용하게 될 것으로 예측된다. 일본 도요타는 미국 우버사와 자율주행자동차 개발에 5억 달러를 투자하는 등 관련산업에 적극적이며, 일부 국가들은 자율주행이 가능하도록 5G 통신기술을 활용한 스마트시티를 구축하고 있다.

(4) 사물인터넷

사물인터넷(internet of things, IoT)이란, 세상에 존재하는 유형 혹은 무형의 객체가 다양한 방식으로 서로 연결되어 개별 객체가 제공하지 못했던 새로운 서비스를 제공하는 것을 말한다. 사물인터넷은 단어의 뜻 그대로 '사물들(things)'이 '서로 연결된(internet)' 것 혹은 '사물들로 구성된 인터넷 연결'을 말한다. 그런데 기존의 인터넷이 컴퓨터나 무선 인터넷이 가능한 휴대전화를 통

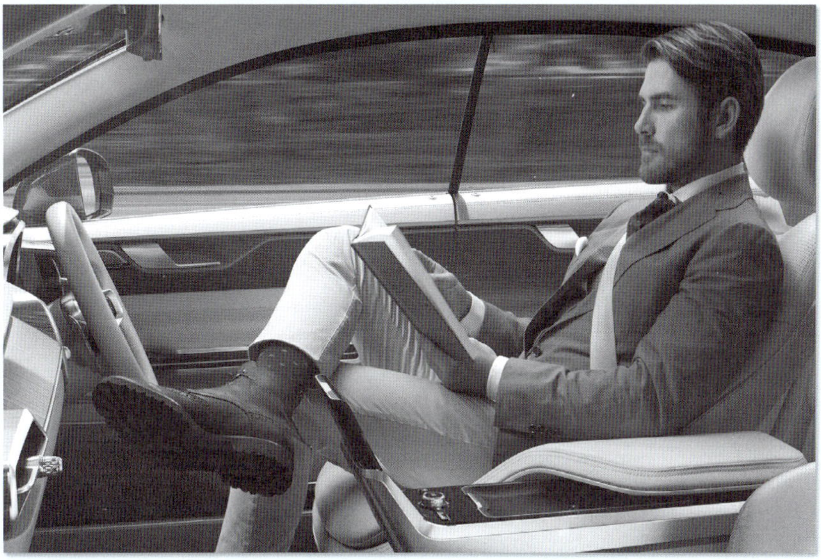

그림 1-3 자율주행자동차

해 서로 연결되어 구성되었던 것과는 달리, 사물인터넷은 책상, 자동차, 가방, 나무, 반려동물 등 세상에 존재하는 모든 사물이 연결되는 인터넷이라 할 수 있다(그림 1-4). 사물인터넷의 표면적인 정의는 사물, 사람, 장소, 프로세스 등 유 · 무형의 사물들이 연결된 것을 의미하지만, 본질에서는 이러한 사물들이 연결되어 진일보한 새로운 서비스를 제공하는 것을 의미한다. 즉, 두 가지 이상의 사물이 서로 연결됨으로써 개별적인 사물들이 제공하지 못했던 새로운 기능을 제공하는 것이다.

사물인터넷 기술은 상호연결되어 제어가 가능한 수준까지 진화하였다. 예를 들어, 침대와 실내등이 연결되었다고 가정해 보자. 지금까지는 침대에서 일어나 실내등을 켜거나 꺼야 했다. 그러나 사물인터넷 기능을 통해 사람이 자고 있는지를 침대가 스스로 인지하여 실내등을 자동으로 켜지거나 꺼지도록 할 수 있다. 마치 사물들끼리 서로 대화하는 것처럼 연결되게 함으로써 사람들에게 새로운 서비스와 편의성을 제공하게 된다.

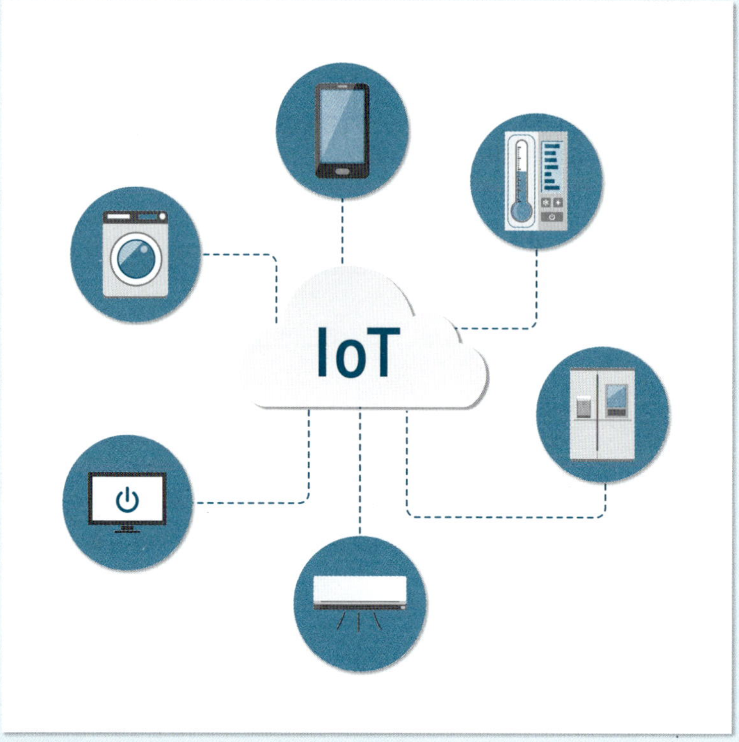

그림 1-4 사물인터넷의 개념도(IoT)

(5) 클라우드 컴퓨팅

클라우드 컴퓨팅(cloud computing)이란, 자신의 컴퓨터가 아닌 인터넷으로 연결된 다른 컴퓨터로 정보를 처리하는 기술을 말한다. 클라우드라는 이름이 붙여진 이유는 컴퓨터 네트워크 구성을 그림으로 나타낼 때, 인터넷을 '구름'으로 표현했기 때문이다. 수많은 컴퓨터가 연결된 인터넷환경을 마치 하늘 저편에 떠 있는 구름처럼 알 수 없는 존재로 여겼기 때문이다.

일반적으로 개인용 컴퓨터에는 필요에 따라 구매한 소프트웨어가 설치되어 있고 동영상이나 문서와 같은 데이터도 저장되어 있다. 문서를 작성하려면 자신의 컴퓨터에 저장되어 있는 워드 프로세서와 같은 프로그램을 구동시켜야 한다. 그러나 클라우드 컴퓨팅은 프로그램과 문서를 다른 곳에 저장해 놓고 내 컴퓨터로 그곳의 인터넷을 통해 접속하여 이용하는 방식이다(그림 1-5).

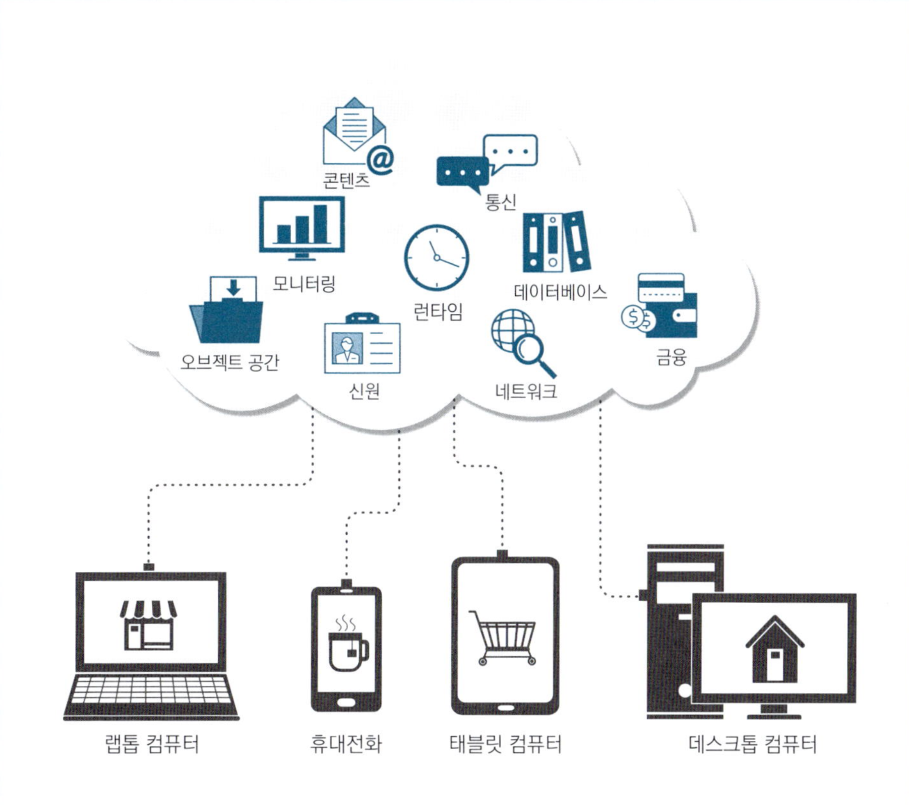

그림 1-5 클라우드 컴퓨팅

이렇게 되면 필요한 소프트웨어를 내 컴퓨터에 설치할 필요도 없고, 또 주기적인 업데이트를 하지 않아도 된다. 이 밖에도 회사 컴퓨터에서 작업하던 문서를 따로 저장해서 집으로 가져갈 필요도 없다. 또한 자신의 컴퓨터가 고장을 일으켜도 데이터가 손상될 염려도 없다. 필요한 만큼 쓰고 비용을 지불하면 되므로 사용 빈도가 낮은 소프트웨어를 비싸게 구입할 필요도 없고, 터무니없이 큰 저장장치를 갖추지 않아도 된다.

(6) 인더스트리 4.0

인더스트리 4.0(industry 4.0)이란, 제조산업 분야의 혁명기술이다. 제조업에 사이버 물리시스템(cyber physical system, CPS), 사물인터넷, 클라우드 컴퓨

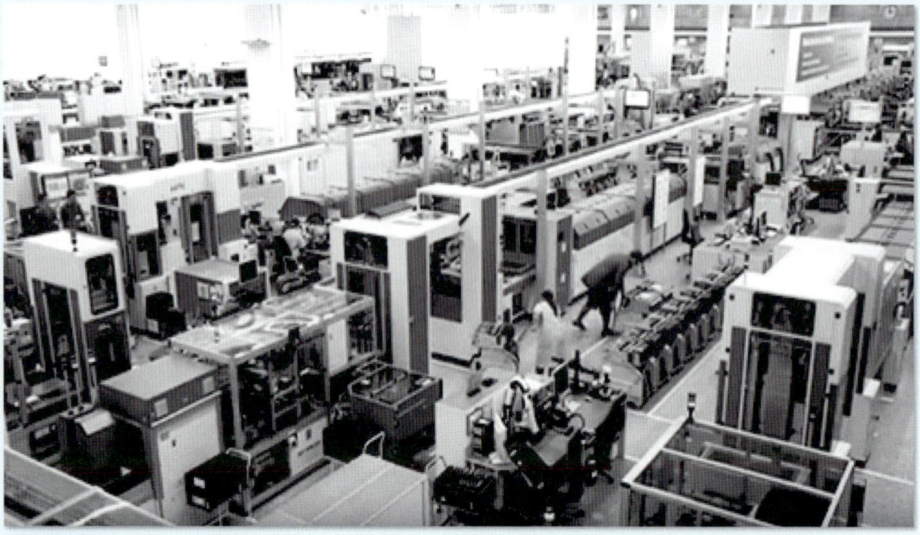

그림 1-6 인더스트리 4.0

팅을 적용하여 지능형 공장(smart factory)을 구축한 것으로 기성 제품을 대량 생산하여 원가를 낮추는 것이 아니라, 고객의 취향을 고려해 개인별 맞춤형 제작이 가능한 기술을 말한다. 독일과 미국을 중심으로 확산되어 운영되어 왔고, 이미 인더스트리 5.0 형태로 발전하는 가운데 중국을 비롯한 여러 국가들이 앞을 다투어 도입을 추진하고 있다(그림 1-6).

(7) 빅데이터

디지털 환경에서 생성되는 데이터로 그 규모가 방대하고, 생성 주기는 짧고, 형태도 수치 데이터뿐 아니라 문자와 영상 데이터를 포함하는 대규모 데이터를 빅데이터(Big data)라 한다. 사물 인터넷기술의 발전과 더불어 빅데이터의 형태와 범위가 더욱 확장되고 있다. 빅데이터를 분석하면, 기존에 알지 못했던 현장의 사실과 지식을 찾아내게 된다. 월마트의 장바구니 데이터 분석은 그 결과를 매출 증대전략에 이용한 성공적인 사례로 유명하다. 판매대의 바코드에 찍혀 함께 구입한 것으로 확인된 장바구니의 물품 종류를 분석하였더니, 아기용 기저귀와 맥주 판매의 연관성이 매우 높은 패턴으로 확인되었다. 영유아를 양육하는 가정에서 육아 스트레스로 인해 맥주 소비량이 늘게 되는지, 또는 육아

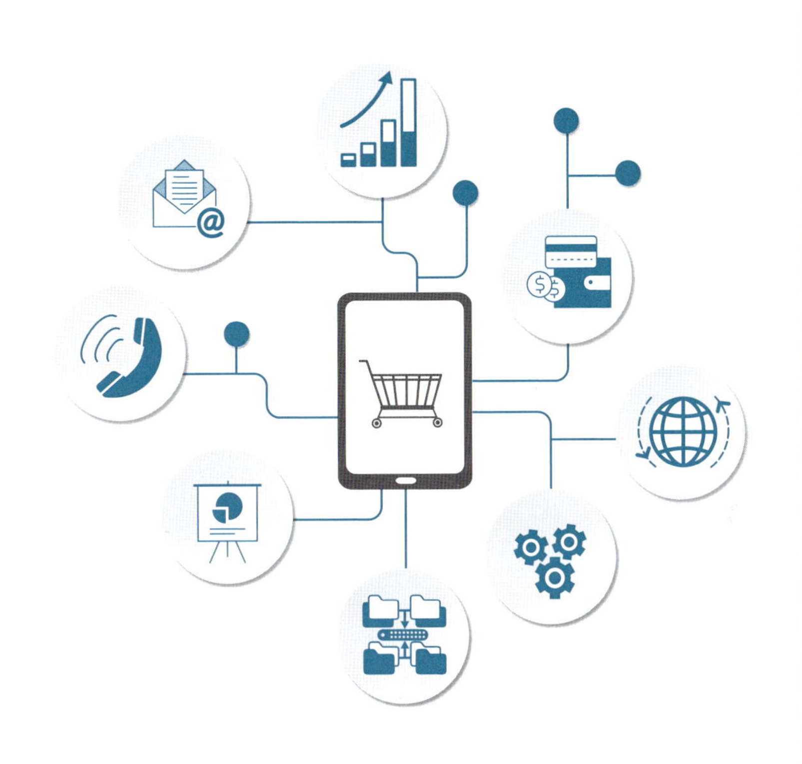

그림 1-7 빅데이터

로 인해 술집 등의 이용이 자유롭지 못해서 발생한 현상인지 알 수는 없었다. 그러나 월마트는 이러한 사실을 판매전략에 활용했는데, 아기용 기저귀 매대 옆에 맥주 판매대를 같이 배치하였더니 매출액이 증가하였다. 이렇듯 빅데이터 분석을 통해 현상에서 보여지는 사실과 패턴을 추출하면, 질병의 진단과 치료, 표적 약물치료, 경영전략, 학습전략, 신기술의 개발과 활용 등 다양한 분야에서의 활용가치가 높아지게 된다(그림 1-7).

(8) 3D 프린팅

3D 프린팅은 삼차원의 공간적 부피를 가진 물체를 인쇄하는 것이다. 종이에 그림을 그려내듯 삼차원 공간에 물체를 찍어 내는 것으로, 삼차원 설계도가 거푸집 역할을 한다(그림 1-8). 3D 프린터 제조사인 아피스 코어(Apis Cor)는 PIK 사와 협력하여 대략 38m²(11.5평) 정도 되는 독특한 원통형 단층 주택을 3D

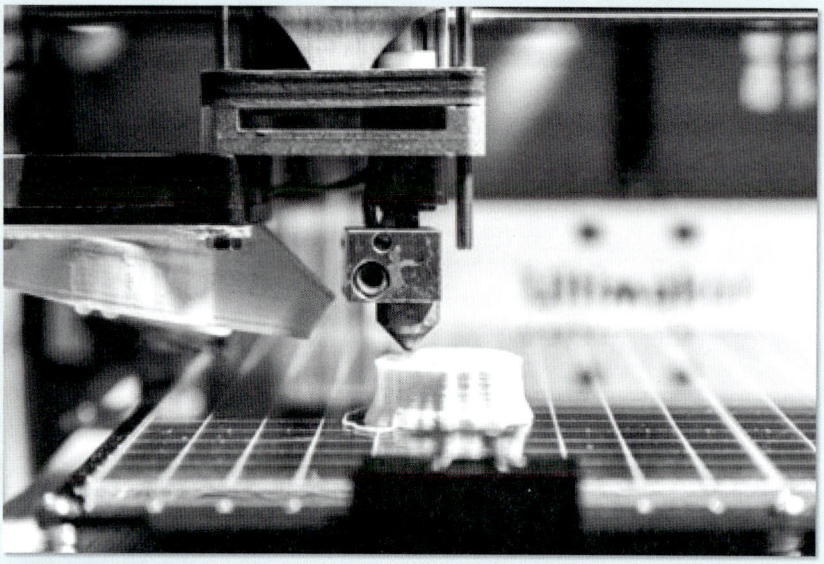

그림 1-8 3D 프린터

프린터를 이용해 제작하였다. 3D 프린터의 장점은 저렴한 가격과 빠른 속도인데, 이 집의 경우 24시간 이내에 골격이 건설되었으며, 이후 인력이 투입되어 인테리어 및 나머지 부분을 완성하였고, 총비용은 10,134달러로 저렴하였다.

이렇듯 피규어 창작이나 건축뿐 아니라, CAD/CAM 프로그램과 연계해 산업계 전반에서 3D 프린팅 기술을 다양하게 활용하고 있으며, 보건의료 분야에도 활용가치가 높다. 인공각막, 인공심장, 척추, 임플란트 치아 등 다양한 영역의 장기복제가 가능하며, 국립암센터에서는 3D 프린팅 기술을 이용한 척추뼈 이식에 성공하였고, 치기공 분야에서 활발했던 인공치아를 만드는 기술은 이제 3D 프린팅 기술로 대체되고 있다. 영국에서는 특별 제작한 3D 프린터로 살아 있는 세포조직과 비슷한 물질을 만들어내는 데 성공한 것으로 알려졌는데, 이 물질을 살아 있는 조직에 붙이고 약물을 조금씩 배출하면 기능이 약해진 기관을 강화하거나 고칠 수 있다. 또한 3D 프린터를 이용해 인간 배아 줄기세포를 복제하는 것에 성공한 사례가 보고되었다. 이제 3D 프린팅 기술은 제조업을 넘어 의학에도 적용되면서 매년 관련 시장이 폭발적으로 성장할 것으로 전망된다(그림 1-9).

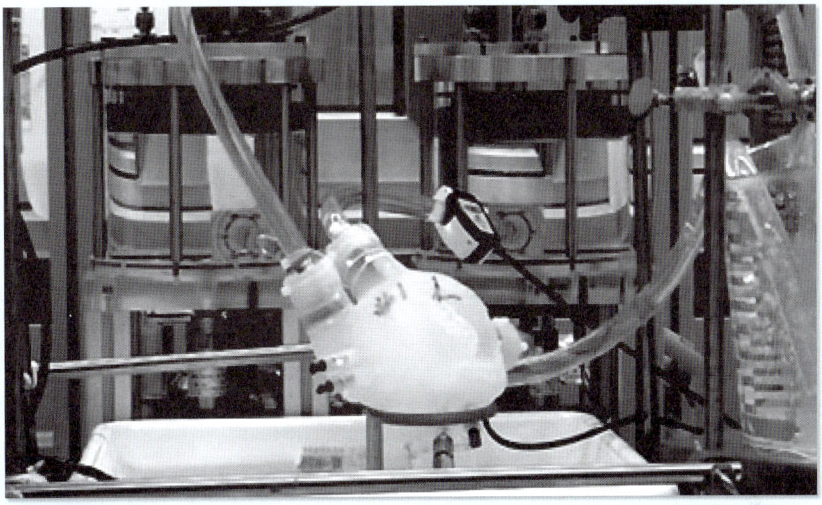

그림 1-9 인공심장 복제술

(9) 인공지능과 딥러닝

인공지능이란, 인간의 지능으로 할 수 있는 사고, 학습, 자기계발 등을 컴퓨터가 할 수 있도록 하는 방법을 연구하는 컴퓨터 공학 및 정보기술의 한 분야로서, 컴퓨터가 인간의 지능적인 행동을 모방할 수 있도록 하는 것이다. 인간의 사고와 정보수집, 추론, 판단 등의 정보처리 과정을 생물학적 신경계를 본떠서 인공지능 구조를 설계하고 기계학습을 유도하는 알고리즘을 개발하여 활용한다.

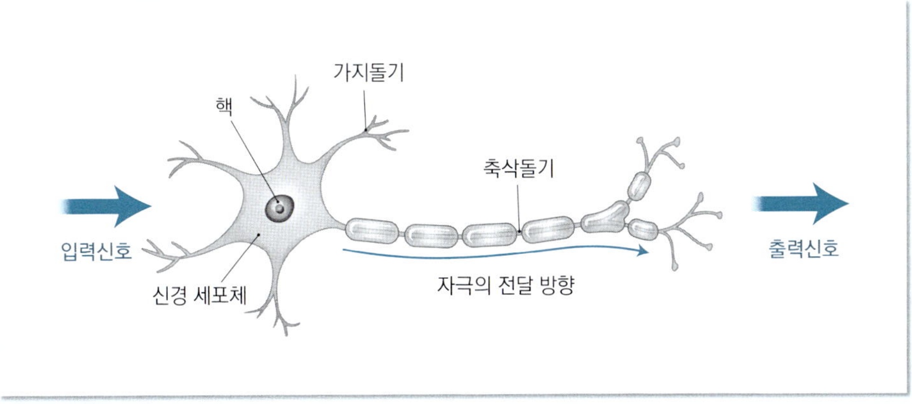

그림 1-10 신경계 구조

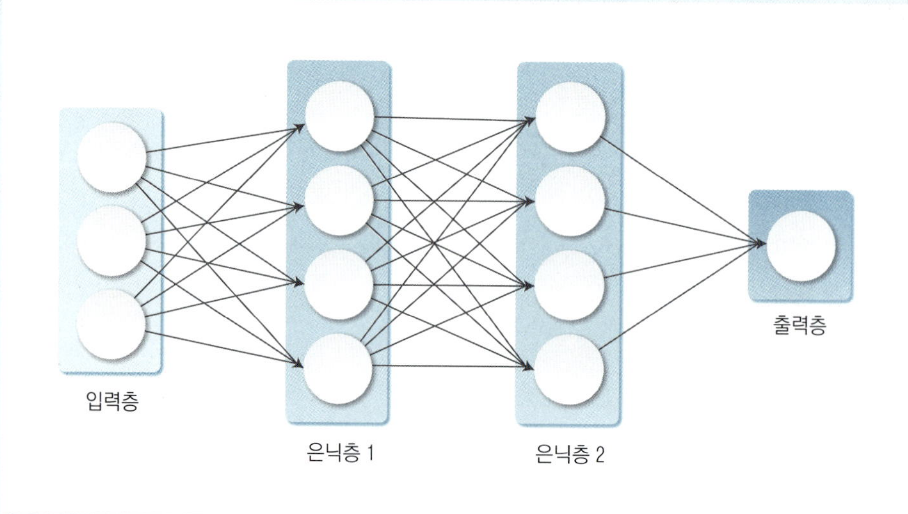

그림 1-11 인공지능 구조

딥러닝(deep learning)은 사물이나 데이터를 군집화하거나 분류하는 데 사용하는 기술이다. 데이터를 어떻게 분류할 것인가를 결정하기 위해 기계학습(machine learning) 알고리즘을 이용하였는데, '의사결정나무'나 '베이지안망', '서포트벡터머신(SVM)', '인공신경망' 등이 대두되었다. 딥러닝은 인공신경망의 한계를 극복하기 위해 제안된 기계학습 방법이다(그림 1-10, 그림 1-11).

(10) 로봇기술

로봇기술은 산업계와 병원 및 가정 등에서의 이용 가능성이 매우 크다. 샌프란시스코 캠퍼스 대학병원에서는 간호물품, 검사를 위한 샘플, 약물, 식사 등을 운반하는 로봇이 등장하였다. 이 로봇에는 병원구조에 대한 지도가 내장되어 있어, 엘리베이터를 혼자 타고 정확한 지점으로 운반이 가능하다. 병원은 운반용 로봇 25대를 배치하여 간호를 보조하였는데, 그 결과 직원들이 보다 어려운 의료행위나 환자 옆에서 간호업무에 집중하여 간호 효율성을 높이는 등 긍정적인 결과를 나타낸 것으로 알려졌다(그림 1-12).

기타 수술용 로봇이나, 노인대상 물리치료 로봇, 매장 안내로봇, 요리하기 및 청소 로봇 등 인간의 일을 다방면에서 대체할 수 있는 로봇들이 개발 · 이용

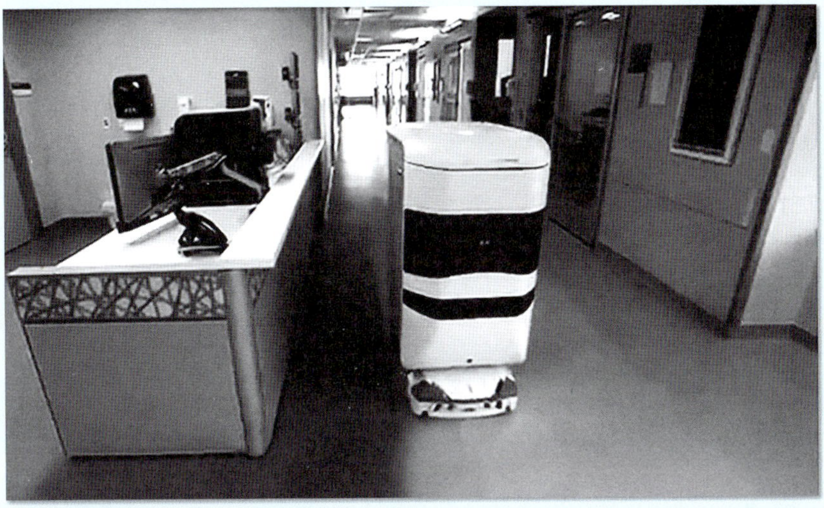

그림 1-12 간호물품 운반용 로봇

되고 있다. 최근에는 국내 대학병원에도 전달업무 등에 활용되는 자율주행로봇이 속속 도입되고 있다.

(11) 블록체인기술

블록체인기술이란, 블록에 데이터를 담아 체인 형태로 연결하여 수많은 컴퓨터에 동시에 이를 복제해 저장하는 분산형 데이터 저장 기술로서, 공공거래 장부라고도 부른다. 중앙 집중형 서버에 거래 기록을 보관하지 않고 거래에 참여하는 모든 사용자에게 거래 내역을 보내 주며, 거래 때마다 모든 거래 참여자들이 정보를 공유하고, 이를 대조해 데이터 위조나 변조를 할 수 없게 되어 있다(그림 1-13). 나카모토 사토시는 2007년 글로벌 금융위기 사태를 통해 중앙집권화된 금융시스템의 위험성을 인지하고 개인 간 거래가 가능한 블록체인기술을 고안해냈는데, 이후 2009년 사토시는 블록체인기술을 적용해 암호화폐인 비트코인을 개발했다. 블록체인기술은 암호화폐 외에도 전자결제나 디지털 인증뿐만 아니라 화물추적시스템, P2P(peer-to-peer) 대출, 원산지부터 유통까지 전 과정을 추적하거나 예술품의 진품 감정, 위조화폐 방지, 전자투표, 전자시민권 발급, 차량 공유, 부동산 등기부, 병원 간 공유되는 의료기록 관리 등 신뢰성이 요구되는 다양한 분야에서 활용할 수 있다.

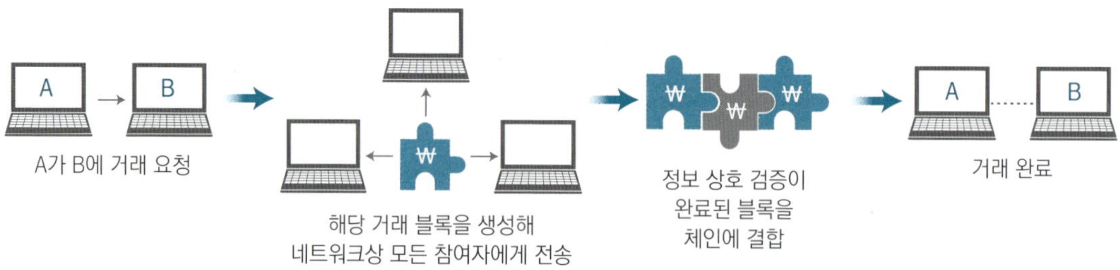

그림 1-13 블록체인 거래과정

(12) 가상현실과 증강현실

가상현실(virtual reality, VR)이란, 여러 가지 인간의 감각, 즉 시각, 청각, 촉각, 후각, 미각을 컴퓨터 간의 인터페이스로 실시간 시뮬레이션하여 제공하는 기술이다. 여러 가지 인간 감각이 컴퓨터와 상호작용하여 현장의 몰입감을 극대화하고, 체험을 생생하게 유지할 수 있는 특징이 있다. 미국의 네이버후드(Neighborhood)사는 가상공동체(virtual community)를 가상현실 콘텐츠로 구현하여 지역사회 내 보건의료학습에 적용하였다. 가상현실 시뮬레이션 학습은 간호학생들의 근거에 기반한 인지적·정의적 지식을 향상시켰으며, 가상현실을 임상 시뮬레이션 현장에 통합하는 사례는 간호사를 위한 학습전략에 유효하다는 연구 결과가 보고되었다. 가상현실은 환자치료에도 적용되었는데, 마인드메이즈(mindmaze)는 신체 절단 수술을 받은 환자에게 마치 뇌가 팔을 움직일 수 있는 것처럼 기억되게 하여 환상통을 치유하였다. 워크 어게인 프로젝트(walk again project)에서는 사고로 하반신이 마비된 환자에게 가상현실과 뇌파센터를 부착하여 환자가 다리를 움직인다고 생각하면 뇌파를 감지해 가상현실상의 아바타를 움직이도록 하였다. 이를 통해 13개월 만에 굳어 있던 하체의 근육신경을 뇌파로 활성화하는 데 성공했다(그림 1-14).

증강현실(augmented reality, AR)이란, 현실에서 3차원의 가상물체를 겹쳐서 보여주는 기술로 포켓몬 고 게임이 대표적이다. 제트 스페이스(Z space)는

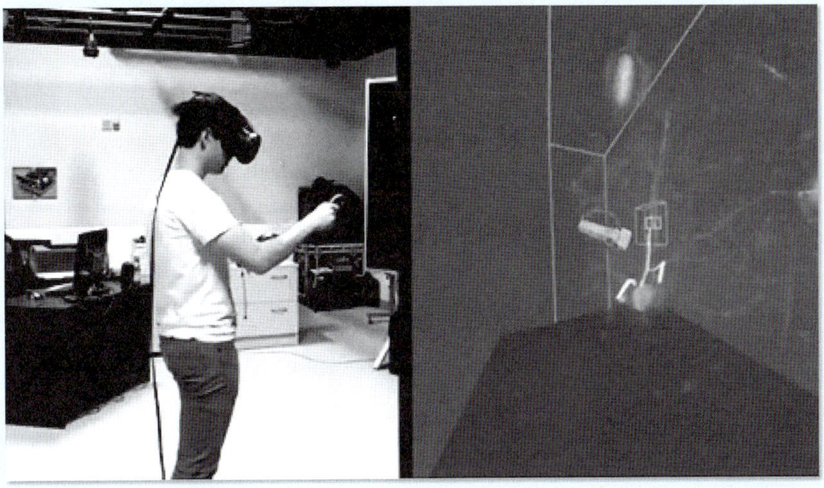

그림 1-14 가상현실을 이용한 뉴런 탐색

증강현실 기술을 의학교육에 적용한 사례인데, 3D 입체구조로 된 살아 움직이는 듯한 연동운동, 호흡 같은 생리적인 영역을 직접 확인하며 해부학을 학습할 수 있도록 설계되었다. 이 외에 의료용 증강현실 인체 시뮬레이션 도구, 메디심(Medisim), 치의과 교육용 증강현실 컨텐츠, 햅텔(HapTEL) 등이 있다. 국내의 한 의과대학은 서지컬 마인드기업과 협력하여 가상현실 기술을 이용해 수술 훈련 경험을 쌓을 수 있는 기술을 개발하였고, 안과 백내장 수술 시뮬레이션 교육용 콘텐츠를 개발하여 활용하기도 했다.

(13) 메타버스

메타버스(metaverse)는 '가상', '초월' 등을 뜻하는 영어 단어 '메타'(Meta)와 우주를 뜻하는 '유니버스(universe)'의 합성어로, 현실세계와 같은 사회 · 경제 · 문화 활동이 이루어지는 3차원의 가상세계를 가리킨다. 메타버스는 가상현실보다 한 단계 더 진화한 개념으로, 아바타를 활용해 단지 게임이나 가상현실을 즐기는 데 그치지 않고 실제 현실과 같은 사회 · 문화적 활동을 할 수 있다는 특징이 있다.

미국 캘리포니아의 미래기술연구단체(Acceleration Studies Foundation, ASF)는 메타버스의 구성요소를 증강현실세계(augmented reality), 라이프로깅세계

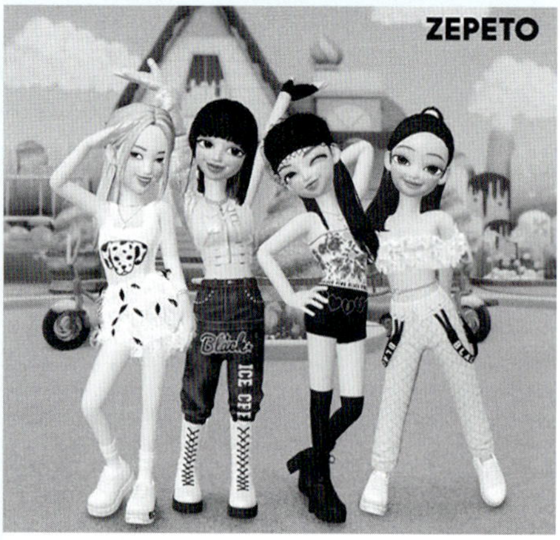

제페토(Zepeto)

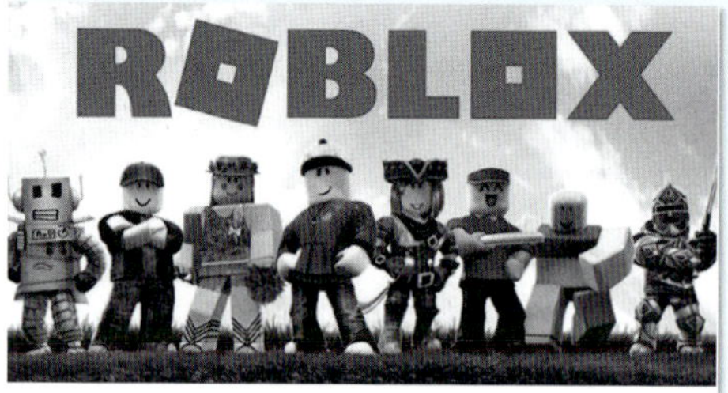

로블록스(Roblox)

그림 1-15 메타버스 관련기업

(life logging world), 거울세계(mirror world), 가상세계(virtual world)의 4가지로 분류했다.

2020년 8월 기준 세계의 메타버스 관련기업으로는 페이스북(메타), 아마존, 로블록스, 구글, 애플, 텐센트 등이며 국내에는 네이버에서 운영하는 제페토(Zepeto)가 대표적이다. 제페토의 메타버스는 아바타를 이용하여 삼성 등 대기업 신규사원의 오리엔테이션 교육을 지원하거나, LG화학의 재택근무지원 및 화학공장 건설을 위한 기업활동과 가상세계에서 이루어진 아이돌그룹의 팬사인회, 대통령 선거를 위한 정책선전 활동을 위한 플랫폼을 제공하였다.

메타버스는 영화, 게임, 교육 등의 분야에 시뮬레이션과 접목하여 활용되고 있는데, Steven Spielberg가 제작한 영화인 레디플레이어원이나 콘서트장에서 등장했던 포트나이트 등이 있다. 특히 일부 게임산업인 로블록스 등에서는 가상세계의 부동산판매나 루비이통과의 콜라보를 통한 상품판매가 이루어져 향후 메타버스를 통해 등장할 미래의 세상을 엿볼 수 있다(그림 1-15).

(14) 기업가정신과 창조적 파괴

4차 산업혁명과 더불어 산업계구조를 재편하고 발전시키는데 역사적 원동력이 되어왔던 기업가 정신, 즉 앙트레프레너십(entrepreneurship)이 화제이다. Peter Drucker는 새롭고 이질적인 것에서 유용한 가치를 창출해 내고 변화에 대응하며 도전하여 변화를 기회로 삼는 사람을 기업가로 정의하였으며, 기업가정신은 과학이 아니고 예술도 아니며, 실천을 의미한다고 하였다. 기업가정신은 아무것도 아닌 것에서 가치 있는 것을 이루어내는 창조적인 행동으로 스스로 사업을 일으키고, 이를 자기 인생에서 가장 즐거운 일로 여기는 것이라고 말한다. 오스트리아의 경제학자 Schumpeter는 기업가란, 기술혁신을 통하여 창조적 파괴(creative destruction)를 실천하는 혁신자이여야 하며, 이들을 기업가정신을 갖춘 사람이라고 말할 수 있다고 하였다.

창조적 파괴란, 낡은 것은 계속 파괴하고 새로운 것은 계속 창조하면서 끊임없이 경제구조를 혁신해 가는 산업개편 과정을 뜻하는 경제학 개념이다. 창조적 파괴의 예로는 일리노이 중앙역 건설에서 시작된 미국 중서부 지역 철도화를 들 수 있는데, 철도화로 인해 새로운 사업 기회가 생겨나기도 했지만, 한편으로는 주변 지역의 급속한 도시화로 인해 과거 왕성하던 농업의 설 자리가 사라졌다는 양면적 결과를 보여준다. 또한 애플사는 휴대용 음악 플레이어인 아이팟(iPod)과 온라인 음악판매 서비스 아이튠즈(iTunes)라는 새로운 플랫폼을 개발하여 하드웨어와 소프트웨어를 동시에 소비하는 새로운 소비패턴을 탄생시켰다. 이는 기존의 음악유통산업 및 2G폰의 퇴장과 함께 새로운 삶의 패러다임이 도입되었다는 점에서 창조적 파괴라고 볼 수 있다.

기업가정신은 위험을 내포하고 있는 사업을 새롭게 시작하고자 하는 모험이 동반된 기업가의 의지이다. 또한 기업가정신은 사업가로서 기본적인 자질은 물론 개척정신, 모험정신, 위험을 감수한 도전정신, 신사업에 대한 열정 등을 동반한 창의적이고 진취적인 사고를 의미한다. 외적 환경에 대하여 소비자의 욕구와 트렌드를 분석하고 이에 대한 발 빠른 대응, 신시장의 개척, 경쟁기업의 분석 등에 적극적이고 신속하게 대처할 수 있어야 한다. 내적으로는 신기술·신제품의 개발, 새로운 생산방식의 도입, 원가절감 방안 등 경쟁력에서 우위를 점하기 위해 꾸준한 노력을 하고 변화와 위기를 기회로 활용할 수 있는 자, 이를 곧바로 실천에 옮기는 자를 기업가정신을 갖춘 자로 볼 수 있다.

이렇듯 자본주의 경제 시대의 산업구조를 재편하고 부가가치 창출을 견인하기 위한 기업가정신을 가진 혁신자가 갖추어야 할 요소로는 ① 신제품 개발, ② 새로운 생산방법의 도입, ③ 신시장 개척, ④ 새로운 원료나 부품의 공급, ⑤ 새로운 조직의 형성, ⑥ 노동생산성 향상 등이 있다. 4차 산업혁명과 맞닥뜨린 오늘날 정보기술의 발전으로 인해 세계는 창조적 파괴의 시점에 직면해있으며, 기업가정신과 혁신적 역량을 지닌 도전가들이 등장하여 활동하게 될 것이다. 보건의료계나 간호 분야도 크게 다르지 않으며, 향후 기업가정신과 혁신역량을 갖춘 간호사들이 보건의료산업구조를 리뉴얼할 시점이 도래할 것이다.

(15) 스마트 병원

환자의 경험을 디자인하여, 병원에 입원한 환자들의 불편감을 최소화하며 동시에 치료효과를 극대화하기 위한 노력은 최첨단 테크놀로지 기술을 접목한 혁신활동으로 발전하였는데, 이는 스마트병원(smart hospital)을 출현시켰다.

스마트병원은 추진동인(ICT, 디지털 기술 등의 인프라)과 달성하고자 하는 목표(병원운영 효율화, 의료진 편의, 치료효과성, 환자경험 증진 등)를 중심으로 다양하게 정의되었다(한국보건산업진흥원, 2021)(표 1-1). 김영학 등(2018)은 스마트병원을 ICT 기술과의 융합을 통해 낮은 비용으로 높은 접근성과 안전성이 보장된 양질의 치료를 제공할 수 있는 병원으로 정의하였고, McKinsey와 Company(2019)는 기술의 범위를 확장하여 혁신적인 기술을 광범위하게 사용하여 다른 생태계와 디지털로 연결하여 환자 중심의 서비스 품질과 경험을 향상시키면서 의료비용은 감소시키는 병원으로 언급하였다. 즉, 스마트병원은 환자에게 제공되는 의료서비스의 품질과 경험을 향상하기 위해 새로운 임상프로세스나 인프라를 재설계 또는 최적화하고 최신 ICT 기술을 접목하여 환자 서비스, 케어 프로세스, 물류 서비스, 조직 구조 등 병원의 일상적인 기능에 완전히 통합함으로써 효율성을 극대화한 지능화된 정보화 병원이다. 미국의 메이요클리닉, 클리블랜드 클리닉, 존스홉킨스 메디슨, 메사추세츠 종합병원 등이 혁신조직을 구성하여 스마트병원으로의 전환을 도모하였으며, 국내에서는 서울아산병원의 디자인이노베이션 센터를 필두로 삼성서울병원, 연세의료원 등이 병원정보지능화를 위한 노력을 경주하고 있다.

표 1-1 | 스마트병원의 개념

개념정의	출처
스마트 도시 내 구현된 스마트 헬스케어의 다양한 요소 중 하나로 ICT를 기반으로 데이터 접근과 활용의 시간적 · 공간적 제약 없어 의사가 환자 상태의 판단을 위한 정보에 접근하여 실시간으로 환자 건강상태에 대한 의사결정과 관련 치료가 가능한 병원	Mohanty et al, 2016
사물인터넷(IoT)이 병원의 자산을 상호연결하고 최적화 및 자동화된 프로세스를 통해 병원의 핵심기능을 지원, 기존치료 절차를 개선하고 새로운 기능을 도입함으로써 환자의 안전과 효율성을 높이는 병원	EINSA(EU Agency For Network and Information Security), 2016
새로운 임상프로세스, 관리 시스템, 기타 인프라를 재설계하거나 새로 구축하여 최적화하고 네트워크기반의 상호 연결된 자산과 다양한 디지털 인프라를 통해 이전에는 불가능했거나 이용할 수 없었던 가치 있는 서비스와 통찰력을 제공함으로써 더 나은 환자 케어 경험 운영효율성을 달성하는 병원	Frost & Sullivan, 2017
기술과 디지털 기능을 환자 서비스, 케어 프로세스, 물류 서비스, 조직 구조 등 병원의 일상적인 기능에 완전히 통합하여 우수한 헬스케어 서비스를 바탕으로 변화된 환자의 기대를 충족시키는 병원	Arthur D Little., 2017
혁신적인 기술을 광범위하게 사용해 다른 생태계와 디지털로 연결하여 환자 중심의 서비스 품질과 경험을 향상시키면서 의료비용은 감소시키는 병원	McKinsey & Company, 2019
풍부한 임상경험과 IT기술을 접목하여 미래를 앞서가는 병원	삼성서울병원
디지털기술의 단순 집합이 아닌 사람, 환경, 데이터, 기업이 서로 연결되고 협업하여 새로운 가치를 개발하고 성장하는 병원. 세부적으로 스마트기술을 바탕으로 직원들이 증강되어 불가능한 업무를 처리하고 병원 내외부와 협업하여 새로운 고객가치를 창조함으로써 고객들에게 스마트한 서비스 경험을 전달하는 병원	서울아산병원
데이터연결과 활용을 위한 플랫폼 구축을 통해 궁극적으로 정밀의료(precision medicine)를 구현하는 병원	연세의료원

출처: 권덕철 등(2021). 디지털시대 의료서비스 혁신을 위한 스마트병원 육성 방안 연구. 한국보건산업진흥원.

2) 간호정보학과 정보역량

(1) 간호정보학의 개념

최근 건강서비스 분야에서는 다양하고 방대한 양의 정보가 생산되고 있다. 이 정보는 어떠한 목적을 가지고 생산 · 활용될 때 의미가 있다. 과거에 성공의 열쇠는 정보를 습득하고 그것을 단지 사용하는 것이었으나, 현재는 성공과 실패가 양질의 정보를 습득한 후 그것을 실제 어떻게 적절하게 사용하는가에 달려 있다. 특히 간호, 의학, 기타 보건서비스 영역과 관련된 방대한 정보들을 어떻게 조직하고, 처리하고, 다룰 것인지는 간호정보학에 있어 중요한 문제로 다루어진다.

이러한 배경 하에 1980년대부터 간호정보학이 대두되었다. 정보학(informatics)이란, 정보(information)와 자동화(automatic)를 결합한 용어로, 자동화된 기술을 이용하여 정보를 처리한다는 것을 내포한다. 정보학은 일종의 응용학문으로서 기존의 학문영역에 컴퓨터과학, 정보과학, 인지과학을 결합하여 탄생시킨 새로운 과학형태를 지칭한다. 그러므로 간호정보학은 간호학문 분야에 컴퓨터과학, 정보과학, 인지과학을 결합한 형태라고 볼 수 있다.

간호정보학에 대한 여러 학자들의 다양한 의견은 다음과 같다. 한나(Hannah, 1985)는 간호정보학을 간호사들의 업무수행 시 간호영역 내에서 간호사들이 수행하는 기능과 관련된 정보기술을 활용하는 것이라고 말하였다. 그레이브스와 코크란(Graves & Corcoran, 1989)은 간호정보학이란, 간호실무와 간호서비스의 전달을 지원하기 위해 간호관련 자료, 정보, 지식을 관리하고 처리하는 것을 돕도록 설계된 컴퓨터과학, 정보과학, 간호과학이 결합된 형태라고

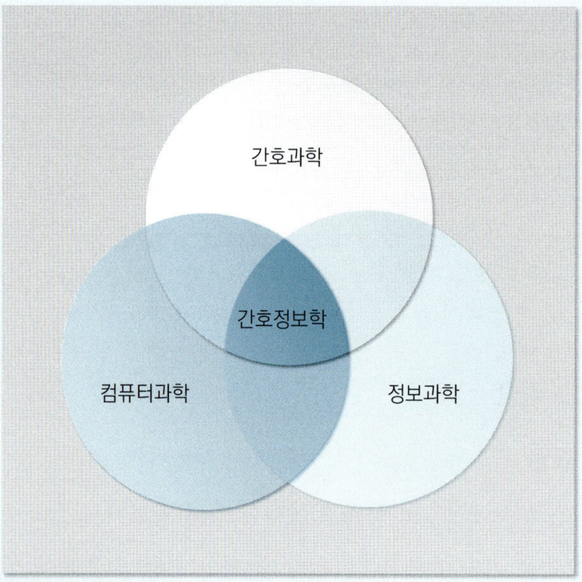

그림 1-16 간호정보학의 개념

정의하였다(그림 1-16). 미국간호협회(American Nurses Association, ANA)는 간호정보학을 간호실무, 행정, 교육, 연구, 간호지식을 확장하도록 돕는 데이터와 정보로 규정하고 수집 · 처리 · 관리하는 데 간호과학, 컴퓨터과학, 정보과학을 통합한 특수분야로 정의하였다.

(2) 간호정보학의 역할

간호정보의 역사를 살펴보면, 병원에 컴퓨터가 사용되기 시작했던 1960년대부터라고 볼 수 있다. 1970년대 병원정보시스템이 만들어지면서 간호사들은 IT의 설계 및 적용에 관심을 두었고, 1980년대에 간호정보학(nursing informatics, NI)이라는 용어가 대두되기 시작하였다. 간호정보학계열분야에서 근무하는 간호사는 간호실무를 지원하기 위해 임상정보시스템 내에서 필요한 것을 고민하면서 간호정보시스템을 발전시켜 왔다.

정보간호사의 역할범위는 다음과 같이 정리될 수 있다.

- 간호실무를 지원하기 위한 방법으로 컴퓨터를 사용한다.
- 데이터, 정보, 지식을 평가한다.
- 환자를 교육할 때 정보기술을 사용한다.
- 간호서비스의 질 측정, 수행된 간호의 결과를 평가하기 위해 자료를 분석한다.
- 최상의 간호실무 프로토콜을 개발하기 위해 간호연구를 수행한다.
- 시스템 설계자나 개발자에게 설명하기 위해 데이터, 정보, 업무흐름을 분석한다.
- 시스템 적용과 관련된 변화를 관리한다.
- 클릭의 횟수를 최소화하기 위해 설계에 기여한다.
- 행정관리에 필요한 주요 데이터 요소와 간호데이터 표준요건을 규명한다.
- 임상간호 지식체(모듈) 개발에 기여한다.
- 표준개발에 기여한다.

간호정보를 다루는 간호사의 역할은 간호정보시스템 내에서 환자간호를 수행하는 임상간호사로서의 역할과 간호정보시스템을 담당하는 정보간호사의 역할로 구분해 볼 수 있다. 모바일 컴퓨터, 바코드시스템, 사물인터넷(IoT) 등 병원정보시스템의 급격한 발전은 환자안전과 업무효율을 담보하는 대신, 병원직원들로 하여금 새로운 기술에 대한 지식을 요구하고 있다. 특히, 환자간호를 담당하는 간호사는 환자가 병원정보시스템을 사용하고자 할 때 예를 들면, 스마트 폰을 이용한 병원비 결제, 키오스크를 통한 각종 진단서 발급 등의 경우 사용법 설명 또는 사용보조 등의 역할을 수행하게 되므로 병원정보시스템에 대해 더 정확하고 더 많은 지식을 습득해야 한다.

따라서 임상간호사는 이러한 역할을 수행하기 위해 다음의 역량이 갖추어져 있어야 한다. 첫 번째, 컴퓨터, 스마트폰 등 병원정보시스템이 활용되는 장비의 구조, 사용법, 작동되는 프로그램의 데이터베이스 등 기본적인 정보기술을 알아야 한다.

두 번째, 정보의 습득과 활용능력이다. 필요한 정보에 효과적이고 효율적으로 접근하고, 습득된 정보와 출처를 비판적으로 평가하고 필요시 효과적으로 사용할 수 있어야 한다. 또한 사용된 정보가 효과적인지 평가해 보아야 한다.

세 번째, 정보의 안전한 관리이다. 병원정보시스템 사용자로서 본인의 접근권한(예: 기록 · 수정, 조회, 출력 권한 및 권한 ID 관리 등)을 명확히 인지하고 사용할 수 있어야 한다. 또한 환자 및 병원 정보의 보안을 유지해야 한다.

(3) 간호교육과 간호정보역량

① 4차 산업혁명에 따른 간호교육변화

4차 산업혁명으로 인한 변화는 일상생활은 물론 건강과 밀접한 보건의료계에도 패러다임 시프트를 가져오고 있다. 싱가폴의 병원에서 활력징후(vital sign) 측정용 웨어러블 디바이스(wearable device)를 이용한 워크플로우(work-flow) 개선 사례를 소개하였는데, 입원환자가 웨어러블 디바이스를 착용하고 있으면 환자의 혈압, 맥박, 호흡, 체온은 물론 혈중 산소분압(SPO^2)에 대한 측정 정보를 확인할 수 있고, 비정상적인 정보가 확인되면 연결된 전산시스템으로 정보를 송출하여 의료진에게 전달된다. 기본간호학 교육의 시작이라 할 수 있는 활력징후 측정을 위한 간호행위가 대체되는 것이다.

우리나라의 일부 상급종합병원에서는 안드로이드 애플리케이션을 이용하여 모바일 PHR(personal health record) 서비스 지원을 통해 당뇨, 혈당, 비만도 체크 등의 건강관리 기능과 관련된 데이터를 분석하여 10년 내 심혈관질환 발생확률 정보 등을 제공하고 있다. 환자정보 빅데이터를 표준화하고 임상 데이터 웨어하우스(clinical data warehouse)를 구축해 의료정보활용과 시스템을 연동하여 활용하고 있으며, 의료녹취프로그램을 이용해 검사결과를 실시간으로 음성 인식하고 동시에 의무기록으로 저장하고 있다.

21세기의 복잡한 과학기술 개발, 인구 고령화, 과학 지식의 급속한 성장, 획기적인 근무환경의 변경 등 다양한 보건의료환경의 변화에 따라 간호의 역할과 책임의 확대가 요구되고 있다(ICN, 2009). 이는 미래 국제수준의 유능한 간호전문가를 양성하기 위한 교육 프로그램에서 중요하게 고려되어야 할 사항이다. 특히, 신규간호사가 졸업 후 면허를 취득하고 처음 임상을 접하게 될 때 이러한 변화에 준비되어 있지 않은 경우, 더욱 큰 괴리감을 느낄 수 있다. 그러므로 졸업 전에 임상간호사가 지녀야 할 정보관리역할을 이해하고, 정보관리역량을 체계적으로 습득할 수 있도록 교육과정이 제공되어야 할 필요가 있다.

미래의 교육은 4차 산업혁명에 능동적으로 대응할 수 있도록 모든 학생의 소질과 적성을 살리고 미래 핵심역량을 키우는 교육혁신의 필요성이 제기되고 있다. 또한 대학교육의 방향성은 학생중심 학교혁신, 대학의 자율적 혁신 지원을 통해 창의적 미래인재 양성을 제시하고 있다. 4차 산업혁명에 따른 대학 간호교육 여건에 미치는 주요 변화 중 하나는 한국형 온라인공개강좌(Koerean Massive Open Online Course, K-MOOC)에서 간호·의료 분야의 강좌가 증가하고 있다는 점이다(표 1-2). 2019년 교육부와 국가평생교육진흥원이 제시한 한국형 온라인공개 강좌 개설현황에 따르면 총 843개 강좌 중 자연계열 및 의약계열의 강좌 93개가 개설되어 있다. 특히 93개 강좌 중 간호학 분야에서 활용 가능한 강좌의 많은 부분은 의과대학이나 자연계열 교수진이 개설한 강좌이며, 그중 간호학 교수진이 개발하여 개설한 강좌는 10여 편 정도에 불과한 실정이다. 21세기 학습자들의 인터넷 활용 정도가 급증한다는 점을 고려한다면, 간호학 교수자들의 간호교육 온라인 콘텐츠 개발에 적극적인 참여가 절실하다.

표 1-2 | 한국형 온라인공개 강좌 중 간호학 관련 강좌 개설 사례

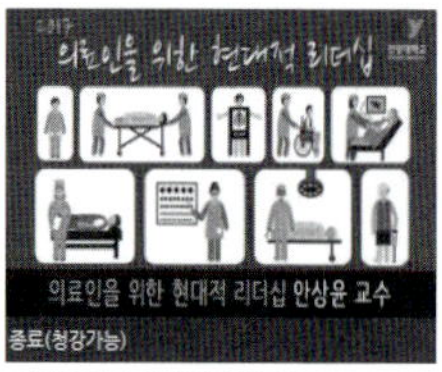 의료인을 위한 현대적 리더십 안상윤 | 건양대학교 2018/04/02 ~ 2018/07/22	이 강좌를 통해 기본적으로 조직 발전의 핵심이라고 할 수 있는 리더십의 개념과 배경 및 내용을 이해할 수 있다. 이를 기반으로 학습 후 보건의료인에게 특별히 요구되는 현대의 리더십 내용을 충분히 익히고 학습저널 등의 실행을 통하여 학습한 내용을 숙달함으로써 미래 사회가 요구하는 역량을 키울 수 있다. 급변하고 있는 의료환경 속에서 각종 의료기관에 종사하고 있는 구성원들이 과거처럼 자신의 직업에만 몰두하면서 기능적으로 일하던 관행을 극복하도록 도와준다. 또한 수평적 협력과 배려를 통하여 조직 내 팀워크를 구축하고, 좀 더 융합적이고 생산적인 의료현장을 만드는 데 목표를 두고 있다.
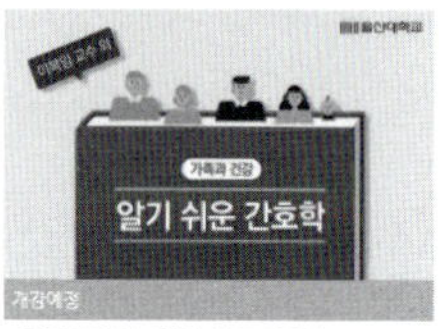 가족과 건강: 알기 쉬운 간호학 이복임 | 울산대학교 2019/06/04 ~ 2019/08/05	"건강을 잃으면 모든 것을 잃는다."라는 말이 있다. 이 강좌는 우리나라 국민이 주로 경험하는 건강문제나 질환을 어떻게 예방하고 관리할지에 대해 다루고 있다. 학생뿐만 아니라 모든 사람이 학습 대상으로 누구나 강의를 듣고 이해하고 적용할 수 있도록 일상생활에서 흔히 접할 수 있는 주제와 내용으로 제작되었다. 흥미로운 동영상 강의와 더불어 학습자에게 생생한 현장감을 느낄 수 있도록 상황 재연, 간호현장 이야기 등 다양한 추가 구성으로 콘텐츠를 제공한다.
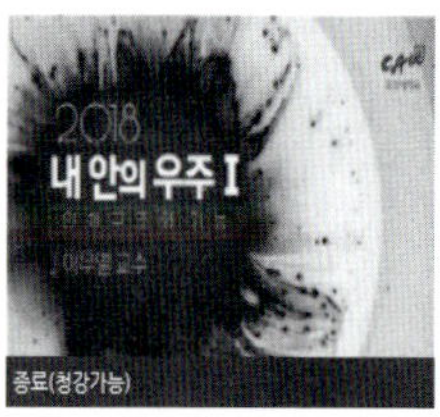 내 안의 우주: 인체 구조와 기능 1 이무열 | 중앙대학교 2018/11/12 ~ 2018/12/30	신경계, 소화기계, 비뇨 · 생식기계에 대한 학습을 진행하게 된다. 학습자는 우리의 몸이 어떻게 구성되어 있고, 그 구성은 어떤 기능을 하기에 적합한가에 대해 학습하게 될 것이다. 더불어 어떤 원리 및 기전을 통해 우리 몸의 생명현상이 유지되는가에 대한 궁금증을 쉽고 재미있게 풀어보고자 한다. 자신의 몸의 구조와 기능을 이해하면서, 인체에 대한 내용의 기사나 의학적 지식에 대한 내용의 글을 읽을 때 쉽게 이해할 수 있는 기본적인 지식을 제공하고자 한다. 강의 주관자가 평범한 사람들과의 대화 중에 느낀 많은 궁금증을 인체에 대해 체계적으로 설명하면서 현대인들이 건강을 유지하는 데 도움을 주고자 한다.

한국형 온라인공개 강좌를 통해 학생들의 인터넷 활용 학습체험을 유도하고, 간호정보학 관련 강좌를 개설함으로써 간호교육의 제한된 여건을 극복할 수 있는 방안으로 고려할 수 있다.

② 미래인재의 정보역량

대학의 간호교육과정은 미래인재가 지녀야 할 학사학위 수준의 역량과 보건의료전문가로서 갖추어야 할 간호사 핵심역량을 증진시켜야 한다. 인적 자원의 국제적 교류가 빈번하게 발생하는 글로벌 시대에는 OECD와 같은 국제기구를 중심으로 국가 간 고등교육 수준의 편차를 최소화하여 고등교육을 통해 양성된 인재들의 역량을 국제 수준으로 표준화하려는 노력이 진행되어 왔다. 간호계 역시 이러한 글로벌 경향을 간호교육과정에 반영하기 위하여, 간호교육인증제를 통해 간호교육의 질적 수준을 검증해 왔다. 체계적이며 통합적인 간호사 양성 교육과정이 설계되어야만, 국제 수준의 간호전문역량을 갖춘 인재 양성에 기여할 수 있다.

OECD는 1990년대 미래사회에서 성공적인 삶을 살아가는데 필요한 역량을 규명했던 DeSeCo 프로젝트의 후속연구로 2016년부터 'Future of Education and Skills: The OECD Education 2030' 프로젝트를 시작하였다. DeSeCo 프로젝트에서는 다가올 미래에서 학습자가 반드시 지녀야 할 핵심역량을 세 가지 범주로 제시하였는데 첫째, 여러 도구를 상호작용적으로 활용하는 능력, 둘째, 사회적으로 이질적인 집단에서의 상호작용 능력, 셋째, 자율적으로 행동하는 능력이다.

특히 정보역량과 관련하여 상호 교감하며 지식과 정보를 활용하기 위해

표 1-3 | DeSeCo 프로젝트가 도출한 미래인재의 핵심역량

<table>
<tr><th>핵심역량</th><th>하위역량</th></tr>
<tr><td rowspan="3">도구를 상호작용적으로
활용하는 능력
(use tools interactivety)</td><td>언어, 성질, 텍스트 등 다양한 소통도구 활용 능력</td></tr>
<tr><td>지식과 정보를 상호작용적으로 활용하는 능력</td></tr>
<tr><td>새로운 테크놀로지 활용 능력</td></tr>
<tr><td rowspan="3">이질적인 집단속에서의
사회적 상호작용 능력
(interact in heterogeneous group)</td><td>협업, 협동 능력</td></tr>
<tr><td>인간관계 능력</td></tr>
<tr><td>갈등관리 및 해결 능력</td></tr>
<tr><td rowspan="3">자신의 삶을 자주적으로
관리할 수 있는 능력
(act autonomously)</td><td>사회경제적 규범 중 주위환경을 고려하면서 행동하고 판단하는 능력</td></tr>
<tr><td>자신의 인생계획, 프로젝트를 구상 및 실행하는 능력</td></tr>
<tr><td>자신의 권리, 필요 등을 옹호, 주장하는 능력</td></tr>
</table>

출처: Future of Education and Skills: The OECD Education 2030.

서는 새로운 것을 인지하여 판단해야 하고, 사이버 공간에서의 지식과 정보 수집을 포함한 적절한 정보를 확보해야 하며, 수집한 정보의 우수성, 적합성, 가치를 평가해야 하고, 이러한 지식과 정보를 체계화할 수 있는 테크놀로지의 활용능력이 요구된다(표 1-3).

개인은 문자화된 기록물을 이해하여 지식과 정보를 습득하는 리터러시(titeracy), 데이터 리터러시, 수리능력 등을 갖추고 있어야 하며, 새로운 가치 창조하기, 책임감 가지기, 긴장과 딜레마 등에 대응하기 등과 같은 변혁적 역량(transformative competencies)을 갖추어야 한다. 특히, 데이터 리터러시는 앞서 언급된 테크놀로지 활용능력과 함께 글로벌 수준의 자료와 정보가 넘치는 보건의료환경에서 중요한 역량으로 자리 매김하고 있다.

③ 간호정보역량

정보산업의 발달은 보건의료에도 큰 영향을 끼쳐 과거 행정업무 중심의 간단한 작업은 대부분이 전산화되었고, 간호사들은 그들의 직위나 경험에 관계없이 기본적인 정보와 컴퓨터 활용능력을 필요로 한다. 비록 신규간호사, 경력간호사 및 간호정보전문간호사에게 각각 요구되는 정보 관련 지식과 기술의 범위와 수준은 다르겠지만 공통적으로 요구되는 것은 컴퓨터기술, 정보활용 및 전반적인 정보학 능력이다.

간호정보학에서 학습성과기반 간호사의 소임은 경영자, 임원, 정보시스템 부서 간 연락을 취하는 정보적 역할을 하는 것이다. 또한 임상 요구와 양질의 치료 증진을 위해 근무하는 동안 환자 치료에 지속적으로 집중함으로써 간호실무에서의 간호업무가 매일 어떻게 완료됐는지 정보시스템 업무의 흐름을 이해하고 제공하여야 한다. 이러한 정보학 능력은 간호서비스 실무를 지원하고, 간호수행에 필요한 환자간호정보 관리 및 효율적인 의사소통과 간호업무수행의 효율을 기할 수 있다. 특히 신규간호사에게 요구되는 정보 관련 기술 및 능력은 다음과 같다(ANA, 2001).

- 컴퓨터활용 능력: 문서를 작성하고 출력할 수 있는 워드프로세서 활용능력, 데이터를 저장하고 관리하기 위한 데이터베이스 활용능력, 데이터를 입력하고 통계적으로 사용할 수 있는 스프레드시트 활용능력, 프레젠테

이션, 웹 검색과 통신 능력 등이 여기에 속한다.

- 정보활용 능력: 환자간호와 관련된 자료를 수집하고 기록하는 능력, 환자와 간호정보를 분석하고 해석하는 능력을 의미한다. 가장 중요한 것은 정보에 접근할 수 있는 능력과 평가할 수 있는 능력이며, 문헌검색 기술이 여기에 속한다.
- 정보보안 능력: 환자의 개인정보와 간호기록 등 병원 환경에서의 정보보안뿐 아니라 데이터와 안전 및 신뢰성 확보를 위해 기관의 정책을 준수하는 것이 여기에 포함된다.

미국간호사협회(ANA)는 계속해서 간호사가 지녀야 하는 정보역량에 대해 탐색하여 왔으며, 이를 반영해 Stagger 등(2001)은 간호사 수준에 따라 요구되는 정보역량에 대해 다음과 같이 제시하였다(표 1-4).

표 1-4 | 간호사 수준에 따라 요구되는 정보역량

간호사 수준	정보 역량
신규간호사 (beginning nurse)	• 기본적인 정보관리와 컴퓨터 테크놀로지 기술을 갖추어야 함 • 현존하는 정보시스템과 실무를 관리하기 위해 사용가능한 정보를 다룰 수 있어야 함
숙련간호사 (experienced nurse)	• 공중보건, 교육, 행정 등 관심영역을 능숙하게 다룰 수 있어야 함 • 주요 실무영역을 지원하기 위해 정보관리 및 컴퓨터 테크놀로지 기술을 사용하는 데 숙련되어야 함 • 데이터 요소 간의 관련성을 파악하고, 이 데이터들 간의 경향과 패턴에 근거하여 판단을 내릴 수 있어야 함 • 현존하는 정보시스템을 사용하지만, 시스템의 기능을 향상시키기 위해 정보전문간호사와 협력할 수 있어야 함
정보전문간호사 (informatics nurse specialist)	• 정보관리 및 컴퓨터 테크놀로지에 특수한 지식과 기술을 보유하고 앞서 준비할 수 있어야 함 • 교육, 행정, 연구, 임상실무를 포함하는 간호실무에서 정보요구를 발견할 수 있어야 함 • 실무에서 정보과학, 컴퓨터 과학, 간호과학의 통합과 적용을 실행할 수 있어야 함 • 비판적사고, 과정기술, 데이터관리기술(데이터를 규명, 획득, 보존, 추출, 통합, 분석, 전송 등), 시스템 개발, 기타 컴퓨터 기술 등에 대한 도구를 사용할 수 있어야 함

표 1-4 | 간호사 수준에 따라 요구되는 정보역량(계속)

간호사 수준	정보 역량
정보혁신가 (information innovator)	• 정보이론을 개발하고 정보학 연구를 수행하기 위해 충분히 교육받은 자 • 어떤 일이 발생하게 되는 타이밍에 예민하게 반응하고 비전을 제시할 수 있어야 함 • 정보학 실무와 연구를 앞장서서 리드할 수 있어야 함 • 복잡한 수준의 정보관리 및 컴퓨터 테크놀로지 기술을 소유하고 있어야 함 • 상호의존적인 시스템, 교육, 결과를 이해하고 그 결과를 극대화하여 상황에 맞게 능숙하게 일처리 할 수 있어야 함

출처: Staggers, N., Carole A., Curran C. Informatics competencies for nurse at four levels of practice. Journal of Nursing Education, 40(7), 303-316, 2001.

최근 연구동향을 살펴보면, 이태화 등(2019)의 연구에서는 미래 간호사의 활동영역으로 IT, 간호기기 개발 분야에서도 많은 수요가 있을 것으로 예측하였으며 21세기 미래 간호인재 핵심역량을 개인사고역량, 직무역량, 전문직관역량, 사회정서역량의 4가지 범주로 제시하였는데, 직무역량에 정보기술 활용능력을 포함하는 등의 중요성을 강조하였다. 서문경애 등(2020)이 제시한 간호사의 핵심역량으로 정보활용능력 및 신기술활용능력을 포함하여 간호사의 정보역량의 중요성을 강조하고 있으며, 개정되는 간호표준(박순옥, 김지현 등)에도 그러한 경향을 반영하고 있다.

- 표준1(사정): 적절한 자료수집 방법과 정보기술 및 도구를 사용한다(기준4).
- 표준2(진단): 비판적 사고를 적용하여 자료와 정보를 분석한다(기준1).
- 표준3(계획): 표준화된 용어체계를 이용하여 간호계획을 기록한다(기준9).
- 표준6(윤리): 전자의무기록의 기밀성을 보호한다(기준8).
- 표준10(교육): 정보기술 활용 역량교육에 참여한다(기준3).
- 표준12(안전과 질관리): 안전과 간호의 질 향상을 위해 정보기술을 사용한다(기준9).
- 표준14(자원활용): 신의료기술 및 지식정보기술 자원을 활용한다(기준4).

한국간호교육평가원에서는 4주기 간호교육인증평가를 위한 학습성과를 개정하였는데, "학습성과 8: 정보통신과 최신 보건의료기술을 활용한다."를 추가하여 간호학 학사학위 교육프로그램에 반영하도록 하고, 졸업하는 모든 간호학생들이 달성해야 하는 간호사의 핵심역량 중 하나로 제시하였다. 이에 따라, 간호학생 및 간호사의 정보역량을 측정하기 위한 도구(김지현 · 이수정 등, 2021), 정보역량수준 분석 등의 다양한 연구활동이 이루어지고 있다.

OECD 미래인재 역량 중 새로운 테크놀로지 활용능력과 정보기술을 이용한 문제해결능력은 한국 간호사 핵심역량과 한국간호교육평가원이 제시한 프로그램 학습성과에 반영되는 등 중요성을 더해가고 있다. 그러나 간호교육의 현실을 살펴보면, 간호사 국가면허시험 출제기준과 간호관리학 학습목표에서도 간호정보역량 관련 내용은 여전히 미비하다. 그러므로 미래의 간호인재 양성을 위해서는 정보역량에 대한 보다 현실적이며 구체적인 학습목표를 개발하고 임상에 기반한 실습을 병행하여 핵심역량과 학습성과를 달성시킬 수 있도록 포함시켜야 할 것이다.

향후, 환자진료내역부터 건강보험수가에 이르기까지 보건의료 임상현장에서 모든 의료기록이 빅데이터로 축적될 것이며, 그에 따라 간호정보 실무역량에 대한 사회적 요구는 더욱 높아질 것이다. 머지않아 간호사의 의료기관 중심 실무역량을 기반으로 새로운 역할을 확대할 수 있을 것으로 기대해 본다.

2 인터넷과 데이터베이스

1) 컴퓨터 구조와 인터넷

컴퓨터는 수학자 Turing에 의해 1940년대 진공관을 이용하여 최초 개발되었으며, 몇 세대의 발전과정을 거쳐 오늘날, 속도와 데이터처리 용량의 한계를 극복하며 태블릿 PC, 슈퍼컴퓨터로 발전해 왔다.

컴퓨터의 구조는 크게 하드웨어와 소프트웨어로 구분할 수 있다. 하드웨어에는 입력장치, 출력장치, 중앙처리장치, 주기억장치, 보조기억장치 등이 속한다(표

표 1-5 | 하드웨어의 구조

입력장치	• 일련의 명령과 자료를 컴퓨터가 알아들을 수 있는 전기적 신호로 바꿔주는 전자회로 장치. 예를 들면, 키보드, 마우스, 카드입력기(OMR 등), 카드천공기, 터치스크린, 음성, 라이팅 펜 등이 포함됨
출력장치	• 처리된 결과를 여러 가지 정보의 형태로 출력시키는 장치. 예를 들면, 프린터, 문자표시장치(LCD Monitor), 스피커 등이 포함됨
중앙처리장치	• 연산장치: 수학적인 연산 기능 수행 • 제어장치: 정보를 언제, 어디로 보내야 하는지 결정하는 기능 • 기억장치: 정보처리 중간 및 최종결과를 유지 · 저장하는 기능 • 시스템 내부 시계: 속도 MHz로 표현
주기억장치	• ROM(read only memory): 컴퓨터가 구동되기 위한 저 수준의 논리(low-level logic)를 저장 • RAM(random access memory): 임의로 접근할 수 있고, 전원 off 시에 정보가 손실되며 영구저장기능은 없음
보조기억장치	• 장기간의 처리된 정보 저장을 위해 사용하는 것으로, 하드디스크, USB, Card 디스크 등을 포함

표 1-6 | 소프트웨어의 구조

운영체제	• 모니터, 프린터, 디스크 드라이브 등 컴퓨터의 하드웨어를 사용하는데 필요한 모든 기본적 논리회로가 포함됨. 예를 들면, Windows, MAC OS, OS/2, Unix, Rinux 등이 있음
운영 프로그램	• 원시 데이터를 획득하여 그것을 정보로 처리하는 명령과 기능을 수행하는 패키지. 예를 들면, HWP, MS-Word, Excel, Power Point, Publisher 등이 있음
그래픽 사용자 인터페이스 (graphic user interface)	• 운영체제로 포함되기도 하며, 이 자체로 하나의 완전한 응용 프로그램이 될 수 있음. 응용 프로그램에 대해서 일관성 있도록 보고 느끼기(look and feel)를 제공하는 것으로 같은 형식의 아이콘을 사용하여 사용자 편리성과 생산성을 증진하는 프로그램

1-5). 소프트웨어는 운영체제, 운영 프로그램, 그래픽 사용자 인터페이스 프로그램 등으로 나눌 수 있다(표 1-6).

인터넷은 랜(LAN) 등의 소규모 통신망을 상호 접속하는 형태에서 점차 발전하여 전 세계를 연결하는 거대한 통신망의 집합체가 되었다. 통신망과 통신망을 연동해 놓은 망의 집합을 의미하는 인터네트워크(internetwork)의 약어인 internet과 구별하기 위해 Internet 또는 INTERNET과 같이 고유명사로 표기한다.

인터넷의 기원은 1969년 미국 국방성의 지원으로 미국의 4개 대학을 연결하기 위해 구축한 아르파네트(ARPANET)이다. 처음에는 군사적 목적으로 구축되었지만, 프로토콜로 TCP/IP를 채택하면서 일반인을 위한 ARPANET와 군용의 MILNET으로 분리되어 현재의 인터넷환경 기반을 갖추었다. 한편, 미국 국립과학재단(NSF)에서도 TCP/IP를 사용하는 NSFNET라고 하는 새로운 통신망을 1986년에 구축하여 운영하기 시작하였다. NSFNET는 전 미국 내 5개소의 슈퍼컴퓨터센터를 상호 접속하기 위하여 구축되었는데, 1987년에는 ARPANET를 대신하여 인터넷의 근간망(backbone network) 역할을 담당하게 되었다.

인터넷에는 PC 통신처럼 모든 서비스 제공의 중심이 되는 호스트 컴퓨터도 없고 이를 관리하는 조직도 없다. 인터넷을 대표하는 조직으로 ISOC(Internet Society)가 있지만 인터넷망을 총괄 관리하는 기구는 아니다. 그러나 인터넷상의 어떤 컴퓨터 또는 통신망에 이상이 발생하더라도 통신망 전체에는 영향을 주지 않도록 실제의 관리와 접속이 세계 각지에서 분산적으로 행해지고 있다. 현재 인터넷은 전화망을 능가하는 거대한 세계적 정보기반이 되었으며, 통신량은 급속도로 증가하고 있다.

인터넷에서 이용할 수 있는 서비스는 전자우편(e-mail), 원격 컴퓨터 연결(telnet), 파일 전송(FTP), 유즈넷 뉴스(Usenet News), 인터넷 정보 검색(Gopher), 인터넷 대화와 토론(IRC), 전자 게시판(BBS), 하이퍼텍스트 정보 열람(World Wide Web, WWW), 온라인 게임 등 다양하며 동영상이나 음성 데이터를 실시간으로 방송하는 서비스나 비디오 회의 등 새로운 서비스가 차례로 개발되어 이용되고 있다. 이와 같은 다양한 서비스와 풍부한 정보자원 때문에 인터넷을 정보의 바다라고 부른다.

2) 데이터베이스와 데이터웨어하우스

데이터베이스(database, DB)는 컴퓨터 시스템 내부에 있는 전자적으로 저장된 데

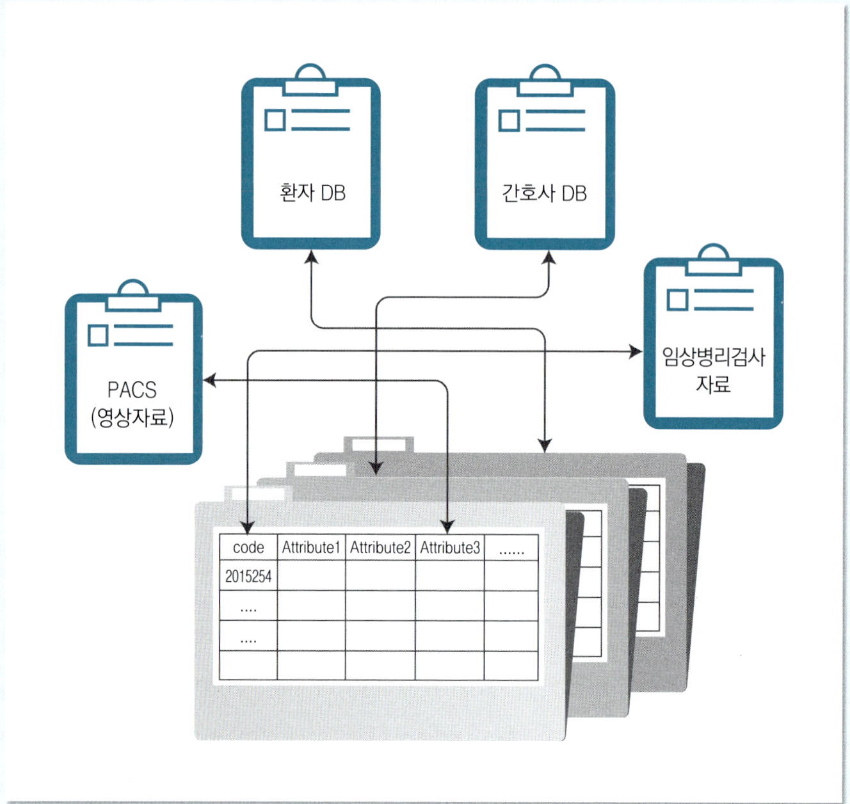

그림 1-17 데이터베이스 개념도

이터 집합을 의미한다(그림 1-17). 데이터베이스에는 서로 관련된 자료들이 컴퓨터가 처리할 수 있는 형태로 저장되어 이용할 수 있도록 되어 있다(Box 1-1).

데이터베이스를 이용했을 때 가장 큰 장점으로는 불필요한 자료의 중복을 최소화할 수 있다는 점이다. 예를 들어, 환자의 정보를 저장하고 이용하는 부서는 원무

Box 1-1 데이터베이스의 일반적 특징

- 논리적으로 밀접하게 연관된 데이터의 집합
- 특별한 목적을 가지고 설계하여 구축. 즉 사용자 그룹이 정해져 있고, 사용자 그룹이 관심을 갖는 응용 프로그램이 있음
- 현실 세계의 일부 측면을 표현하게 되므로, 현실 세계의 변화가 데이터베이스에 반영되어야 함

Box 1-2 데이터베이스의 장점

- 자료변경(유지관리)이 쉬움
- 효율적인 자료 조회
- 자료 중복의 최소화
- 병행 제어
- 자료의 무결성
- 보안
- 백업 및 복구 용이 등

과, 간호단위, 진료과, 영양과 등이 있는데, 모든 부서가 각기 다른 환자파일을 만들어서 이용하는 모듈방식을 사용한다면, 환자의 진료정보가 변경되었을 때 모든 부서의 환자파일을 각각 업데이트해야 한다. 그러나 환자데이터베이스를 개발하여 이용할 경우, 하나의 환자정보파일을 모든 부서가 공유하게 되므로, 한 번만 환자 데이터를 갱신하면 여러 부서에서 더 이상 환자정보갱신을 고려하지 않아도 된다. 따라서 자료의 일치성과 통합성이 유지될 수 있다. 또 다른 데이터베이스 활용 시 장점으로는 자료를 표준화하기 좋으며, 자료접근에 용이하고 보안이나 관리가 쉽다는 점을 들 수 있다(Box 1-2).

사용자가 데이터베이스에 접근하기 위해서는 데이터베이스 관리를 전문으로 하는 프로그램을 이용해야 하는데, 이를 데이터베이스관리시스템(database management system, DBMS)이라 한다. 사용자는 MS Access나 오라클 같은 데이터베이스관리시스템 사용법을 이용하여 데이터베이스에 데이터를 저장하거나 특정 데이터를 찾고 처리하는데 활용한다.

데이터웨어하우스(datawarehouse, DW)란, 자료(data)와 창고(warehouse)의 합성어로 방대한 조직 내에서 분산되어 운영되는 각각의 데이터베이스관리시스템을 효율적으로 통합하여 의사결정을 위한 기초자료를 제공하기 위해 활용되는 대용량 자료활용방법이다(그림 1-18). 기존의 데이터베이스는 갱신할 경우, 덧쓰기의 개념으로 기존자료가 삭제되나 데이터웨어하우스는 자료가 갱신되는 시간대별로 저장되므로 과거 자료가 삭제되지 않고 남아 있어 데이터의 시간흐름에 따른 변화 추이를 탐색하는데 용이하다. 따라서 자료분석과 추출, 변환과정을 이용하는 데이터마이닝 분석이나 의사결정지원시스템(decision support system, DSS) 개발에 절대적으로 필요하다.

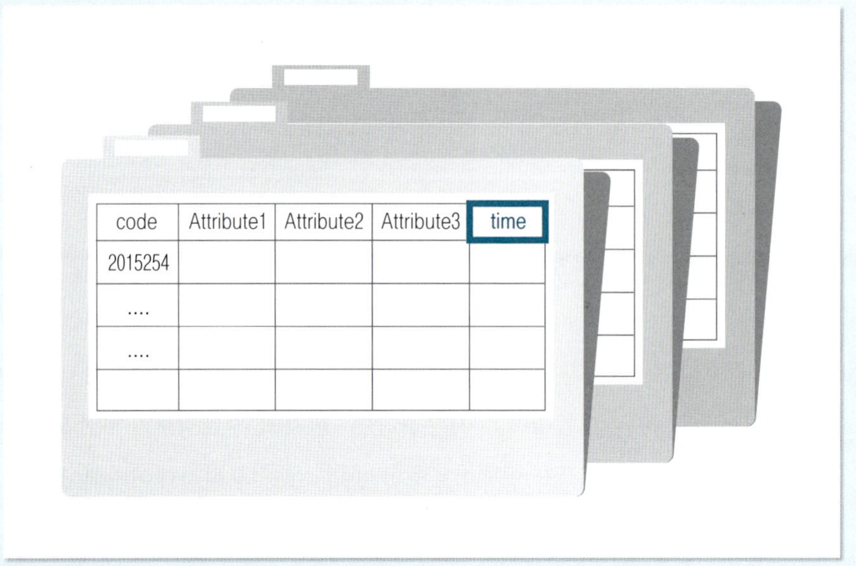

그림 1-18 데이터웨어하우스 개념도

3) 자료 · 정보 · 지식 · 지혜의 관계

자료(data)란, 가공되지 않은 가장 낮은 수준의 사실자료를 의미한다. 입원한 환자의 이름, 등록번호, 진단명, BMI, 콜레스테롤, 혈압 등의 생리적 측정치, 처방내용, 간호중재 등은 모두 데이터이며, 이들은 데이터베이스에 하나의 속성으로 분류되어 저장되게 된다. 몇 개의 자료를 연계하게 되면 특정 요구나 필요를 위해 데이터를 가공하여 활용할 수 있는데, 이를 정보(information)라고 한다. 예를 들면, 동맥경화증 진단을 받은 환자의 데이터를 분석했을 때, 콜레스테롤과 혈압 수치가 높다는 정보를 추출하여 환자간호에 활용할 수 있다.

정보와 자료는 서로 통합 · 결합되거나 분석 및 요약될 수 있는데, 이들의 연관성을 고려하여 이해할 수 있도록 축적된 형태를 지식(knowledge)이라 한다. 여러 명의 동맥경화증 진단을 받은 환자의 고콜레스테롤 혈증 정보와 특정 기간 동안 처방된 저열량 식이요법의 정보, 특정 기간 동안 시행된 유산소운동 요법 시행 정보를 분석 · 통합하게 되면, 동맥경화증 환자에게 저열량 식이요법과 운동요법이 콜레스테롤 수치를 낮추는 데 효과적이라는 지식을 도출할 수 있다.

지혜(wisdom)란, 지식을 실용적으로 적용하는 것이며, 또한 실질적 문제를 충

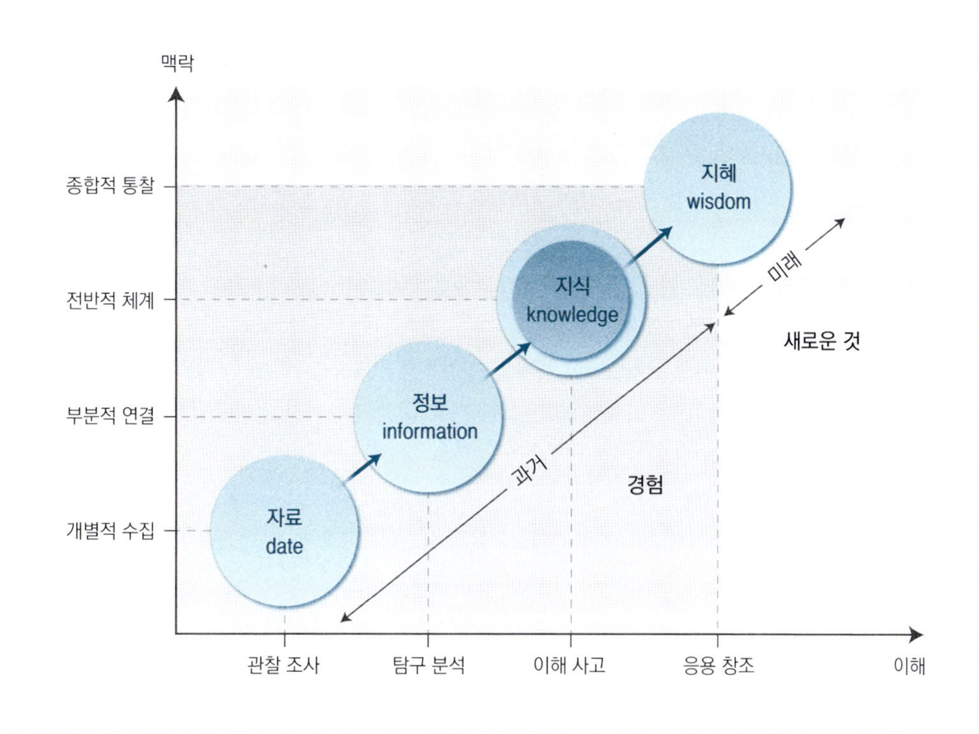

그림 1-19 자료 · 정보 · 지식 · 지혜의 관계

분히 판단하고 연습하기 위해 통찰력과 일반상식을 높이는 것이다. 이를 위해 기존의 지식과 경험을 이용한다. 즉, 유용하고 실용적인 지식, 경험, 이해, 통찰력을 적용하는 능력을 의미한다. 동맥경화증 환자에게 적용된 효과적이었던 식이요법과 운동요법 지식을 활용하여 추후 유사한 질병 특성이나 비슷한 진단을 받은 환자의 교육과 간호중재 실행에 접목할 수 있었다면, 기존의 지식과 경험을 다른 유형의 질병 환자에게 적용해보는 지혜를 갖게 된 것이다. 이렇게 자료로부터 생성되는 정보와 지식은 하나의 순환적 관계를 형성하게 되고 다른 자료, 정보와 결합하여 더욱 막강한 지식체계를 구축하고 더 나아가서 지혜를 탄생시킨다(그림 1-19).

참고문헌

국립중앙과학관 웹사이트.

권덕철 등(2021). 디지털시대 의료서비스 혁신을 위한 스마트병원 육성 방안 연구. 한국보건산업진흥원.

김민구(2017). 4차 산업혁명, 비즈니스 트렌드. 정보문화사.

김상균(2020). 메타버스 디지털 지구, 뜨는 것들의 세상. 플랜비디자인.

김지현 · 최순옥 · 황성우 · 이수정(2021). 간호정보역량 측정도구 개발. 춘계 간호행정학회 학술대회.

네이버. www.naver.com

서문경애 등(2020). 간호사 핵심역량 분석. 한국간호교육평가원.

서문경애 · 김지현 등(2021). 간호관리학. 현문사.

서울아산병원 이노베이션 디자인 센터(2020). 우리는 인간중심의 병원을 만든다. 클라우드나인.

박순옥 · 곽근혜 · 김지현 · 박선정 · 이혜경(2020). 한국간호표준개정연구. 대한간호협회. 미간행.

유튜브. www.Youtube.com

전남매일, 2019년 2월 25일(월).

채영문 · 박주희 · 이혜자 · 조경원(2010). 보건의료분야의 시스템분석과 설계. 수문사.

한국간호교육평가원(2021). 4주기 간호교육 인증평가 설명회 자료.

한국교육과정평가원(2017) OECD Education 2030 교육과정 조사에 따른 역량중심 교육과정 비교연구.

Barbara J. P.(2015). Non-Acuate-Care virtual simulation: preparing Students to provide chroninc illness care. Nursing Education Perspectives, 36(6), 394-395.

Carol A. Kilmon, Leonard Brown, Sumit Chosh., & Artur Mikitiuk(2010). Immersive Virtual Reality Simulations in Nursing Education. Nursing Education Perspectives, 31(5), 314-317.

Cynthia F., & Krysia W. H.(2017). Use of Virtual simulation to impact nursing students' cognitive and affective knowledge of evidence-based practice, Teaching EBP Column, Worldviews on Evidence-based nursing, 14(2), 168-170.

Kathleen J. T., Jone T., & Barbara A. H.(2003). Welcome to the virtual classroom: How technology is transforming nursing education in the 21st century. Nursing informatics, Nursing Administration Quaterly, 2791, 83-86.

Ruth F., Jean G., & Sara N.(2014). Faculty Experience of a Technological Innovation in Nursing Education, Nursing Education Perspectives, 35(6), 387-391.

SBS CNBC news.

Sewell J. Informatics and Nursing. Opportunities and challenges, 6th Ed.

Staggers, N., Carole A., Curran C. Informatics competencies for nurse at four levels of practice. Journal of Nursing Education, 40(7), 303-316, 2001.

Staggers N., Gassert C. A., & Curran, C.(2002). A delphi study to determine informatics competencies for nurses at four levels of practice. Nursing Research, 51(6), 383-390.

Stephanie N,. & Sharon F.(2015). Fostering learning through interprofessional virtual reality simulation development. Nursing Education Perspectives, 36(5), 335-336.

2
PART

정보학의 간호실무 적용

CHAPTER 02

표준화와 분류체계

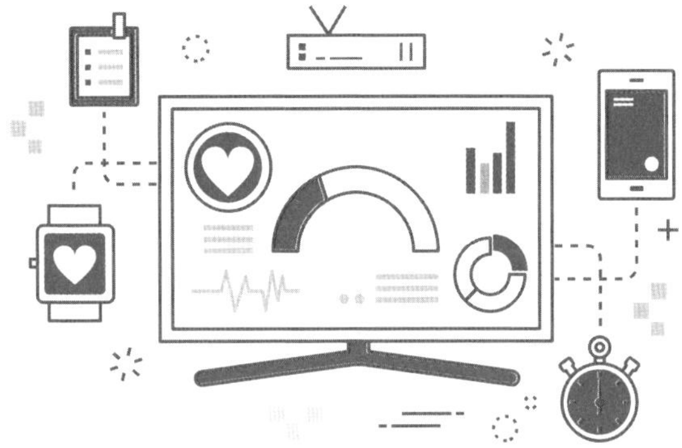

학습목표

1. 용어 표준화의 개념 및 필요성을 이해하고 설명한다.
2. 보건의료분야의 용어분류체계를 이해하고 각 분류체계의 특징을 설명한다.
3. 간호용어분류체계를 이해하고 각 분류체계의 특징을 설명한다.

핵심용어

- **표준화**(standardization): 여러 가지 제품의 종류와 규격을 표준에 따라 제한하고 통일하는 것을 의미함
- **상호운용성**(interoperability): 같은 기종 또는 다른 기종의 기기끼리 상호 간에 통신할 수 있고, 정보교환이나 일련의 처리를 정확하게 실행할 수 있는 것
- **공용데이터**(common data): 병원의 데이터를 효율적으로 활용하기 위해 정의한 표준화 데이터
- **표준용어체계**(standardized terminology): 특정 분야에 있는 사람들이 같은 의미로 용어를 이해할 수 있도록 합의된 정의를 가진 용어목록
- **용어분류체계**(term classification system): 정해진 규칙에 따라 용어를 배정하여 구성한 계층적 코딩체계
- **매핑**(mapping): 하나의 값을 다른 값으로 또는 한 데이터 집합을 다른 데이터 집합으로 번역하거나, 2개의 데이터 집합 사이에 1:1 대응관계를 설정하는 것

1 용어 표준화의 개념 및 필요성

1) 용어 표준화의 개념

의료기관이나 의료인이 사용하는 용어는 일반인이 일상생활에서 사용하는 용어와는 차이가 있다. 보건의료 영역에서는 해부학, 생리학, 병리학, 약리학 등의 학문 분야에서 사용하는 다양한 전문 용어와 질병의 진단, 검사, 처치 등에 사용되는 고유한 용어들이 등장한다. 이러한 환경은 의사소통의 오류 발생 가능성을 높일 수 있다. 특히 의료기관에서는 수많은 전문가가 진료 및 치료과정에 참여하기에 명확한 의사소통을 위해 분야별 특화된 용어가 아닌 보건의료 전 분야에서 이해할 수 있는 표준화된 용어 사용이 환자의 안전을 위해서도 매우 중요하다.

2) 용어 표준화의 필요성

의료서비스의 질 향상과 환자안전, 의료비 절감, 임상연구 지원 및 병원 경영의 효율성 극대화 등의 다양한 장점을 활용하기 위해 빠른 속도로 의료기관에서 보건의료정보시스템을 구축하고 있다. 그러나 이러한 시스템을 구축할 때 기본이 되는 보건의료용어의 표준화가 마련되지 않는다면, 보건의료 정보화 추진에 큰 걸림돌이 될 것이다. 왜냐하면, 의료기관마다 사용하는 용어나 서식 등을 자체적으로 개발하여 적용하게 되면 막대한 시간과 비용이 소요되고, 생산된 데이터를 다른 의료기관과 공유할 수 없으므로 근거 중심 임상연구 활성화를 제한하고 국제적인 통계 비교가 어렵게 될 뿐 아니라, 빅데이터를 활용한 신의료기술의 개발 및 발전을 저해할 수도 있기 때문이다.

용어 표준화의 필요성은 다음과 같이 정리할 수 있다.

(1) 보건의료정보화시스템 구축

각종 환자 상태 및 처치 기록을 각 의료인의 개별적인 용어나 언어로 기술해서는 중요한 환자 의료정보를 일관된 방식으로 표현할 수 없고, 의료진 간의 의사소통도 불가능하다. 그러므로 모든 의료진은 정확하고 원활한 의사소통이 가능해야 하며, 경력의 유무에서 오는 기록상의 차이점을 감소시키고 오류를 최소화해야 한다. 따라서 용어 통일이 가능하고 프로그래밍화된 알고리즘을 이용한 보건의료정보화시스템 추진이 필요하다. 이때 보건의료용어의 표준화는 대단히 중요하고 필수 불가결한 요소가 된다.

(2) 상호운용성 확보

현재 한 의료기관에서 발급받은 환자 정보 및 기록을 다른 의료기관의 정보화시스템으로 한번에 입력하는 것은 불가능하다. 표준화된 용어 등을 사용하지 않았기 때문에 상호운용성이 매우 낮아, 타 의료기관의 보건의료정보를 활용하지 못하는 실정이다. 이러한 문제로 인해 환자 상태의 정확한 전달이 어려워지고, 의료진 간 의사소통 결여로 인한 오진 가능성이 발생한다. 또한 환자의 반복진료로 인해 의료비용이 증가하며, 의료기관 간 적시에 진료협력이 이루어지지 못하는 문제점 등이 발생된다.

(3) 의료비용 절감

의무기록의 전자화와 더불어 환자의 기록관리가 비교적 손쉬운 상태로 변화하고 있으나, 아직도 많은 기관에서 비용문제 때문에 전자의무기록시스템의 전면 도입이 지연되고 있다. 보건의료용어의 표준화가 이루어진다면, 의료기관별 개별화된 보건의료정보시스템 구축을 위해 막대한 비용을 지출할 필요 없이 정부 및 지자체의 지원으로 상용화된 정보시스템을 개발 · 도입하여 실무에 적용할 수 있다. 또한 환자가 의료기관 전원 시 불필요한 의무기록 복사를 요청할 필요 없이 전자적 전송방법을 통해 의료기관 간 기록전송이 가능해져 의무기록 발급비용을 감소시킬 수 있다. 이 밖에도 의무기록을 일일이 종이로 출력해 보관할 필요가 없고, 이러한 의무기록을 보관할 장소를 확보할 필요가 없으므로 병원의 저장 · 관리비용 절감에 도움을 줄 수 있다.

(4) 임상연구 활성화 및 국제적 보건산업경쟁력 확보

표준화된 의료용어를 사용함으로써 환자 치료와 관련되어 생성된 수많은 빅데이터를 활용한 통계적 자료처리를 통해 새로운 치료법 및 간호중재 방법이 개발될 수 있다. 또한 감염병의 유행을 먼저 예측하여 감시활동을 적기에 수행할 수도 있다. 다양한 환자 정보를 이용한 의료기기의 개발 및 국제적 표준의 선점 등으로 보건의료산업의 경쟁력 확보를 꾀할 수도 있다. 실제 스마트폰을 이용한 혈압, 산소포화도 측정, 운동량 측정이 가능하며 이렇게 축적된 빅데이터가 또 다른 다양한 스마트 의료기기의 개발에 이용될 전망이다.

보건의료분야에서 사용하는 용어분류체계는 매우 다양하다. 세계적으로 사용되는 의료분야 용어체계는 WHO에서 개발한 국제질병사인분류체계(ICD), 국제검사용어체계(LOINC), 포괄적 임상용어체계(SNOMED-CT) 등이 있으며, 국내에서는 국민건강보험공단에서 비용 청구 시 사용하는 건강보험 EDI와 한국표준질병사인분류(KCD)가 있다. HL7(Health Level 7)은 보건의료분야의 소프트웨어 간 정보호환이 가능하도록 개발된 표준을 의미하면서, 동시에 이 표준을 제정하기 위해 조직된 표준화기구를 지칭한다. 이 기구에서 제정된 표준을 의료분야에서 적극적으로 적용하고 있다.

2 보건의료분야의 용어분류체계

1) 국제질병사인분류체계(ICD)

국제질병사인분류체계(International Statistical Classification of Diseases and Related Health Problems, ICD)는 사람의 질병 및 사망원인에 관한 표준분류규정으로 WHO에서 발표하였다. ICD는 1893년 국제통화기구에서 사인분류로 첫 번째 버전이 채택되었고, 1949년 제6차 국제질병분류(ICD-6)부터 WHO가 관여하면서 병적상태가 함께 보고되기 시작하였다. 1990년 개정된 이후 30년 이상 사용된 제10차 국제질병분류(ICD-10)는 발전된 의학정보와 보건환경을 반영하기에 한계가 노출되면서 각 국가 간 데이터의 호환이 제한되었고, 2019년 5월 세계보건총회에서 제11차 개정안이 승인되어 2022년부터 사용하도록 권고되었다. 제11차 국제질병분류(ICD-11)는 디지털 환경에 적합하도록 전산 기반으로 작성되어 접근과 활용이 쉽고 온라인 브라우저를 통해 다양한 국가의 언어로 제공이 가능하며 다양한 활용 분야 간 일관성과 상호호환성을 보장하기 위해 관련된 용어체계 및

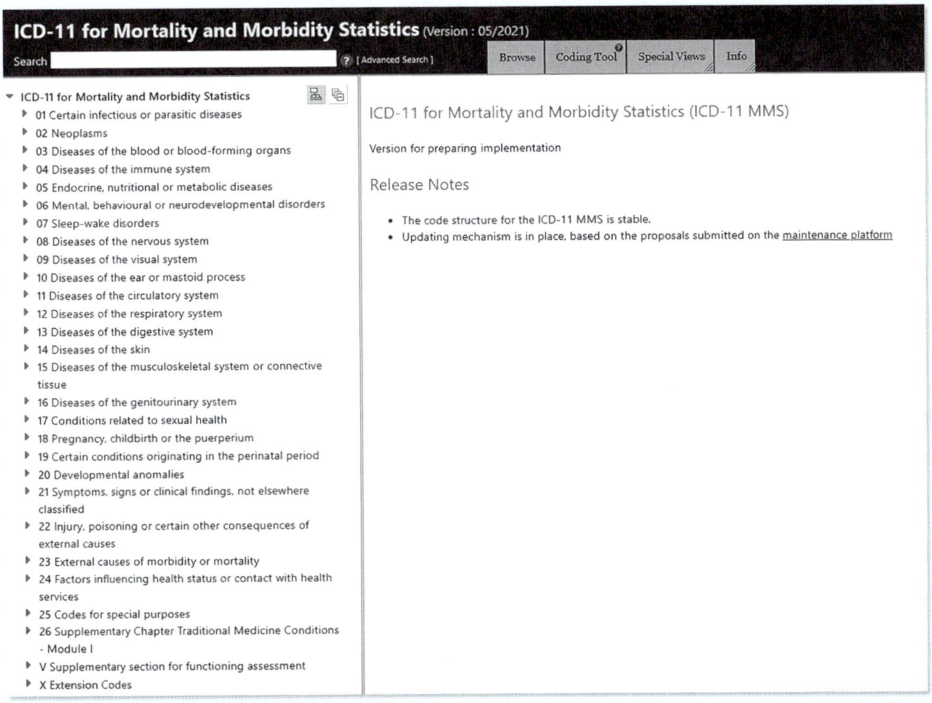

그림 2-1 ICD-11 사망원인통계와 질병통계 작성 위한 열람용

출처: https://icd.who.int/browse11/1-m/en

다른 분류체계와 연동이 가능하게 개발되어 데이터 취합을 원활하게 할 수 있다. 또한 ICD-11은 26개 장(chapter)과 보조적 사용을 위한 2개 장으로 구성되었고, 이 중 전통의학병태가 26번째 장으로 신설되어 의학과 전통의학의 듀얼 코딩(dual coding)도 지원한다.

ICD-11 수록 내용은 WHO 홈페이지에서 검색할 수 있다(그림 2-1).

2) 국제검사용어체계(LOINC)

국제검사용어체계(Logical Observation Identifiers, Names and Codes, LOINC)는 검사실 결과와 임상관찰 결과를 보고하기 위해 개발된 범용 분류체계로, 미국의 비영리 연구기관인 리젠스트리프 연구소(Regenstrief Institute)에서 1994년 처음 개발하였다. LOINC는 총 5만 3,000개의 코드와 약 27만 5,000개의 관계정보를 포함하고 있으며 미국, 캐나다, 호주 등에서 활용되고 있다. 이 용어체계는 크게 Laboratory LOINC와 Clinical LOINC로 구성되어 있어 검사결과와 임상관찰 결과정보를 교환할 수 있도록 한다.

3) 포괄적 임상용어체계(SNOMED-CT)

포괄적 임상용어체계(Systematized Nomenclature of Medicine-Clinical Terms, SNOMED-CT)는 의학적 개념을 표현할 수 있는 표준용어체계로, 포괄적인 조합형 임상 참조용어이다. 사용자가 필요에 따라 2개 이상의 개념을 조합하여 하나의 개념을 생성할 수도 있어 진단, 처치, 소견 등 임상 영역의 개념을 폭넓게 포괄할 수 있고, 전자의무기록으로도 표현될 수 있다.

SNOMED-CT는 1965년 미국병리학회에서 병리학을 체계적으로 명명하고자 시도된 이후 지속해서 보완되어 2002년 완성되었다. 이 용어체계는 현재 전 세계 보건의료분야에서 가장 포괄적으로 사용되는 임상 용어로 340,000개 이상의 개념을 포함하고 있으며, 내부에 19개의 상위 영역과 각 하위의 개념들이 계층구조를 이루고 있다. SNOMED-CT의 가장 큰 특징은 이미 SNOMED-CT에 조합되어 있는 선조합 개념을 사용할 수도 있고, 원하는 개념이 없는 경우 두 개 이상의 개념들을 조합하여 하나의 개념으로 표현하는 후조합 개념을 사용할 수 있다는 것이다. 예를 들어, 선조합 개념으로는 "abdominal pain", "abdominal discomfort"

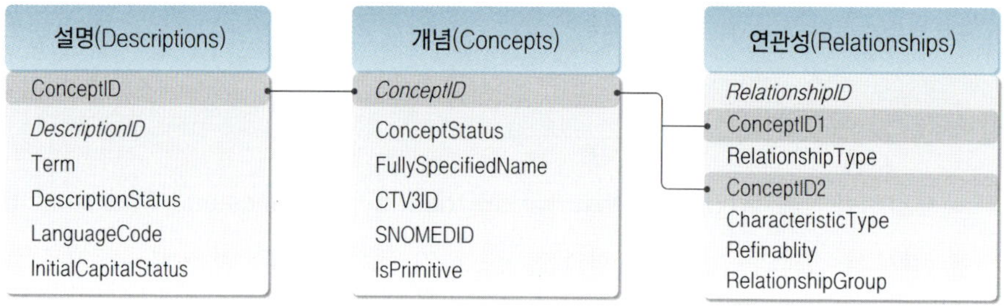

그림 2-2 SNOMED-CT 구성요소

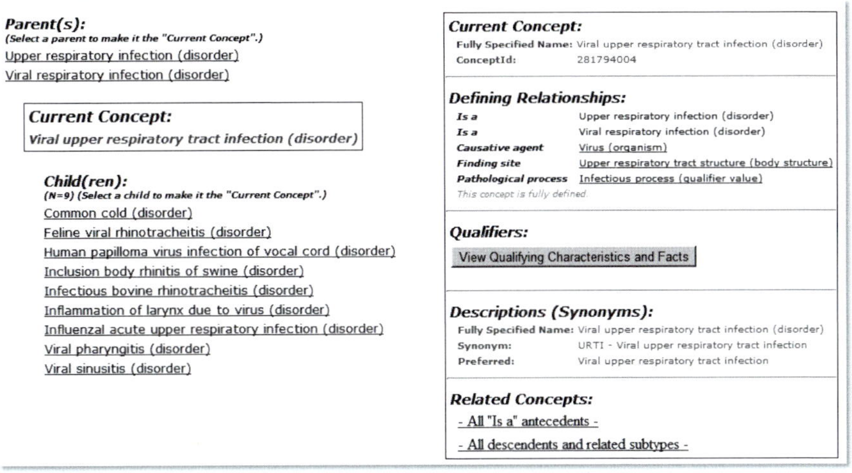

그림 2-3 SNOMED-CT에서 바이러스성 상부 호흡기 감염의 정의(예시)

출처: https://en.wikipedia.org/wiki/SNOMED_CT

등이 있고, 후조합 개념으로는 "repair of hernia", "laparoscopy", "endoscopy with surgical procedure"의 세 개의 개념을 조합하여 만든 "Laparoscopic repair of inguinal hernia"가 있다(그림 2-2, 그림 2-3).

4) 건강보험 EDI 코드

건강보험 EDI(Electronic Data Interchange, EDI)란, 기업이나 조직 간에 표준화된 거래서식이나 공공서식을 서로 합의한 통신표준으로, 컴퓨터 간에 교환하는 정보전달방식을 의미한다. 의료기관에서 국민건강보험공단에 환자의 비용 청구를 위해 사용하는 건강보험 요양급여비용 코드를 '건강보험 EDI 코드'라고 한다. 의료기관이 진료비용을 국민건강보험공단으로부터 지급받기 위해서는 반드시 심사청구서의 요건에 맞도록 작성해야 한다. 이때 진단, 약제, 처치행위 등과 관련된 건강보험 EDI 코드를 사용하여야 한다.

건강보험심사평가원은 영문자와 숫자를 조합한 EDI 코드를 개발하여 사용하고 있다. 우리나라에서는 1990년 중반부터 보험청구를 위해 EDI 코드를 본격적으로 사용하기 시작하였으며, 전체 의료기관의 EDI 전산청구율이 지속적으로 상승하여 2005년 이후 의료기관의 99%에서 EDI 코드를 이용해 전산청구를 하고 있다.

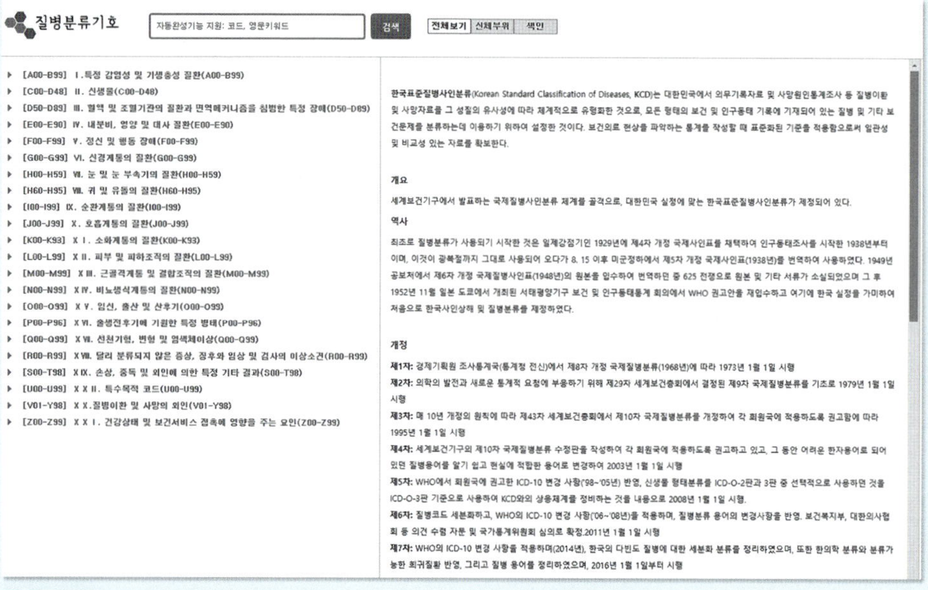

그림 2-4 한국표준질병사인분류 예시

출처: 통계청. 통계분류포털 한국표준질병사인분류.
https://www.kcdcode.kr/browse/contents/0

5) 한국표준질병사인분류(KCD)

한국표준질병사인분류(Korean Standard Classification of Disease, KCD)는 통계청에서 관리하고 있다. ICD를 근간으로 하여 한국의 표준질병사인분류로 개발한 것이다. 우리나라의 질병 및 사인관리 목적으로 통계청의 각종 조사, 건강보험공단과 심사평가원의 건강보험통계 및 건강보험심사 등 다양한 목적으로 활용되고 있다(그림 2-4).

6) HL7, FHIR

HL7(Health Level 7)은 보건의료분야의 서로 다른 의료정보시스템 간 의료정보를 전자적으로 교환할 수 있도록 개발된 하나의 표준을 의미하는 한편, 이 표준을 제정하기 위해 1987년 조직된 표준화 기구를 지칭하기도 한다. 미국에서 개발된 HL7은 1990년 미국표준협회(American National Standards Institute, ANSI)에서 공식표준으로 인정되어 1994년부터 보건의료 현장에서 폭넓게 사용되기 시작하였다.

```
MSH$%@~!$ADT1$MCM$LABADT$MCM$198808181126$SECURITY$ADT%A01$MSG00001$P$2.4
EVN$A01$198808181123
PID$$$PATID1234%5%M11$$JONES%WILLIAM%A%III$$19610615$M$$C$1200 N ELM STREET%%
NK1$1$JONES%BARBARA%K$WIFE$$$$$20011105
NK1$1$JONES%MICHAEL%A$FATHER
PV1$1$I$2000%2012%01$$$004777%LEBAUER%SIDNEY%J.$$$SUR$$-$$1$A0
AL1$1$$%PENICILLIN$$PRODUCES HIVES@RASH
AL1$2$$%CAT DANDER
DG1$001$I9$1550$MAL NEO LIVER, PRIMARY$19880501103005$F$$
PR1$2234$M11$111%CODE151$COMMON PROCEDURES$198809081123
ROL$45%RECORDER%ROLE MASTER LIST$AD$ROL$KATE%SMITH%ELLEN$199505011201
GT1$1122$1519$BILL%GATES%A
IN1$001$A357$1234$BCMD$$$$$132987
IN2$ID1551001$SSN12345678
ROL$45%RECORDER%ROLE MASTER LIST$AD$ROL$KATE%ELLEN$199505011201
```

그림 2-5 HL7 메시지 예시

출처: 김종판(2010). 효율적인 응급의료서비스를 위한 HL7 기반 응급의료시스템 설계 및 구현.

HL7을 통한 정보교환은 다음과 같다. 입원이라는 하나의 사건이 A 시스템에 입력되면 입원정보를 받을 다른 B, C 시스템과 네트워크를 통한 경로가 설정된다. A 시스템에서 B, C 시스템으로 '입원'을 의미하는 메시지 형태의 데이터가 전송되고, B, C 시스템은 다시 '입원-확인'을 의미하는 메시지를 A 시스템으로 전송하여 정보교환이 완료된다. 이 사이클에서 발생되는 데이터, 메시지 구조, 코딩 규칙, 트리거 이벤트 등은 HL7 표준을 통해 이루어진다(그림 2-5).

HL7의 도입으로 병원정보시스템은 다음과 같은 효과를 얻게 되었다.

- 다른 시스템 간 환자정보 전송 및 교류가 가능하여 서로 다른 병원정보관리 시스템을 하나로 통합할 수 있다.
- 모든 정보의 전산화로 병원의 경영, 연구 등에 의료정보를 활용할 수 있다.
- 표준화된 코드의 사용을 통해 각종 장비로부터 환자 상태 측정결과를 인터페이스할 수 있다.
- 체계적인 시스템을 구성할 수 있어 시스템의 유지와 보수가 용이하다.

FHIR(Fast Healthcare Interoperability Resource)은 의료기기 간의 상호운용성을 보장하기 위해 HL7에서 개발한 차세대 의료정보 표준 프레임 워크로, 헬스케어 분야의 HTML(HyperText Markup Language: 웹 표준 언어)이라 할 수 있다.

기존의 HL7은 의료인에 맞춰 개발되었기에 환자나 개발자의 요구사항을 반영하는 데 어려움이 있었으나 FHIR을 통해 의료정보 문서 교환기술과도 매핑이 가능하며 폭넓은 상호운용성을 지원받을 수 있어 다양한 형태의 건강정보 데이터를 구현할 수 있다. FHIR를 사용하면 빠르고 쉬운 의료시스템을 구현할 수 있고 웹 기반 기술을 이용할 수 있으며, 사용자가 읽을 수 있는 통신 형식을 사용하므로 개발자들이 활용하기 쉽고 비용 절감이 가능하다는 장점이 있다.

3 간호용어분류체계

간호사는 병원에서 가장 많은 비율을 차지하며, 환자간호 및 진료 프로세스 과정에서 막대한 양의 데이터를 생성한다. 따라서 간호사가 사용하는 용어를 누구든지 동일한 의미로 이해할 수 있도록 표준화하고 구조화하기 위한 노력이 필요하다. 이에 다양한

표 2-1 | 미국간호협회에서 인정한 표준간호용어 목록

인터페이스 용어(Interface Terminologies)
1. clinical care classification (CCC) system
2. international classification for nursing practice(ICNP)
3. north american nursing diagnosis association international(NANDA-I)
4. nursing interventions classification system(NIC)
5. nursing outcomes classification (NOC)
6. Omaha system
7. perioperative nursing data set (PNDS)
8. ABC Codes
최소자료세트(Minimum Data Sets)
1. nursing minimum data set(mmds)
2. nursing management minimum data set(NMMDS)
참조용어(Reference Terminologies)
1. Logical observation identifiers names and codes
2. snomed clinical terms (SNOMED CT)

출처: https://www.healthit.gov/sites/default/files/snt_final_05302017.p

간호용어체계가 개발되어 임상, 교육, 연구 분야에서 활용되고 있다.

미국간호협회(American Nurses Association, ANA)에서는 전자간호기록을 활성화하고 다양한 간호데이터의 상호운용성을 확보하기 위해 12개의 용어체계를 선정하여 간호실무를 지원하는 표준간호용어(standard nursing terminology)로 인정하고 있다(표 2-1). 이는 8개의 인터페이스 용어(interface terminology), 2개의 최소자료세트(minimum data set), 2개의 참조용어(reference terminology)로 구성된다.

인터페이스 용어는 간호사가 환자에게 제공한 간호를 기록하는 실제적인 용어, 개념을 의미한다. 최소자료세트는 간호실무, 간호관리와 관련된 기록을 위한 최소한의 데이터세트를 의미한다. 참조용어는 다학제 간 공통의 의미를 제공하기 위해 고안된 용어체계로 주로 의사들이 사용하는 용어체계이다. 예를 들어, 의사가 자신의 분야에서만 통용되는 임상 용어를 사용하면, 그 용어들을 참조용어로 연결(map)하여 의사소통이 가능하도록 할 수 있다. 미국간호협회에서는 서로 다른 용어체계를 사용하는 의료기관에 환자 문제나 계획을 공유해야 하는 경우에는 참조용어를 사용하도록 권고하고 있다.

1) 국제간호실무분류체계(ICNP)

국제간호실무분류체계(International Classification for Nursing Practice, ICNP)는 국제적으로 공통된 간호용어로 간호실무를 기술하고 전 세계의 간호관련 자료를 비교할 목적으로 국제간호협의회(International Council of Nurses, ICN)에 의해 개발되었다. 이 분류체계는 1996년 개발된 후, 2년마다 업데이트되고 있다.

국제간호실무분류체계는 행위(action), 대상자(client), 초점(focus), 판단(judgment), 위치(location), 방법(means), 시간(time)의 7개 축으로 구성되어 있다. 각 축은 하위에 다양한 개념을 포함하고 있는데, 각 개념들을 조합하여 간호진단, 간호결과, 간호중재, 간호진술문을 만들 수 있다(그림 2-6, 표 2-2).

최근에는 특정 간호영역별 국제간호실무분류체계 카탈로그가 개발, 제공되고 있는데 치매환자간호 카탈로그, 소아 통증관리 카탈로그, 완화관리 카탈로그 등이 있다. 국제간호실무분류체계 카탈로그는 간호사들이 특정환자를 간호할 때 좀 더 쉽게 국제간호실무분류체계를 활용할 수 있도록 목록화한 간호진단-결과-중재

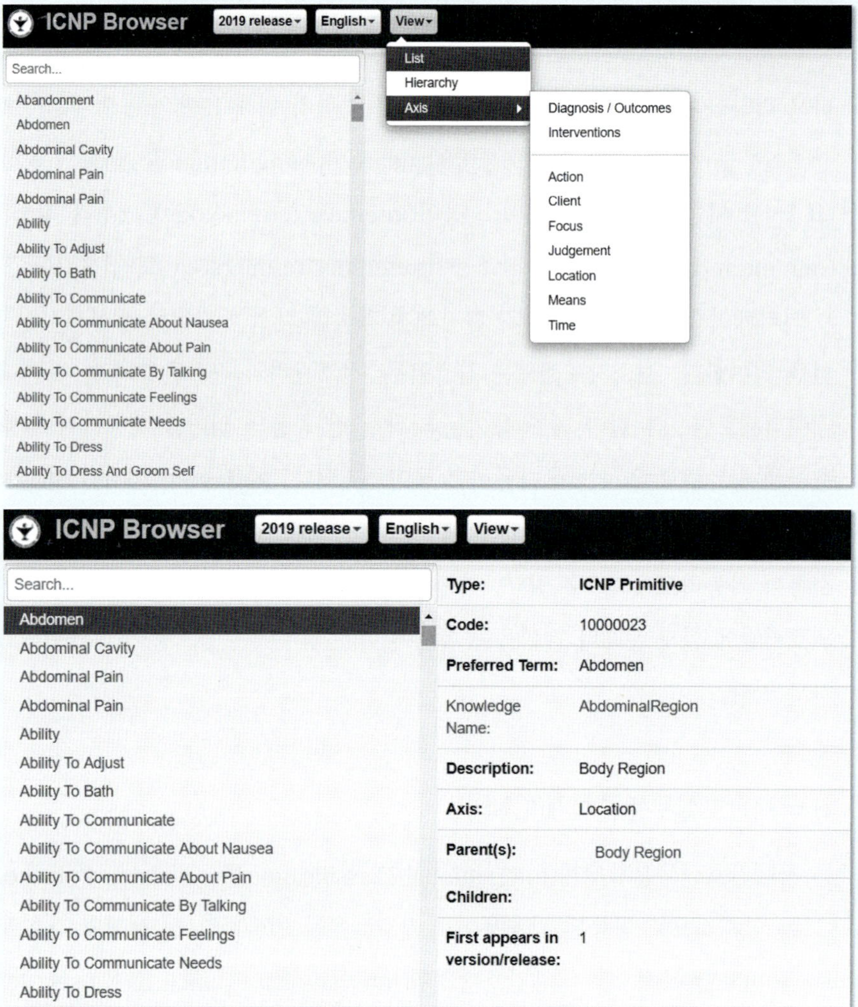

그림 2-6 국제간호실무분류체계 브라우저

출처: https://www.icn.ch/what-we-do/projects/ehealth/icnp-browser

세트를 의미한다. 예를 들어, 치매환자간호 카탈로그를 참조하면 치매환자간호와 관련된 간호진단, 결과, 중재목록이 제시되어 간호사가 쉽게 간호과정 적용과 관련된 용어를 참고할 수 있다. 현재 9개의 세트가 개발되었으며, 그중 치매환자간호 카탈로그는 표 2-3과 같다.

국제간호실무분류체계 사이트에는 여러 국가별 언어로 번역된 ICNP가 제공되고 있는데, 대한간호협회와 연계하여 만들어진 한국어 버전도 확인할 수 있다(표 2-4).

표 2-2 | 국제간호실무분류체계 축 정의 및 예시

	축	예
1	초점(Focus)	통증, 제거, 기대수명 등
2	판단(Judgement)	위험, 비정상 등
3	방법(Means)	붕대 처치, 영양사 서비스 등
4	행위(Action)	교육, 변경, 투약, 모니터링 등
5	시간(Time)	입원, 출산, 만성 등
6	위치(Location)	전 · 후위, 복부, 학교, 지역보건센터 등
7	대상자(Client)	신생아, 가족 등

출처: https://www.healthit.gov/sites/default/files/snt_final_05302017.p

표 2-3 | 국제간호실무분류체계: 치매환자간호 카탈로그 예시

개념형태	코드	ICNP 용어(2017 배포)
진단(Diagnoses)		
	10000449	급성혼돈(Acute Confusion)
	10047087	공격적 행동(Aggressive Behavior)
	10025705	초조(Agitation)
	10002042	실인증(Agnosia)
	10029697	알레르기(Allergy)
개념형태	**코드**	**ICNP 용어(2017 배포)**
결과(Outcomes)		
	10028224	목욕할 수 있음(Able To Bath)
	10025025	의사소통 능력 있음(Able To Communicate)
	10028211	옷 입기 능력 있음(Able To Dress)
	10028253	섭식능력 있음(Able To Feed Self)
	10028269	혼자 몸단장 하기 능력 있음(Able To Groom Self)

표 2-3 | 국제간호실무분류체계: 치매환자간호 카탈로그 예시(계속)

개념형태	코드	ICNP 용어(2017 배포)
중재(Interventions)		
	10025444	약물 투여하기(Administering Medication)
	10001804	약물과 수액 투여하기(Administering Medication And Solution)
	10050350	연고 바르기(Applying Ointment)
	10050101	섭식능력 사정하기(Assessing Ability To Feed Self)
	10046790	행위 사정하기(Assessing Behavior)
	10050223	신체움직임 사정하기(Assessing Body Movement)

출처: https://www.icn.ch/what-we-do/projects/ehealth-icnp

표 2-4 | ICNP 한국어 버전(일부)

코드(code)	축(axis)	용어(term)	설명(description)
10047444	DC	감소된 절망	절망
10035152	IC	광선치료요법	광선치료요법
10041525	IC	낙상안전 경보 유지하기	유지하기
10011455	A	낮추기	체위 만들기: 전신 또는 신체의 일부를 낮게 하거나 내리는 것
10036202	IC	단계적 감소기법 사용	단계적 감소기법
10045668	DC	발작	발작
10047307	F	발작 없음	양호한 근골격계 과정
10005283	F	부부 역할	가족 역할
10025629	DC	상충되는 돌봄제공자 태도	돌봄제공자의 태도
10050101	IC	섭식능력 사정하기	사정하기
10000973	DC	손상된 섭식능력	섭식능력

출처: https://www.icn.ch/what-we-do/projects/ehealth-icnp

2) 간호진단분류체계(NANDA-I)

간호진단분류체계(North American Nursing Diagnosis Association－international, NANDA－I)는 1973년 간호문제를 분류하고 정의하기 위한 목적으로 북미간호진단협회(North American Nursing Diagnosis Association, NANDA)의 전신인 미국 협의회 그룹에 의해 개발되었다. NANDA는 용어의 국제적 사용을 위해 2002년 NANDA－I로 변경되었으며, 3년마다 개정판이 발표되고 있다. 2018－2020 간호진단 분류체계는 13개의 영역(domain), 47개의 과(class) 안에 244개의 간호진단이 있다(그림 2-7). 또한 각 진단별로 정의, 정의적 특성, 관련요인, 위험집단, 연관 상태 등이 상세하게 제시되어 있다.

NANDA－I는 보통 간호결과분류체계(Nursing Outcomes Classification, NOC), 간호중재분류체계(Nursing Intervention Classification, NIC)와 함께 사용되며 축약하여 NNN으로 명명한다. 구조화된 NNN(NNN linkage)의 사용으로 표준화된 근거 중심의 간호진단, 중재, 결과를 제공할 수 있다.

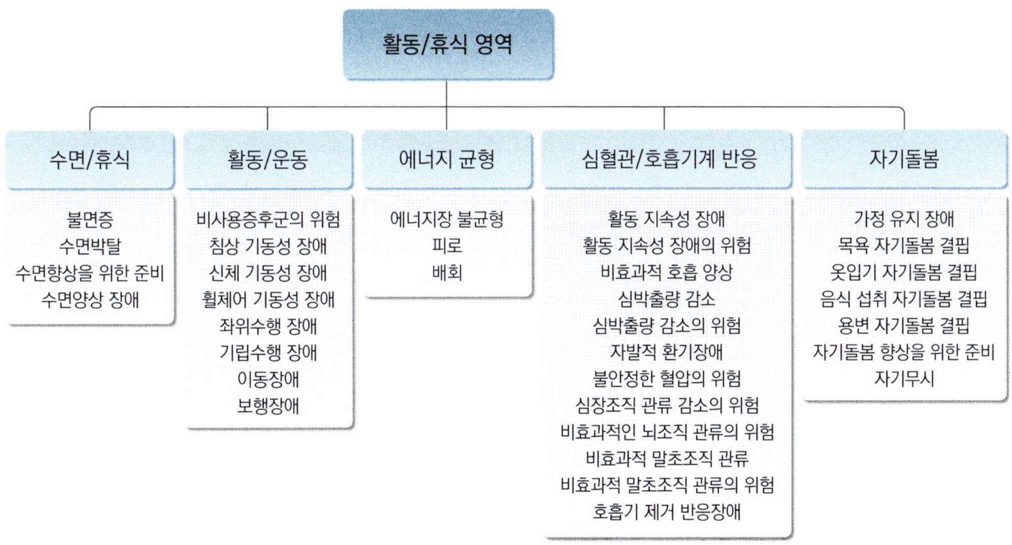

그림 2-7 NANDA-I 분류체계 예시: 활동/휴식 영역

표 2-5 | 간호중재분류체계 예시

간호중재	낙상예방
정의	낙상으로 손상위험성이 높은 환자에게 예방적 간호 제공
간호활동	• 낙상의 가능성을 증가시킬 수 있는 환자의 인지적 · 신체적 장애 확인 • 낙상과거력 확인 • 낙상위험에 영향을 줄 수 있는 요인 확인 • 불안전한 거동을 보이는 경우 보조 • 환자의 거동을 지원할 수 있는 보조기구 제공 • 넘어질 때 손상을 최소화할 수 있는 방법 교육 • 적절한 실내 밝기 유지 • 야간 조명등 제공 등

3) 간호중재분류체계(NIC)

간호중재분류체계(Nursing Intervention Classification, NIC)는 1987년 IOWA 대학 연구팀에 의해 개발되었으며 5년마다 개정되고 있다. 2018년 출판된 7번째 개정판에서는 7개 영역(domain), 30개의 범주(class), 565개의 간호중재명과 13,000여 개의 간호활동(activities)을 포함하고 있다(표 2-5).

4) 간호결과분류체계(NOC)

간호결과분류체계(Nursing Outcomes Classification, NOC)는 1997년 간호중재에 대한 표준화된 환자결과를 제공하기 위해 IOWA 대학 연구팀에 의해 개발되었으며, 5년마다 개정되고 있다. 2018년 출판된 6번째 개정판에서는 7개의 영역(domain), 34개의 범주(class), 540개의 간호결과, 8,000여 개 이상의 지표(indicator)를 포함하고 있다. 지표를 측정하는 척도는 5점 Likert 측정 도구를 사용한다. 5점은 동일한 연령의 건강한 사람을 기준으로 가장 좋은 상태를 의미하며, 1점은 가장 나쁜 상태를 의미한다(표 2-6).

5) 임상간호분류체계(CCC)

임상간호분류체계(Clinical Care Classification, CCC)는 1991년 자원을 예측하고

표 2-6 | 간호결과분류체계 예시

간호결과	위장관 기능
정의	음식을 섭취하고 소화하여 영양분을 흡수하고 노폐물을 배설하는 위장관의 능력
지표(indicator) 및 척도(scale)	(아래 표)

지표	극도로 손상됨	상당히 손상됨	보통으로 손상됨	약간 손상됨	전혀 손상되지 않음
배변 횟수	1	2	3	4	5
대변 색	1	2	3	4	5
대변 양	1	2	3	4	5
장음	1	2	3	4	5
위흡인 시 색	1	2	3	4	5
위흡인 시 잔류량	1	2	3	4	5
혈청 알부민	1	2	3	4	5
혈당	1	2	3	4	5
	심각함	**상당함**	**보통**	**약간**	**없음**
복부 통증	1	2	3	4	5
복부 팽만	1	2	3	4	5
위 역류	1	2	3	4	5
두드러진 연동운동 증가	1	2	3	4	5
대변 잠혈	1	2	3	4	5
소화불량	1	2	3	4	5
오심	1	2	3	4	5
구토	1	2	3	4	5
토혈	1	2	3	4	5
설사	1	2	3	4	5
변비	1	2	3	4	5
체중 감소	1	2	3	4	5
위장관 출혈	1	2	3	4	5

간호결과를 평가하기 위해 초기에는 가정간호분류체계(Home Health Care Classification, HHCC)로 개발되었다. 이후 2003년 임상간호 및 외래에서 사용할 수 있도록 수정 · 보완되면서 명칭도 임상간호분류체계로 변경되었다.

임상간호분류체계의 구조는 4개의 패턴(생리적 · 기능적 · 정신적 · 건강행위 패턴)과 하위에 21개의 간호요소(care component)로 구성된다. 각 요소들은 두 개의 간호용어체계와 연결되는데, 하나는 간호진단과 결과 분류체계이고, 다른 하나는 간호중재와 활동 분류체계이다. CCC version 2.5는 176개의 간호진단, 201개의 간호중재로 구성되어 있다. 176개의 간호진단은 각각 3단계 척도인 악화, 안정, 개선으로 구분하여 528개의 간호결과를 형성한다. 201개의 간호중재는 4종류의 활동형태 ① 사정/모니터/평가/관찰, ② 직접간호/수행/제공/보조, ③ 교육/감독, ④ 관리/의뢰/연결/보고와 결합하여 804개의 간호활동을 형성한다. 이렇듯 간

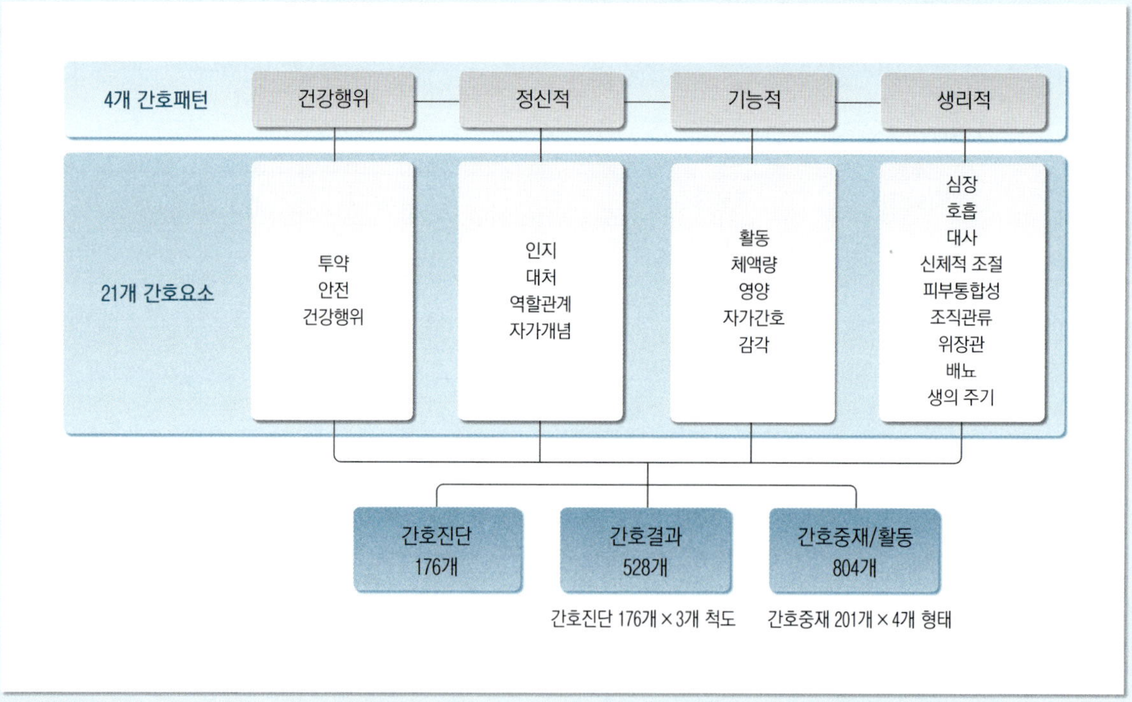

그림 2-8 임상간호분류체계의 개념틀과 구성요소

출처: Verginia K. Saba(2012). Clinical care classification(CCC) system. Version 2.5. 2nd ed. NY: Springer.

호진단과 결과 분류체계와 간호중재와 활동 분류체계는 상호 연결되어(간호진단-간호중재-간호결과 링크) 하나의 임상간호분류체계 시스템을 구성한다(그림 2-8).

6) 수술간호자료세트(PNDS)

1999년 국제수술간호사협회에 의해 만들어진 수술간호자료세트(Perioperative Nursing Data Set, PNDS)는 수술환자의 전, 중, 후 전 과정동안 간호실무를 지원하기 위해 고안된 표준간호용어이다. 수술간호자료세트는 수술간호와 관련된 용어를 체계적으로 정리하고 코드화하여 컴퓨터에 쉽게 적용될 수 있도록 함으로써 수술실 간호사들의 전문적인 지식과 기술 및 환자결과에 영향도를 인정받을 수 있도록 하기 위해 개발되었다. 2010년 3번째 버전이 출간되었고, 64개의 간호진단, 127개의 간호중재, 29개의 간호결과를 포함한다.

수술간호자료세트는 4개의 영역으로 구성되는데, 3개의 영역은 환자안전, 생리

표 2-7 | 수술간호자료세트 예시: 환자안전 영역 '외부물체'

영역	환자안전
간호결과	외부물체: 환자는 외부물체(장비, 기구, 스펀지, Sharp류)로 인한 손상의 증상과 징후가 없다.
적용가능한 간호진단	• 신체손상 위험성 • 피부손상 위험성 • 피부손상 • 감각지각 변화 등
간호중재와 활동	• 수술이나 침습적 시술 전에 예방법을 수행한다. - 수술/시술을 위한 준비의 근거로 수술 전 체크리스트를 검토한다. - 수술 전 신체상태를 사정한다. - 금식상태를 확인한다. - 수술동의서가 완전하고 정확한지 재검토한다. - 수술실 조명이 제대로 작동하는지 확인한다… 등 • 안전장치를 적용한다. • 온열기구로 인한 피부/조직손상을 예방하기 위해 보호방법을 수행한다. • 기계적 원인에 의한 피부/조직손상을 예방하기 위해 보호방법을 수행한다. • 계수(count)를 한다.

적 반응, 행동반응으로 환자중심의 영역이고, 네 번째 영역은 건강체계로 성공적인 수술에 필요한 행정적이고 구조적인 요소들로 구성된다. 환자중심의 3개 영역은 수술환자 및 보호자가 경험하게 될 간호진단, 중재, 결과로 구성되어 있고 이들은 네 번째 영역인 건강체계(직원, 장비, 물품 등)와 지속적으로 상호작용한다.

수술간호자료세트는 환자결과에 먼저 초점을 두고 있어 성취하고자 하는 결과를 정하고 그 결과에 도달하기 위한 사정, 진단, 중재를 제공하도록 지원한다(표 2-7).

7) 최소간호자료세트(NMDS)

최소간호자료세트(Nursing Minimum Data Set, NMDS)는 간호를 받는 모든 환자에게서 최소한의 공통된 핵심정보를 뽑아내기 위해 1985년 고안되었다. 최소간호자료세트를 통해 대상, 환경, 지리적 특성, 시간을 초월하여 지역, 국가, 국제수준에서 간호를 비교할 수 있어 최소간호자료세트를 활용하면 간호결과, 비용, 간호의 질 지표, 자원의 분배 등을 평가할 수 있다.

현재 International Medical Informatics Association(IMIA), International Council of Nurses(ICN)이 국제 NMDS(i-NMDS) 개발을 지원하고 있다. i-NMDS 개발은 간호실무의 기술, 연구, 개선을 지원하기 위해 국제적으로 협력하여 데이터를 수집하고 간호정보를 분석하는데 초점을 두고 있다.

최소간호자료세트는 간호요소, 대상자 요소, 서비스 제공자 요소의 3개 범주, 하위에 16개의 표준화된 정보항목(information items)으로 구성된다(표 2-8).

표 2-8 | 최소간호자료세트의 구성

범주	간호 요소	대상자 요소	서비스 제공자 요소
표준화된 정보	1. 간호진단 2. 간호중재 3. 간호결과 4. 간호중증도	5. 환자고유번호 6. 출생일 7. 성별 8. 인종 9. 주거지	10. 의료기관식별 번호 11. 대상자의 등록번호 12. 주 간호제공자의 고유번호 13. 입원 또는 접수일 14. 퇴원 또는 종료일 15. 대상자 관리형태 16. 비용 지불자

8) 국내의 간호용어 표준화 노력

우리나라의 경우, 2014년 9월 보건복지부가 처음으로 「보건의료용어표준」을 제정하여 발표하였다. 이 중 간호용어는 국제간호실무분류체계와 임상간호분류체계(clinical care classification, CCC)를 기반으로 간호용어와 진술문이 구성되었다.

임상간호분류체계를 바탕으로 간호과정별(사정, 진단, 목표, 계획, 수행, 평가) 진술문이 구성되었으며, 간호용어는 국제간호실무분류체계를 기반으로 임상 및 학계에서 검토한 간호용어로 구성되었다. 표준화된 간호용어는 매년 개정되어 2021년 현재 12,501개(개념 수: 8,540개)가 등재되었다. 의학 등 다른 보건의료 용어체계와 연계될 수 있도록 임상간호분류체계, 국제간호실무분류체계 코드 외 미국 UMLS(Unified Medical Language System) 코드가 함께 제시되고 있다(표 2-9).

4차 산업혁명의 기술들이 병원정보시스템에 빠르게 흡수되고 있고, 이를 뒷받침하기 위한 용어 표준화와 공용데이터화는 필수불가결한 요소가 되었다. 의사기록의 경우, 이미 많은 병원이 SNOMED CT라는 표준용어와 매핑을 하고 있다. 또한 일부에서는 정밀의료를 목적으로 병원과 병원 간, 병원과 개발업체 간 연구 활동을 통해 용어 표준화 작업이 진행되고 있다.

국내 간호용어 표준화의 노력은 「보건의료용어표준」에서 찾아볼 수 있으나, 실제 임상에서 표준간호용어의 사용은 미미한 실정이다. 2012년 전자간호기록 시스템을 적용 중인 국내 111개 병원을 대상으로 조사한 바에 따르면, 임상간호분류체계를 사용하는 병원은 없으며, 간호진단분류체계, 간호결과분류체계, 간호중재분류체계를 참조한 간호용어를 사용하고 있는 병원이 16개, 국제간호실무분류체계를 사용하고 있는 병원이 18개였다. 나머지 77개 병원은 표준의학용어를 기초로 자체적으로 보완해서 사용하거나 타병원이나 개발업체에서 제공한 콘텐츠를 그대로 도입하여 사용하고 있었다.

미국은 이미 미국간호협회(ANA)에서 전자간호기록으로 사용할 수 있는 표준간호용어를 지정하고 임상실무에서 사용할 수 있도록 다양한 지원을 하고 있다. 이제 국내에서도 간호용어 표준화를 위한 간호계 내부의 노력이 필요한 시점이다.

표 2-9 | 보건의료용어표준 중 '낙상' 관련 간호용어 자료구조(예시)

용어코드	개념코드	영문명	한글명	UMLS	CCC	ICNP
H00615969	H00615969	Fall risk	낙상 위험성	C1268740	N33.6	-
H00615972	H00615972	Fall risk deteriorated	낙상 위험성 악화됨	-	N33.6.3	-
H00615986	H00615986	Fall risk improved	낙상 위험성 개선됨	-	N33.6.1	-
H00615990	H00615990	Fall risk stabilized	낙상 위험성 안정됨	-	N33.6.2	-
H01708004	H01708004	To deteriorate fall risk	낙상 위험성 악화	-	N33.6.3	-
H01709763	H01709763	To improve fall risk	낙상 위험성 개선	-	N33.6.1	-
H01711527	H01711527	To stabilize fall risk	낙상 위험성 안정	-	N33.6.2	-
H02156015	H00621221	Fall	낙상	C0085639	-	1007512/10029405
H02159623	H02159623	Fall injury	낙상 손상	C1301836	-	10038513
H02159680	H02159680	Fall injury rate	낙상 손상률	-	-	10037712
H02159837	H02159873	Knowledge of fall prevention	낙상예방에 대한 지식	C1319154	-	10039779/10040276
H02162242	H00621221	Falling	낙상	C0085639	-	1007520
H02162952	H02162952	No fall	낙상 없음	C0575123	-	10034683/10034704
H02162965	H02162965	No fall injury	낙상으로 인한 손상 없음	C3650872	-	10038532

생각해보기

- 간호기록에 사용하는 용어를 표준화할 경우 간호 업무에 어떤 이점이 있을지 토론해봅시다.

- 수많은 간호기록을 빅데이터로 활용하기 위해서 선행되어야 할 것은 무엇인지 토론해봅시다.

참고문헌

건강보험심사평가원 사이트 http://www.hira.or.kr/main.do

고일선 · 송라윤 · 오의금 역(2018). 간호진단 정의와 분류. 학지사메디컬.

김종판(2011). 효율적인 응급의료서비스를 위한 HL7 기반 응급의료시스템 설계 및 구현, 동명대학교대학원 박사학위 논문.

네이버 지식백과. https://terms.naver.com

다음 백과사전. https://100.daum.net

박현애 외(2017). 최신 간호정보학. 2판. 현문사.

박현애 · 윤계숙 · 이현정 · 남경동 · 정혜선 · 장부영 · 주미자(2005). 수술간호자료세트. 현문사.

보건의료정보표준. https://www.hins.or.kr/menu.es?mid=a11201000000

이혜자 · 김연하 · 남경동 · 양옥렬 · 이혜진 · 최순옥(2018). 알기 쉬운 간호정보학. 계축문화사.

우성제(2014). 보건의료정보분야 국가국제표준 적용 가이드라인-국가 · 국제표준 적용 현황 조사 및 분석(최종보고서). 한국전자정보통신산업진흥회.

위키백과. https://ko.wikipedia.org

전진옥(2018). 우리나라 전자의무기록 도입 현황 및 발전 과제. HIRA 정책동향, 12(3): 7-16.

조인숙 · 최원자 · 최완희 · 김민경(2013). 국내 전자간호기록 개발 및 실무적용 현황 조사. 임상간호연구, 19(3): 345-356.

CCC site https://www.sabacare.com

Howard K. Butcher, Gloria M. Bulecheck, Joanne M. Dochterman & Cheryl M. Wagner(2018). Nursing interventions classification (NIC). 7th ed. Missouri: Elsevier.

ICNP. https://www.icn.ch/what-we-do/projects/ehealth-icnp/about-icnp

LOINC. https://loinc.org/get-started/

NANDA Internation Inc(2018). Nursing diagnoses. 2018-2020. 11th ed. NY: Thieme.

SNOMED CT. http://www.snomed.org/snomed-ct/five-step-briefing

SNOMED CT wikipedia. https://en.wikipedia.org/wiki/SNOMED_CT

Sue Moorhead, Elizabeth swanson, Marion Johnson & Meridean L. Maas(2018). Nursing outcames classification (NOC). 6th ed. Missouri: Elsevier.

The Office of the National Coordinator for Health Information Technology. Standard nursing terminologies: a landscape analysis. https://www.healthit.gov/sites/default/files/snt_final_05302017.pdf

Verginia K. Saba(2012). Clinical care classification(CCC) system. Version 2.5. 2nd ed. NY: Springer.

CHAPTER 03

정보시스템

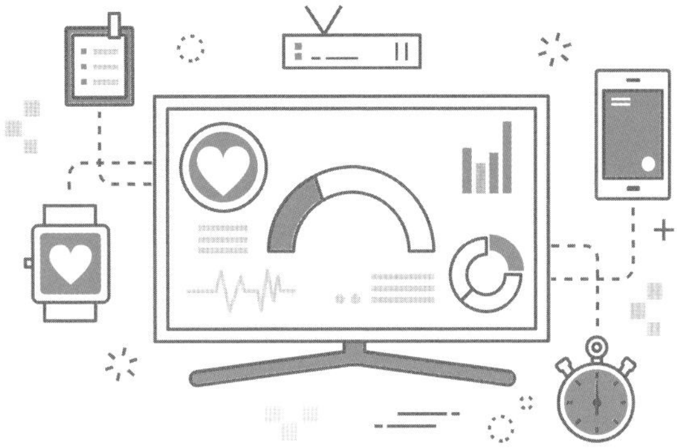

학습목표

1. 정보시스템의 개념을 이해하고 발전과정을 설명한다.
2. 정보시스템 개발과정을 이해하고 설명한다.
3. 병원정보시스템의 개념을 이해하고 설명한다.
4. 간호정보시스템의 개념을 이해하고 설명한다.

핵심용어

- **정보시스템**(information system, IS): 데이터(자료)를 입력받아 처리하여 정보를 산출해 내는 시스템
- **경영정보시스템**(management information system, MIS): 조직의 계획 · 운영 및 통제를 위한 정보를 수집, 저장 · 검색 · 처리하여 적절한 시기에 적절한 형태로 적절한 구성원에게 제공함으로써 조직의 목표를 효율적이고 효과적으로 달성할 수 있도록 조직화한 통합적 사용자 · 기계 시스템
- **프로젝트 관리자**(project manager, PM): 프로젝트를 발주한 사람이나 기관의 관점에서 프로젝트 생애주기를 전반에 걸쳐 관리하고, 이를 위해 수립, 실행, 차이 분석, 조치를 직접 담당하며 계획과 조정의 역할을 수행하는 사람
- **병원정보시스템**(hospital information system, HIS): 병원 내 응급실, 외래, 입원 전체를 포괄하며 환자의 내원에서부터 수납까지 전 과정의 정보를 처리하는 통합정보처리시스템
- **병원경영정보시스템**(hospital management information system, HMIS): 병원 내 각종 경영활동에 필요한 정보를 관리하여 진료업무 등 병원경영과 관련된 합리적인 의사결정을 지원하는 정보시스템
- **간호정보시스템**(nursing information system, NIS): 간호 관련 데이터와 정보를 관리하여 간호실무를 지원하기 위해 설계된 정보시스템

1 정보시스템의 개념과 발전과정

1) 정보시스템의 개념

정보시스템(information systems, IS)이란, 데이터(자료)를 입력받아 처리해 정보를 산출해 내는 시스템을 일컫는다. 많은 기업 조직에서는 경영적 의사결정이나 업무처리를 위해 데이터를 수집하고 저장해 두었다가 필요한 경우, 가공하고 처리하여 의사결정에 필요한 정보를 만들어내고 분배하게 되는데, 이때 사용되는 시스템을 의미한다.

정보시스템이라고 하면 컴퓨터 이미지가 바로 상상되기에 현대인의 전유물로 오해할 수 있다. 그러나 인류가 존재하면서부터 생존을 위해 경험으로 체득한 유용한 정보를 기억하고 기록하는 과정을 통해 정보시스템은 만들어져 왔다. 예를 들면, 원시시대부터 먹잇감을 사냥할 때 꼭 알아야 할 내용을 기억하기 위해 숫자, 문자 등의 도구를 사용하여 벽화, 종이 등에 기록한 유물을 박물관에서 본 기억이 있을 것이다. 이러한 필수적 데이터를 후대에 전달하기 위해 인류는 인쇄 및 컴퓨터 기술 등을 이용하여 체계적으로 발전시켜 오고 있으며, 현대에는 컴퓨터와 정보기술의 혁신적인 발전이 이루어짐으로써 더욱 주목받고 있다.

인간의 과거 기록은 현재 의사결정의 근간이 된다. 예를 들면, 어제 방문한 레스토랑의 맛있는 식사 경험을 통해 우리는 오늘도 그 레스토랑을 방문할 것인지 말 것인지 판단하게 되고, 후배들에게 맛집 리스트로 가공하여 전달할 수 있다. 마찬가지로 기업을 경영할 때에는 이러한 과거의 기록이 중요한 현재의 경영적 의사결정에 매우 유용한 자료를 제공하기에 더욱 중요하게 관리되어야 한다. 즉, 기업의 정보자원을 조직 내 컴퓨터 장비를 활용하여 경영성과를 향상하도록 유지 · 관리할 필요성이 증대되고 있다.

정보시스템이란, 조직 내 · 외부로부터 원 데이터(raw data)를 획득하고 수집하여 의미 있는 형태로 변화시키는 처리 과정이며, 처리된 정보는 사용자에게 전달되어 경쟁에 유리한 의사결정이 가능하도록 한다. 정보시스템의 사용으로 효율적인 의사결정과 업무처리가 가능해지고 직원 간의 원활한 의사소통과 협력이 이루어지며 비용 절감 및 통제의 효과를 얻을 수 있다.

2) 정보시스템의 발전과정

1960년대까지의 정보시스템은 거래명세를 처리할 목적으로 거래내용 과정의 기록, 계산, 기타 전자적 자료를 활용하였으며, 범위가 단순하고 수집 데이터도 회계와 관련된 것이 대부분이었다. 이 시기의 정보시스템을 전자데이터처리시스템(electronic data processing system, EDPS)이라고 하였는데, 거래처리시스템(transaction processing system, TPS)과 비슷하였다.

그러나 경영자가 필요로 하는 직접적 경영정보의 제공이 더욱 중요해짐에 따라 1970년대 이후 기존의 전자데이터처리시스템에 다른 기능이 추가되기 시작하였다. 즉, 거래내역 처리뿐 아니라 처리 과정의 통제, 직원 간 의사소통의 원활한 지원 및 사무 생산성 향상, 데이터베이스의 갱신 등을 수행하는 경영관리기능이 추가되어 경영정보시스템(management information system, MIS)이라는 개념이 대두되었다. 이후 고정된 경영정보가 실제 의사결정에 도움이 되지 못한다는 비판이 제기됨에 따라 단순히 경영관리자의 입장에서가 아닌 의사결정을 내리는 최종 사용자의 관점에 적합한 시스템으로 변화하게 되었는데, 이것이 의사결정지원시스템(decision support system, DSS)이다.

1980년대에는 놀라운 컴퓨터 기술의 성장으로 정보시스템도 비약적으로 발전하게 되는 계기를 맞이하였다. 소프트웨어, 통신, 네트워크 기술의 발전으로 최고경영자가 원하는 정보를 필요한 시기에 취득할 수 있는 시스템으로 변화하게 되었는데, 이것을 중역정보시스템(executive information system, EIS)이라고 한다. 이후 1980년대 후반부터 정보시스템의 전략적 활용에 초점이 맞추어져 등장한 것이 전략정보시스템(strategic information system, SIS)이다. 전략정보시스템은 제품과 서비스의 개발, 공급자 및 고객과의 관계 유지 및 개선, 효율적인 매출 관리와 통제를 위해 사용되고 있다. 실제 사용 사례로는 금융기관의 온라인 시스템, 항공사의 예약 시스템 등을 들 수 있다.

1990년대에 이르러 디지털기술과 IT의 발달로 인터넷, 인트라넷, 엑스트라넷 기술 등의 네트워크 기술이 발전하게 됨에 따라 비즈니스 분야에서 정보시스템의 중요성이 더욱 강화되었다. 인터넷이 기업의 경영에 활용되고 전자상거래가 시도되면서 이와 관련된 다양한 시스템이 개발되어 활용되기 시작하였다. 2000년대 초부터 다양한 인터넷 기업과 글로벌 e-비지니스 기업의 등장과 성장으로 전사적 자원관리시스템(enterprise resource planning, ERP), 고객관계관리(customer relationship management, CRM), 공급사슬관리(supply chain management, SCM) 등의 정보시스템이 비약적으로 발전하게 되었다. 전사적자원관리시스템의 협의적 개념은 구매, 생산관리, 물류, 판매, 회계 등 기업 활동의 전반적인 업무를 통합한 소프트웨어의 패키지화로 기업 경영자원을 계획하고 최적으로 활용한다는 원칙을 지향하는 정보시스템이다. 고객관계관리란, 기업에서 제품을 구매하는 고객이나 대리점을 효과적으로 관리하고 제품사용과 관련된 사후 서비스의 제공을 지원해주는 정보시스템을 말한다. 공급사슬관리는 기업에 원재료나 부품을 납품하는 공급사슬 상에 있는 제공업체들을 효과적으로 관리하고 납기를 최적으로 관리할 수 있도록 하는 정보시스템을 의미한다.

2010년 이후로는 빅데이터 시스템과 클라우드 컴퓨팅 기술을 활용하여 이질적인 산업간 장벽을 없애고 통합하여 새로운 제품이나 서비스를 창출하는 컨버전스(convergence)와 수많은 컴퓨터가 서로 정보를 주고받아 시간과 장소 및 네트워크 여건에 구애받지 않고 자유롭게 접속할 수 있는 유비쿼터스(ubiquitous)의 시대로 나가기 위해 정보시스템을 고도화시키고 있다(그림 3-1).

정보시스템은 컴퓨터와 같은 정보처리 기기에서 인식과 처리를 할 수 있는 형태로 자료를 변환하여 입력(입력 단계)하고, 자료를 저장, 처리, 가공하여(처리 단계) 필요 시점에 자료(정보)를 출력(출력 단계)할 수 있도록 개발된다.

정보시스템 개발에 참여하는 사람들은 매우 다양한데, 시스템 설계 담당자, 데이터베이스 전문가, 서버 관리자, 프로그램 개발자, 프로젝트 관리자, 시스템 분석가, 시스템 관리자 등이 있다. 시스템 관리자는 풍부한 업무 경험을 가진 관리자 집단인 경우가 많다. 시스템 관리자에 의해 시스템의 기능이 정의되고 요구사항이 제시되기 때문에 시스템 개발에 중요한 역할을 한다. 시스템 분석가 또는 시스템 설계자는 오랜 기간 동안 시스템 개발의 경험을 갖춘 숙련된 시스템 전문가를 의미하며, 시스템 개발의 중추적 역할을 담당하게 되는데, 주로 프로젝트 관리자(project manager, PM)를 겸하기도 한다. 프로그램 개발자는 설계된 문서를 바탕으로 시스템을 구현하는 프로그래머를 뜻하며 이들은 다양한 컴퓨터 프로그래밍 언어(Java, 닷넷, ASP, PHP 등)에 익숙해야 한다. 데이터베이스 전문가란, 데이터

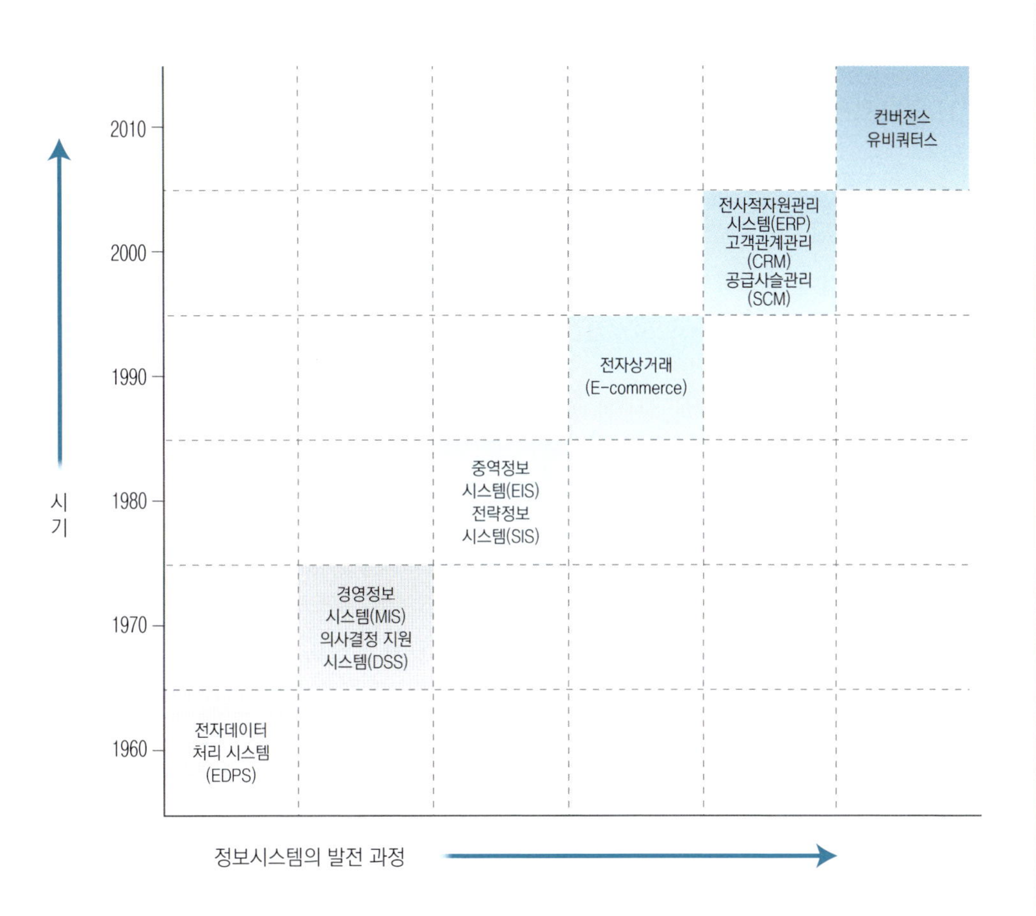

그림 3-1 정보시스템의 발전 과정

의 유지 및 성능관리를 담당하는 사람을 말하며 서버 관리자는 서버의 보안 관리, 계정관리 등의 시스템 자원을 관리하는 사람을 가리킨다.

정보시스템의 개발과정은 여러 가지 모델로 설명할 수 있지만, 본 장에서는 가장 대표적인 두 가지 모델인 정보시스템 개발 생애주기 모델(SDLC)과 프로토타입 모델(prototype)에 관해 설명하고자 한다.

2 정보시스템 개발과정

1) 정보시스템 개발 생애주기 모델

정보시스템 개발 생애주기 모델(system development life cycle, SDLC)은 개발 단계를 5단계로 나누며 각 단계는 순차적으로 진행된다고 본다(그림 3-2). 선행 단계의 작업이 완료되고 난 후에 다음 단계로 이행되기 때문에 위에서 아래로 폭포수가 떨어지듯이 작업을 진행한다는 뜻에서 폭포수 모형(waterfall model)이라고도 한다.

이 모델의 첫 번째 단계는 시스템의 문제를 규명하고 시스템 개발의 목적 및 타당성을 검토하여 개발 여부를 결정하는 시스템 계획(planning)단계이다. 이 단계에서 개발에 필요한 비용, 가용자원, 개발 기간 등을 검토한다.

두 번째 단계는 시스템 분석(analysis)단계로, 기존 시스템 또는 업무에 대한 상세한 분석이 이루어진다. 이 단계를 거치면서 요구분석서 또는 요구명세서가 작성된다.

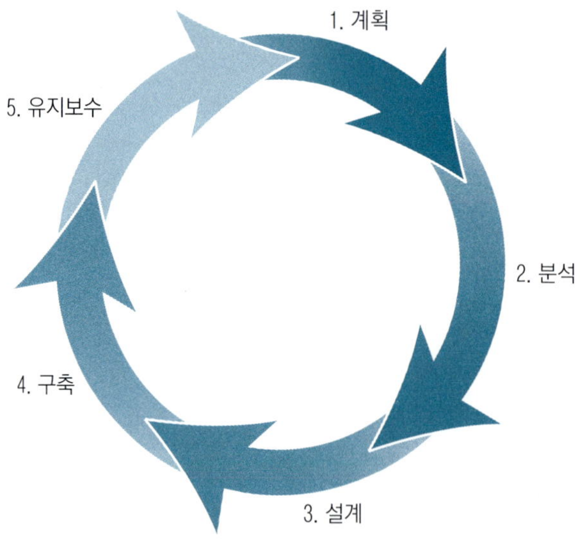

그림 3-2 정보시스템 개발 생애주기 모델

세 번째 단계는 시스템 설계(design)단계로, 새로운 시스템의 설계를 진행한다. 데이터 모델이나 파일 시스템을 설계하고, 시스템 구조 및 사용자 인터페이스(입출력 화면, 보고서 양식 등)를 설계하게 된다. 이 단계가 완료되면 새로운 시스템 구성도와 데이터베이스 및 프로그램의 상세설계도가 완성된다.

네 번째 단계는 시스템 구축 또는 구현(implement)단계이다. 설계도에 따라 프로그램을 작성하기 위해 실제로 전문 프로그램 인력이 투입되는 단계이다. 이 단계에서 시스템의 각 구성요소를 개별적으로 구축하고 실행 가능하도록 결합시킨다. 이때 구축된 새로운 시스템을 테스트하고 시험 운영해봄으로써 문제점을 파악하고 정상 작동 여부를 확인한다. 만약 정상적 작동이 확인되면, 기존 시스템에 새로운 시스템을 대치시키는 전환 과정을 거치면서 완전히 새로운 시스템을 업무에 적용하게 된다.

마지막 다섯 번째 단계는 유지보수(maintenance)단계로, 실제 업무에서 시스템을 운영하면서 발생하는 문제점을 보완하며 기능을 개선해나가는 단계를 말한다. 이때는 새로운 사용자 요구를 반영하여 기능을 추가할 수도 있고 시스템 반응속도나 사용자 만족도 등을 조사하여 다음 시스템 구축 시 참고자료로 활용할 수 있도록 한다.

정보시스템 개발 생애주기 모델의 장 · 단점은 다음과 같다.

이 모델의 장점은 개발의 각 단계가 비교적 명확하고, 각 단계 간 유기적 연관성이 있어 적용하기 쉽다는 것이다. 반면, 이 모델의 단점은 충분한 분석을 바탕으로 개발되지 않았을 때, 시스템 구축단계나 유지보수 단계에서 심각한 문제점이 발생하여 이를 해결하기 위한 비용과 시간 소모가 커질 수 있다는 것이다. 또한 대형 프로젝트인 경우, 최종 설치까지 오랜 시간이 소요된다. 비구조적이고 유동적인 의사결정 위주의 업무환경에는 이 시스템이 부적합할 수 있다.

2) 프로토타입 모델

정보시스템 개발의 프로토타입(prototype) 모델은 시제품 모델이라고도 하는데, 정보시스템 개발 생애주기 모델의 단점을 보완하기 위해 고안된 모델이다. 짧은 시간에 프로토타입을 개발하여 사용자에게 평가하도록 하고 보완점을 수정하여 최종 완제품을 개발하는 방식을 말한다.

프로토타입 모델의 장점은 초기에 미리 결과물을 확인할 수 있고, 개발 초기 단계에서 수정 · 보완할 사항을 파악할 수 있어 즉각적인 피드백이 가능하다는 점이다. 이 모델의 단점은 대규모 프로젝트의 개발, 복잡한 연산에 의존하는 시스템에 적용하기는 어려울 수 있다는 것이다. 또한, 시스템 분석을 소홀히 했을 경우, 불완전한 분석으로 인해 산출된 시제품이 결과적으로 최종 시스템의 오류를 야기해 많은 인력이 수정과 보완에 투입되는 경우도 있다.

3 병원정보시스템

병원정보시스템(hospital information system, HIS)은 의료 관련 정보시스템들이 상호 유기적으로 연결된 하나의 통합 정보시스템이다. 즉, 환자의 질환 정보, 검사결과, 진단, 병원 내에서 이루어지는 각종 업무절차, 비용 등에 대한 모든 정보를 수집, 저장, 조회할 수 있도록 지원하는 시스템을 말한다.

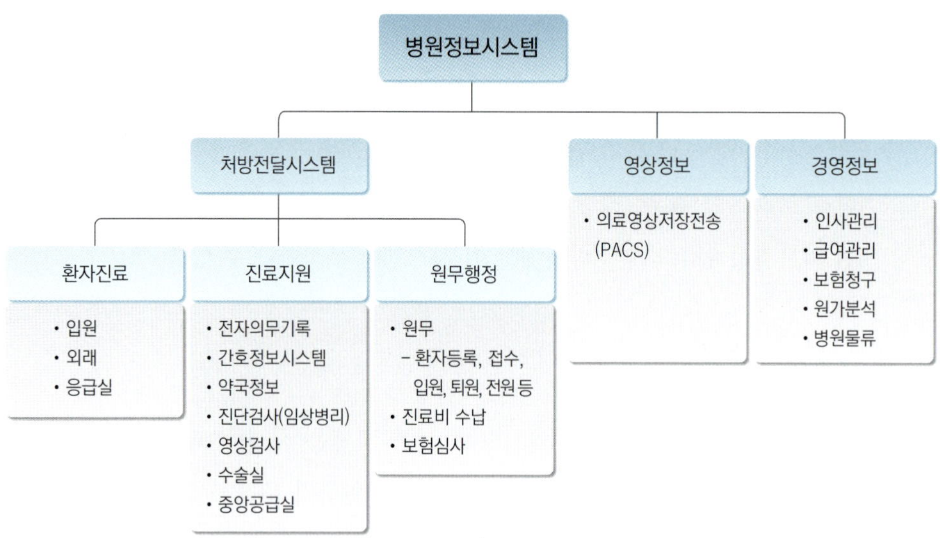

그림 3-3 국내 병원정보시스템의 구성

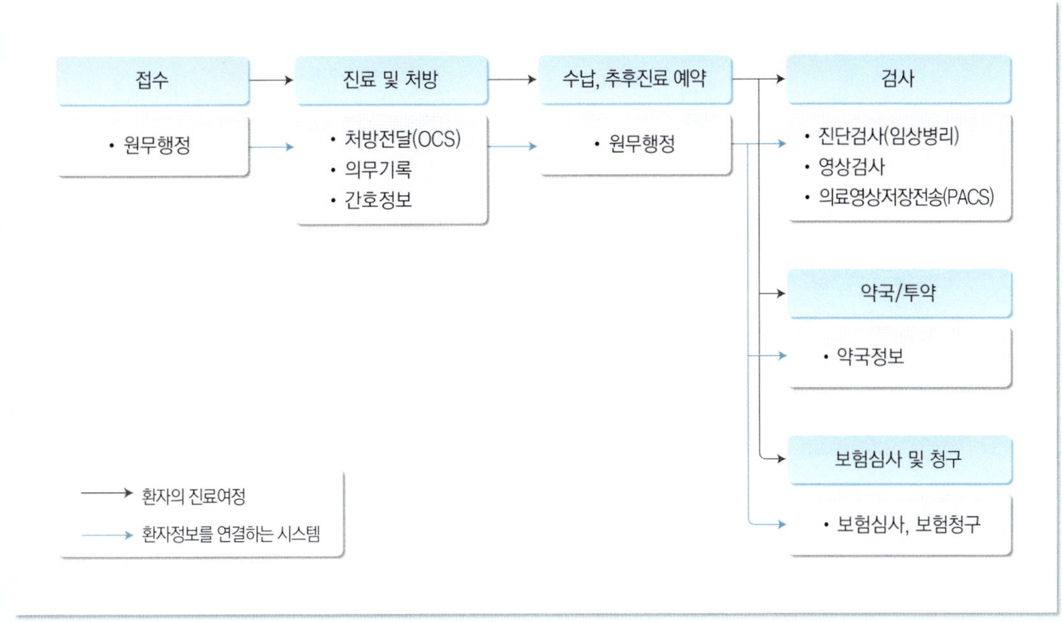

그림 3-4 외래환자 진료여정별 병원정보시스템 연계

병원정보시스템은 처방전달시스템(order communication system, OCS), 전자의무기록(electronic medical record, EMR), 간호정보시스템(nursing information system, NIS) 외에 병원이 추구하는 가치, 내원하는 환자의 특성에 따라 다양한 시스템들이 포함된다(그림 3-3).

또한 병원정보시스템은 입원, 외래, 응급실 등 내원하는 환자의 특성에 따라 각 시스템이 유기적으로 연결되어 환자 정보를 교환한다. 예를 들어, 외래환자가 병원에 내원하여 진료를 보는 경우, 병원정보시스템 내 각각의 시스템은 그림 3-4와 같이 연결된다.

이 장에서는 병원정보시스템의 핵심 시스템인 처방전달시스템, 전자의무기록, 의료영상저장전송시스템에 대해 구체적으로 설명해 보고자 한다.

1) 처방전달시스템

처방전달시스템(order communication system, OCS)은 의사가 약물이나 치료 처방을 컴퓨터 응용 프로그램을 통해 입력하여 약사, 간호사, 검사실 직원, 치료사 등 다른 전문가에게 전달하는 시스템이다(그림 3-5). 최근에는 전산화된 의사처방

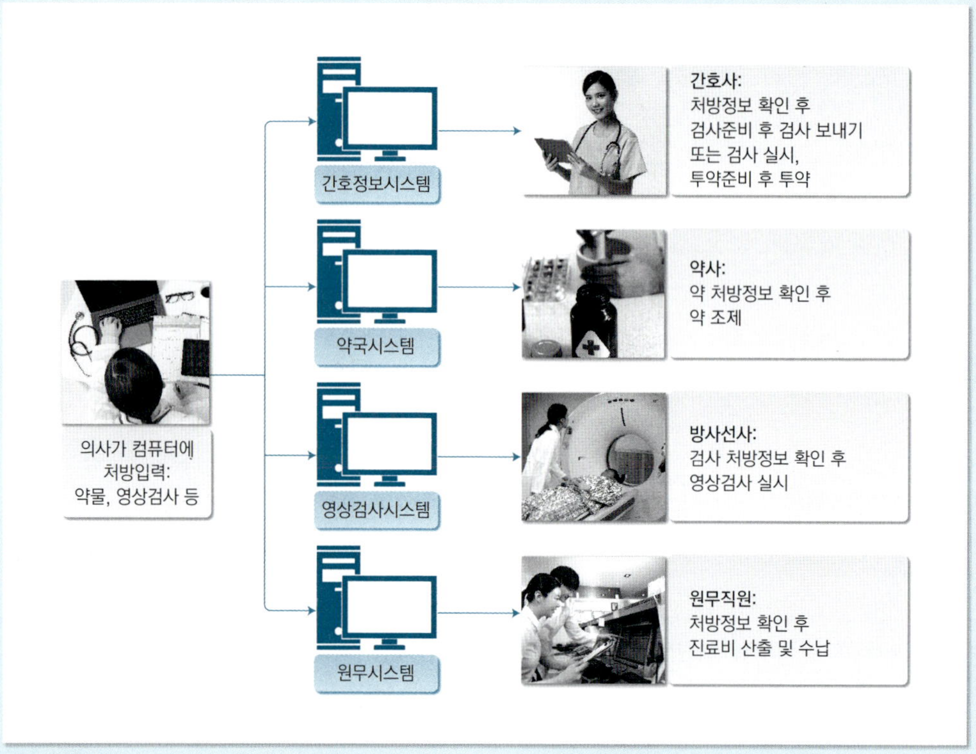

그림 3-5 처방전달시스템(OCS) 흐름도

입력(computerized physician order entry, CPOE)이라는 용어와 혼용되어 사용하기도 한다.

전통적인 방식의 종이차트 대신 처방전달시스템이 적용됨으로써 환자안전은 물론 업무효율을 도모할 수 있다. 처방을 종이차트에 기록하는 경우, 부정확한 표기(알아보기 힘든 글씨, 소수점 인식오류, 표준화되지 않은 용어 사용 등)로 인해 의사소통 오류가 발생할 수 있으나, 전산을 통한 의사소통은 이러한 오류 가능성을 감소시켜 줄 수 있다. 또한 처방전달시스템 진행단계에서 알러지 정보, 임신상태 등 환자의 특정 정보를 알람 정보로 제공할 수 있다. 즉, 특정 알러지가 있는 약물을 처방하거나 임부금기약물을 입력하는 경우, 전산에서 자동으로 의사에게 알람을 제공하여 환자안전사고를 예방할 수 있게 한다. 또한 처방전달시스템은 의사가 전산으로 처방을 입력하는 즉시 처방 정보가 관련 직원들에게 전달됨으로써 신속하고 효율적인 업무처리를 지원한다.

2) 전자의무기록시스템

전자의무기록(electronic medical record, EMR)시스템은 의료기관에서 진료를 받은 환자의 정보(병력, 검사/시술 이력 및 결과, 수술 등)를 전산에 입력하고 저장하여 병원 내 관련 직원들이 신속하고 정확하게 환자 정보를 공유할 수 있도록 만들어진 기록관리 시스템이다. 병원에서 전자의무기록은 일반적으로 의사기록, 간호사기록이 주를 이루는데, 구체적으로 초기평가기록, 경과기록, 임상관찰기록, 투약기록, 검사 및 시술기록, 수술기록, 마취기록, 간호기록 등이 있다.

전자의무기록은 의료진 간 표준화된 용어의 사용으로 신속하고 정확한 의사소통이 가능해져 의료의 질, 환자안전사고, 비용 측면에서 긍정적 효과가 있다. 이에 의료기관의 정보시스템 수준을 평가하고 개선을 지원하기 위한 다양한 기준이 제시되고 있는데, 대표적으로 미국의 의료정보 및 관리시스템협회(Healthcare Information and Management System Society, HIMSS)가 있다. 이 협회는 각 의료

표 3-1 | 의료정보 및 관리시스템협회의 전자의무기록(EMR) 수용 모델

단계	서비스 제공 요소
7단계	완전한 전자의무기록; 병원 간 진료정보 교류; 데이터 분석 및 운영, 재해복구, 개인정보 보호 및 보안 시스템 구축
6단계	안전한 투약 · 수혈 · 모유수유 · 혈액채취를 위한 IT 기술 사용(처방에서부터 수행완료 단계까지 정보가 연결되는 바코드시스템 사용 등); 완전한 의사결정지원시스템
5단계	구조화된 탬플릿으로 만들어진 의사기록; 병원에서 사용되는 휴대용 단말기 등의 분실방지 및 분실 시 운영시스템의 원격 삭제기능 탑재 등
4단계	의사결정지원시스템을 탑재한 처방전달시스템; 처방전달시스템과 간호기록 연계; 전자의무기록시스템 사용 불가 시 환자정보(알러지, 투약, 검사결과 등)를 확인할 수 있는 시스템
3단계	간호기록 및 기타 기록별 표준화 및 통합; 전산화된 투약기록; 병원직원의 역할별 보안기준
2단계	임상데이터 저장소, 상호운용성, 기초적인 보안시스템
1단계	진단검사의학시스템 · 약국시스템 · 영상검사시스템; 의료영상저장전송시스템; 디지털 이미지 관리
0단계	진단검사의학시스템 · 약국시스템 · 영상검사시스템이 구축되지 않음

출처: https://www.himssanalytics.org/emram

기관의 의료정보시스템 정보화 수준을 객관적으로 평가할 수 있는 모델(전자의무기록 수용 모델, EMR Adoption Model, EMRAM)을 제시하였다. 이 모델에 의하면 전자의무기록의 기능목록과 수준에 따라 병원정보시스템의 수준을 0~7단계까지로 구분한다(표 3-1). 국내의 경우, 분당서울대병원 시스템이 유일하게 의료정보 및 관리시스템협회의 전자의무기록 수용모델 7단계를 획득하였다.

3) 의료영상저장전송시스템

의료영상저장전송시스템(picture archiving and communication system, PACS)은 X-ray, MRI, CT, PET 등 영상장비로부터 획득된 디지털 영상정보를 고속의 네트워크를 이용해 저장 · 조회 · 전송하는 의료영상 통합관리시스템이다.

환자가 영상검사실에서 X-ray 촬영을 한 경우, 이 영상은 디지털 이미지로 변

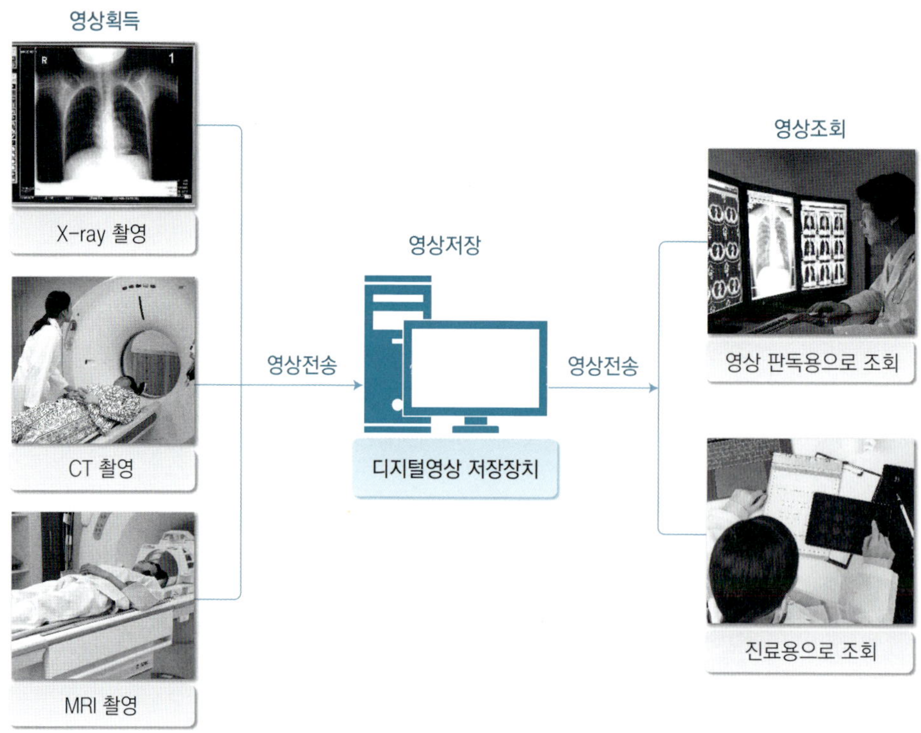

그림 3-6 의료영상저장전송시스템의 영상자료 흐름도

환되어 시스템에 저장된다. 이 저장된 영상은 추후 의료영상저장전송시스템 네트워크가 연결된 컴퓨터에서 조회할 수 있다(그림 3-6).

4 간호정보시스템

간호정보시스템(nursing information system, NIS)은 간호사가 환자에게 간호서비스를 제공할 수 있도록 관련 정보를 수집 · 이용 · 검색 · 교환할 수 있도록 지원하는 전산시스템이다. 즉, 간호사가 각종 데이터를 좀 더 효율적으로 사용할 수 있도록 지원하며, 간호업무의 일정 관리는 물론 안전한 환자 간호, 체계적 간호과정 적용을 통한 양질의 간호 서비스를 제공하도록 지원한다.

표 3-2 | 간호정보시스템의 구성

활용 영역	내용
간호실무	• 간호과정시스템 • 간호기록시스템 • 환자모니터링시스템: 활력징후, 섭취량과 배설량, 낙상 및 욕창 위험군 평가 등 • 처방전달 및 결과보고시스템 • 퇴원계획시스템 • 사례관리케어시스템 • 수가관리시스템
간호행정	• 환자분류시스템 • 간호인력관리시스템: 간호사 스케줄, 간호인력 채용 · 사직 · 이동관리, 인사고과시스템, 급여시스템 • 부서별 의사소통시스템 • 간호질관리시스템: 질지표 개발 및 관리 등 • 환자센서스시스템: 환자 추적 및 일별 환자센서스 자료 제공 등 • 재고관리시스템: 소모품, 린넨, 의료장비, 약품 등의 감시 · 주문 · 폐기, 환자 사용물품의 병원비 연계 등
간호교육	• 간호단위 교육관리시스템: 간호사 보수교육, 직무교육, 환자 및 보호자교육 등
간호연구	• 간호연구문제은행시스템: 문헌검색, 연구관련 기록관리, 자료 수집 및 분석, 그래프 작성 등

임상현장에서 간호정보시스템은 간호실무, 간호행정, 간호교육, 간호연구 영역에서 활용이 가능한데, 세부 내용은 표 3-2에서 확인할 수 있다. 이 장에서는 간호정보시스템에 대해 간략하게 언급하고, 이후의 각 장에서 구체적으로 설명될 것이다.

1) 간호과정 및 기록시스템

간호과정 및 기록시스템은 간호사가 환자에게 간호과정을 적용하여 전문적이고 질 높은 간호를 제공할 수 있도록 지원한다. 일반적으로 간호초기평가, 간호진단 및 간호계획 수립, 간호중재 및 평가의 과정을 기록으로 저장할 수 있게 되어 있으며, 이 과정이 기록된 간호기록은 병원 전자의무기록의 일부가 된다.

또한 간호과정 및 기록시스템은 간호사가 초기평가 결과를 입력하면 환자의 상태에 적절한 간호진단을 간호사에게 추천하여 주기도 한다. 이 밖에도 간호진단에 따른 간호결과, 간호중재 및 활동목록을 자동으로 제공하여 간호사의 경력과 상관없이 동일한 간호중재가 제공될 수 있도록 지원한다.

2) 환자모니터링시스템

활력징후와 섭취량/배설량 측정, 낙상 및 욕창 고위험군을 평가하여 간호정보시스템에 기록한다. 과거 활력징후는 간호사가 직접 컴퓨터를 통해 결과값을 입력하였으나, 최근에는 활력징후 측정장비와 정보시스템의 기록지를 연동하는 기술이 발전하고 있다. 즉, 활력징후, 산소포화도, 혈당 등 생리학적 지표 측정 장비와 의무기록시스템을 무선으로 연결하여 측정과 동시에 장비의 측정값이 전자의무기록으로 자동 연동되는 시스템이 적용되고 있다. 또한 위급한 수준의 생리학적 지표인 경우 해당 결과가 자동으로 담당 또는 전문 의료진에게 전달되도록 하여 의료진의 지식수준에 따른 의사소통 및 판단의 오류를 예방하는 한편, 환자의 문제 상황을 초기에 확인하고 신속한 조치가 이루어질 수 있도록 지원하고 있다.

낙상 및 욕창 고위험군 평가결과는 간호사가 직접 컴퓨터에 입력하거나 환자 옆에서 직접 평가도구가 등록된 스마트폰 등 모바일 기기를 이용하여 결과를 입력하면 전자의무기록으로 자동 연동되기도 한다.

환자모니터링데이터를 활용하여 환자의 간호요구도와 중증도를 파악하면 간호인력 산정을 위한 기초자료로 활용되므로 간호관리 측면에서 매우 중요한 데이터이다. 그러나 환자 중증도 결과가 간호인력 산정에 실시간으로 반영되지 못하여 임상 간호사들은 중증도 분류 업무를 불필요한 업무로 인지하는 경우가 대부분이다.

이에 최근에는 활력징후 · 투약 · 간호계획 및 수행 기록에서 정보를 연동하여 자동으로 환자중증도가 분류되도록 하고 있다. 간호사가 환자중증도 분류를 별도로 하지 않고 제공한 간호를 충실히 표준화된 기록으로 남기면 전산에서 자동으로 필요한 정보를 매핑(연결)하여 설정된 로직에 따라 자동으로 환자중증도를 분류한다.

3) 처방확인 및 결과보고시스템

의사가 처방전달시스템을 이용하여 입력한 투약, 검사, 식이 등의 정보를 조회하고 간호를 제공하거나 다른 부서와 조정, 의사소통을 통해 진료를 지원하며 기록한다. 특히 투약화면은 간호사가 안전하게 투약할 수 있도록 환자의 약물 알러지 정보, 고위험 약물, 유사 이름 및 유사 모양 등에 대한 정보를 다양한 알람을 통해 제공한다.

최근에는 바코드시스템을 이용하여 환자확인 및 수행 기록을 실시간으로 지원하기도 한다. 바코드 인식이 가능한 단말기를 이용하여 환자 ID(identification) 바코드와 약물, 혈액, 검체 바코드를 인식(스캔 또는 태그)하여 정보의 일치 여부를 확인함으로써 의료진이 안전하게 투약 · 수혈 · 검체채취를 진행할 수 있도록 지원한다. 또한 스캔 또는 태그된 정보가 일치하는 경우, 그 결과를 투약기록, 수혈기록 등 지정된 의무기록에 자동 서명되도록 하여 업무 효율성을 도모할 수 있다.

4) 수가관리시스템

진료 및 간호제공 과정에서 발생하는 처치행위, 처치재료의 수가 발행을 위한 화면이 제공된다. 간호사에 의해 입력된 정보는 원무, 보험심사 부서의 진료비 산정 시스템, 물품담당 부서인 자재과 등의 물류시스템으로 전송되어 병원의 진료비 수익, 물품의 구매 및 관리를 위한 자료가 된다.

최근 일부 병원에서는 간호사가 개별로 입력하던 처치행위 및 치료재료를 간호정보시스템(간호계획 수행, 간호기록 등)과 연결하여 수행을 기록함과 동시에 자동으로 처치행위 및 처치재료 수가가 발행되도록 개발하여 사용하고 있다.

생각해보기

- 임상현장에서 간호사의 업무 효율성을 개선하고 안전한 간호중재를 제공하기 위해 정보시스템을 활용할 수 있는 분야를 구체적으로 제시해봅시다.

- 향후 발전하는 정보통신기술을 간호실무에 적용하게 되면 어떤 효과가 나타날 것인지 상상하고 토론해봅시다.

참고문헌

네이버 전산용어편찬위원회. https://terms.naver.com

문원희(2006). 간호인력관리정보시스템(NRMIS) 개발: 환자분류에 근거하여. 충남대학교대학원 박사학위 논문.

박현애(2017). 최신 간호정보학 2판. 현문사.

서문경애 · 김미영 · 김성재 · 김은숙 · 김은영(2016). 간호정보학 3판. 포널스출판사.

서영호 · 박주석 · 김재경 · 이경전 · 박재홍(2013). e Business 시대의 경영정보시스템 3판. 한경사.

염영희 · 고명숙 · 김기경 · 민순 · 신미자 · 이미애 · 이여진 · 정민 · 조미경 · 황지인(2017). 학습성과기반 간호관리학 개정 6판. 수문사.

이혜자 · 김연하 · 남경동 · 양옥렬 · 이혜진 · 최순옥(2018). 알기 쉬운 간호정보학. 계축문화사.

정면숙 · 박광옥 · 김세영 · 김은경 · 김종경 · 박은준(2018). 알기 쉽고 현장감 있는 간호관리학 3판. 현문사.

Baltzan, Paige. Business Driven Information Systems. Irwin/McGraw-Hill.

HIMSS analytics site. https://www.himssanalytics.org

CHAPTER 4

건강정보기록

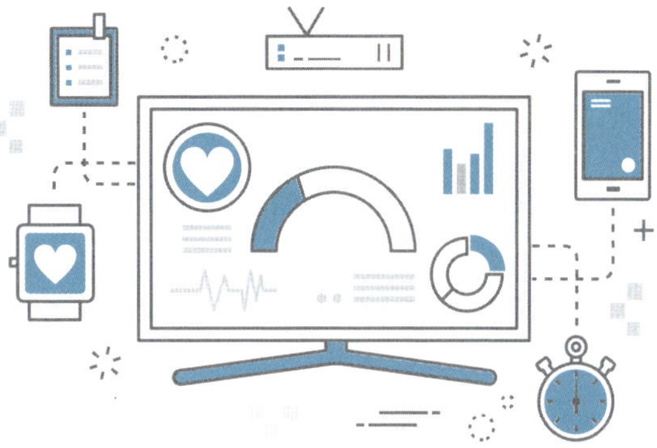

학습목표

1. 건강정보기록의 개념과 정의를 이해한다.
2. 전자의무기록의 개념과 활용방안을 설명한다.
3. 라이프로그(life log)의 개념을 이해한다.
4. 전자건강기록의 개념과 활용방안을 설명한다.
5. 개인건강기록의 개념과 활용방안을 설명한다.
6. 전자간호기록의 개념과 활용방안을 설명한다.

핵심용어

- **전자의무기록**(electronic medical record, EMR): 환자의 건강상태정보를 입력하고 저장하여 의료인이 환자의 진료 정보를 쉽게 교환할 수 있도록 설계된 임상진료기록 관리시스템
- **라이프로그**(life log): 사진 · 이미지 · 음성 · 동영상 등 멀티미디어 기록뿐만 아니라 위치 정보 · 건강 · 생체 정보 등의 일상생활 전반을 기록 · 저장 · 공유할 수 있도록 인터넷이나 스마트 기기로 남기는 일상의 기록
- **전자건강기록**(electronic health record, EHR): 환자 치료과정에서 발생한 모든 의료기록을 환자중심으로 전자문서화하여 기록하는 것
- **개인건강기록**(personal health record, PHR): 개인이 의료정보뿐만 아니라 건강과 관련된 모든 보건의료기관에 보관되어 있는 진료기록과 정보에 대한 개인의 평생기록을 개인의 관점에서 관리하는 것
- **전자간호기록**(electronic nursing record, ENR): 전자의무기록 중에서 간호사가 사정, 계획, 수행, 평가한 간호업무와 관찰된 모든 정보를 간호사의 책임 하에 기록하는 것

1 건강정보기록의 개념과 정의

보건의료정보의 디지털화로 의료현장에도 많은 변화가 진행되어 대부분의 의료기관은 모든 의무기록을 전자의무기록(Electronic Medical Record, EMR)을 사용하고 있으며, 환자의 진료요청이 있는 경우 의료기관 상호 간에 환자 개인의 의료정보를 공유할 수 있는 시스템이 구성되고 있다. 의료정보의 디지털화는 의료진이 환자의 상태 파악 및 적절한 치료나 처치를 위한 신속하고 올바른 판단을 할 수 있도록 도움을 준다.

건강정보기록의 정보화는 의료기관과 개인 간, 의료기관들 간, 의료기관과 정부기관 간 의료정보의 공유 및 활용을 가능하게 하며 환자기록 및 정보에 대한 의료진의 용이한 접근성으로 환자 대기시간을 줄이고 서비스의 만족도를 향상시킨다. 의료현장에서의 정보화는 간호실무, 행정, 연구 및 교육에도 활용되고 있으며, 지속적으로 증가되는 정보지원시스템을 간호 실무에 효율적으로 활용할 수 있도록 이론적 근거가 뒷받침되어야 할 것이다.

전자의무기록(EMR)은 미국에서 1960년대에 도입되어 대형병원에서만 일부 활용되다가 2004년 미국의 의료비용 감축과 보건의료 질 개선 방안으로 EMR과 이를 확장한 전자건강기록(Electronic Health Record, EHR)이 도입되고 2016년에는 미국 의료기관의 75%에서 확대 적용하고 있다. 국내의 경우도 1990년대 말부터 의무기록에 일부 적용되다가 2000년대 중반부터 확대 운영되었다.

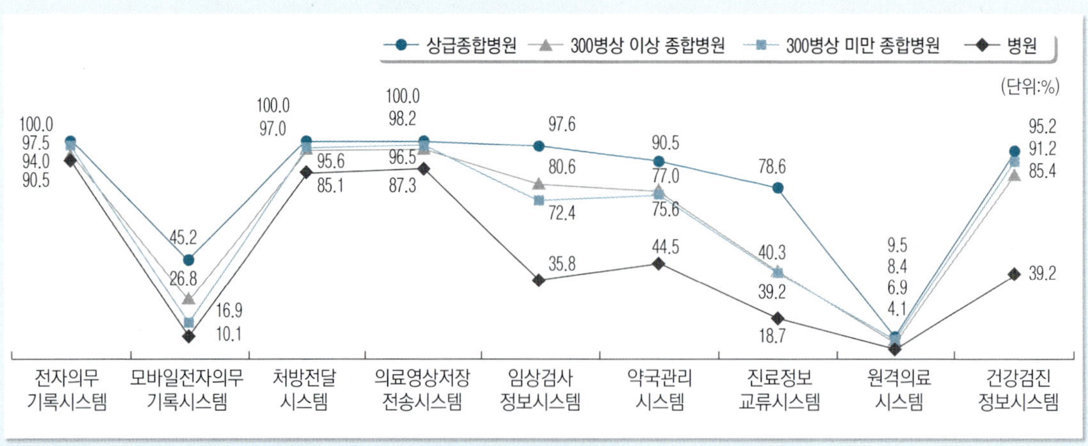

그림 4-1 국내의료기관의 의료정보시스템 진료정보시스템 도입률

보건복지부 보도자료(2021.4.13.)에 따르면「2020년 보건의료정보화 실태조사」결과, 의료정보시스템과 진료정보시스템 중 전자의무기록시스템, 의료영상저장전송시스템, 처방전달시스템 등의 도입률은 높게 나타났다. 환자서비스시스템은 의료기관 대표 홈페이지에서, 진료지원 및 경영정보시스템은 보험심사 · 청구 및 원무관리시스템에서 각각 높은 도입률을 보였다(그림 4-1, 그림 4-2, 그림 4-3).

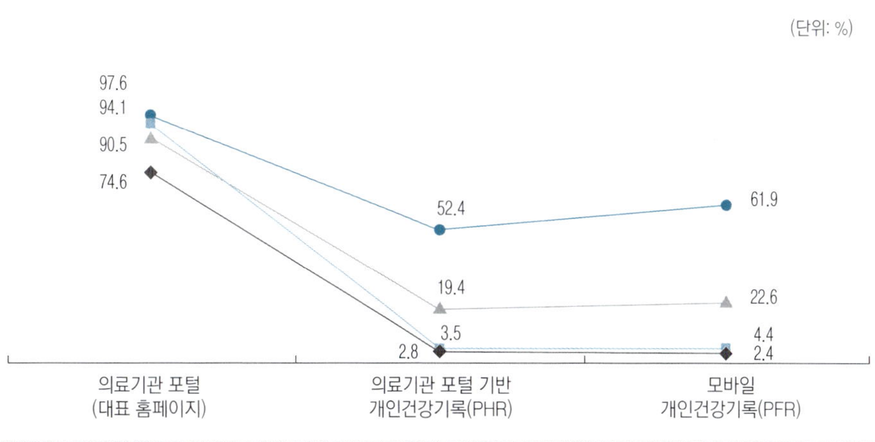

그림 4-2 국내의료기관의 환자서비스시스템 도입률

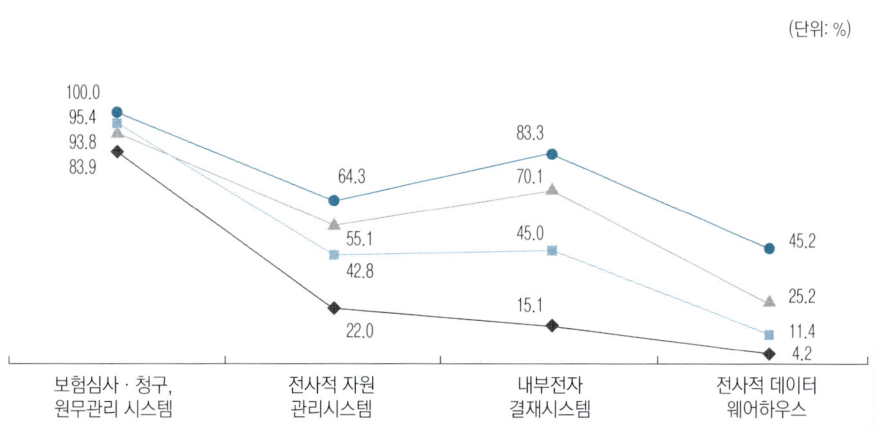

그림 4-3 국내의료기관의 진료지원 및 경영정보시스템 도입률

건강정보기록은 의료기관에서 의료인에 의해 생성 · 수집 · 관리되고 통제되는 개인의 건강관련 전자기록뿐만 아니라 개인이 자신의 의료정보와 건강관련 모든 정보를 개인의 관점에서 관리하는 모든 것을 포함한다. 여기서는 전자의무기록, 전자건강기록, 개인건강기록, 전자간호기록에 대하여 살펴본다.

1) 전자의무기록

전자의무기록(electronic medical record, EMR)은 기존의 종이 차트에 작성하던 환자관련 기록과 처방 방식에 정보통신기술을 접목하여 병원에서 발생하는 모든 진료 및 간호정보를 전산화하는 정보시스템이다. EMR은 외래와 입원 환자의 진료기록(초기평가, 재평가, 재진기록, 협의진료기록, 수술기록, 마취기록, 퇴원기록 등), 투약 및 검사의 처방, 간호관련기록 등을 입력하고 저장하여 의료인이 환자의 진료 정보를 쉽게 교환하고 임상문서작성, 의사결정지원, 원무행정, 보험청구 등에 이용하며, 이를 기반으로 각종 통계정보를 공유할 수 있게 설계된 임상진료기록 관리시스템이다.

EMR은 다양한 의료영상 자료의 저장, 판독, 검색 및 전송뿐만 아니라 진료, 원무행정, 병원통계 등 전반적인 병원업무를 자동화하여 병원 경영을 효율적으로 할 수 있도록 한다. 기존의 종이 형태 의무기록의 비효율성, 중복성, 기록물 보관의 어려움 등의 문제점은 전자의무기록시스템의 도입으로 새로운 전환점을 맞이하게 되었다. EMR의 도입으로 진료 및 대기시간이 단축되고, 환자 요청에 의한 검사결과 및 의무기록의 복재 및 전송, 진료비 및 보험 청구업무 자동화, 병원 및 진료 정보에 대한 원활한 통계처리 등을 기대할 수 있다. 2017년 보건의료정보화 현황조사에서 전자의무기록시스템 주요 기능 중 '임상문서전자화' 적용 여부에 대한 병원급의 조사결과, '환자인적사항정보와 의사기록 기능' 모두 100%였으며, 다음으로 '간호기록(95.7%)', '퇴원 요약(84.6%)', '기존 복용약물 목록(82.8%)', '문제 목록(78.1%)', '세부지시사항(77.3%)' 순이었다(보건산업진흥원, 2018). 우리나라는 「2020년 보건의료정보화 실태조사」 결과, 의료기관 종별 관계없이 모든 의무기록을 전자의무기록으로 사용하는 경우가 높다(그림 4-4).

우리나라의 대형병원에서는 다양한 웨어러블 장비를 진료현장에서 테스트하고

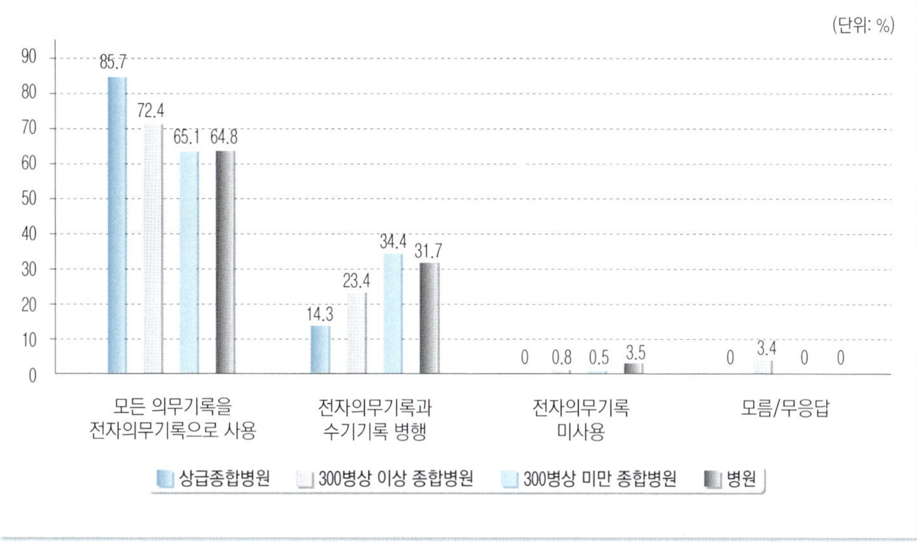

그림 4-4 국내의료기관의 전자의무기록 사용 실태

출처: 보건복지부 보도자료(2021.4.13.), 「2020년 보건의료정보화 실태조사」 결과.

있다. 일반 병원에서는 디지털 헬스케어의 일환으로 닥터 스마트 시스템을 도입해 의료진이 환자 곁에서 스마트폰을 통해 실시간으로 환자관련 전자의무기록을 확인할 수 있다. 또한 응급실에서는 대시보드 시스템을 도입해 검사 및 진료현황을 한 화면으로 구성해 환자 및 보호자가 진료절차나 대기시간을 확인할 수 있도록 한다. 무선식별 시스템(Radio-Frequency Identification, RFID)을 이용한 검사동선 최적화 시스템을 활용하기도 하며, 최근에는 모바일을 활용하여 수술, 시술 및 검사 등 동의서를 작성할 수 있는 시스템을 적용하기도 한다. 2007~2010년 B병원 온라인 진료정보교류 시범사업에서 한국에서의 환자와 의료진에 대한 인식 조사 결과, 의료진은 의료이용 및 의료비용의 감소보다는 의료의 질 향상 측면에서 진료정보교류 기술의 필요성을 더 강하게 동의하였으나 환자들은 의료비용의 감소나 의료의 질 향상보다는 시스템이 가져다주는 편리성과 신속한 진료에 대한 기대로 진료정보교류 기술의 활용을 지지하고 있다.

2) 전자건강기록

미국의무기록연구소(medical record institute, MRI)는 의무기록전산화 5단계를 구분하여 제시하였다. 의무기록 자동화(Automated Medical Record, AMR), 전산화된 의무기록 시스템(Computerized Medical Record System, CMR), 전자의무기록(Electronic Medical Record, EMR), 컴퓨터기반 환자기록(Computer-based Patient Record System, CPR), 전자건강기록(Electronic Health Record, EHR)의 5단계이다. 이 중 최종단계인 전자건강기록(electronic health record, EHR)은 환자 치료과정에서 발생한 모든 의료기록을 환자중심으로 전자문서화하여 기록하는 것이다. 전자의무기록과는 달리 여러 의료기관에 존재하는 의료기록을 환자중심으로 구성하는 것을 말한다. EHR은 환자의 요청이 있는 경우 다른 의료기관에서 환자의 진료 정보 및 환자의 식습관이나 예방접종, 흡연, 음주, 과식 등의 건강 관련 정보까지 평생건강 의무기록을 즉시 사용할 수 있도록 하는 전국적인 의무기록 정보시스템이다.

EHR의 개념에는 네트워크화된 진료 정보에 대한 저장, 원격진료, 치료, 처방, 건강관리, 분석, 기록 등의 전반적인 의무기록 표준화 정보를 제공한다. 따라서 환자가 치료받던 의료기관이 아니라 다른 지역의 타 의료기관에서 치료나 간호를 받게 될 경우 의료서비스 제공자는 온라인 상으로 환자 포털 사이트를 통해 진료정보를 확인하고 정확하게 정리된 환자 정보를 언제, 어디서나 조회할 수 있어서 매우 효율적이고 지속적인 서비스를 받을 수 있다.

최근에는 다양한 형태의 스마트 기기의 보급과 건강관리 앱의 개발로 개인의 일상 및 건강관리를 데이터로 편리하고 효율적으로 기록하고 관리할 수 있게 되었다. 삶, 일상(life)과 기록(log)이 합쳐진 라이프로그(life log)의 개념이 등장하였다. 라이프로그는 SNS나 블로그에 올리는 사진 · 이미지 · 음성 · 동영상 등 멀티미디어 기록뿐만 아니라 위치정보, 건강 · 생체정보 등 일상생활 전반을 기록 · 저장 · 공유할 수 있도록 하고, 개인에게 유용한 분석정보를 제공하고 있다.

라이프로그는 다양한 목적으로 일상생활에 대한 개인의 포괄적인 데이터가 포함되어 사람들이 어떻게 생활하는지에 대한 지식을 높이는 데 사용될 수 있다. 최근 몇 년 동안 일부 라이프로그 데이터는 웨어러블 기술이나 모바일 장치에 의해 자동으로 캡처되고 웨어러블 카메라로 포착한 시각적 데이터를 처리하고 분석하기도 한다.

미국은 2009년 경기부양법안(American Recovery and Reinvestment Act of 2009, ARRA)인 HITECH(Health Information Technology for Economic and Clinical Health) 활동의 일부분으로 공인된 전자건강기록 인센티브제도(EHR incentive program)를 수립하였다. 이는 보건의료체계 개혁에서 필요한 건강정보 기술들을 통합하고, 보건의료의 질과 효율화, 환자의 안전을 개선하기 위한 목적에서 시행되었다. 공인된 전자건강기록은 전자처방전과 같은 방식으로 사용하고, 의료의 질을 개선하기 위해서 건강정보를 전산화하여, 임상 질지표 등의 평가항목들에 대해 보고하기 위해서 사용되고 있다. 전자건강기록을 의미 있게 사용하는지를 평가하기 위한 필수지표들은 ① 질, 환자안전, 효율성 개선과 건강 불균형 감소, ② 환자들과 가족들의 건강관리에 참여, ③ 치료 조정 개선, ④ 개인 건강정보 보호로 4가지 영역으로 구분할 수 있다. 추가지표에서는 개인 건강정보 보호 영역이 제외되고 공중보건 개선 영역이 포함된다(최지숙, 2011).

3) 개인건강기록

현재까지 대부분의 많은 병원이 진료 환자들의 의료기록을 병원 중심으로 관리하고 있으며 개개인 환자들에게 발생하는 건강상의 문제를 전적으로 기록하지 못하여 환자 기록들이 통합된 의료정보로 관리되지 못했다. 따라서 개인의 평생의 모든 건강정보를 개인의 관점에서 관리한다면 더욱 신속하게 환자정보를 알 수 있고 정확한 진료에 도움이 될 것이다.

개인건강기록(Personal Health Record, PHR)의 개념은 개인이 의료정보뿐만 아니라 건강과 관련된 모든 보건 의료기관에 보관된 진료기록과 정보에 대한 개인의 평생기록을 개인의 관점에서 관리하는 것이다. PHR은 의료현장에서 환자와 의료진 간의 의사소통에 핵심적 역할을 할 수 있으며 PHR의 정보는 개인이 직접 입력하거나 다른 의료기관에서 받을 수 있다.

컴퓨터 소프트웨어 업체가 주축이 되어 개발된 구글 헬스(Google Health)나 헬스 볼트(Health Vault)는 개인 건강정보를 환자 개인이 관리할 수 있도록 중앙 저장소를 제공하여 개인이 많은 건강정보와 자료를 관리하게 한다. 구글 헬스, 헬스 볼트뿐 아니라 'S 헬스' PHR 플랫폼은 혈당 및 혈압측정기, 체중계 등 개인 건강기기와 피트니스, 질환 관리 앱과 연동되어 활용되고 있다. A병원과 통신사가 주축이 되어 개발한 "내 손안의 차트" 앱은 실제 환자들이 스마트폰을 통해 질병이력, 검사결과 확인, 처방받은 약물의 투약관리, 개인건강관리 등을 손쉽게 할 수 있게 개발된 어플리케이션이다. 환자의 진료기록 및 검사 결과가 연동되어 당뇨, 고혈압 등의 만성질환자의 자기관리가 쉽고, 타 병원 진료 시 환자가 개인건강정보를 스마트폰으로 바로 제공 가능하므로 의료진 상담이 쉽다. S대 병원은 '스마트앱'을 통해 환자의 자기 일정관리 및 개인건강정보를 스스로 관리하여 질적인 의료가 이루어질 수 있도록 하고 있으며(그림 4-5), 정부도 '마이 헬스웨이' 플랫폼을 구축하여 건강보험공단의 진료이력 · 건강검진이력, 건강보험심사평가원의 투약 이력, 질병관리청의 예방접종이력 등 정보를 스마트폰으로 조회 · 저장 · 활용할 수 있는 '나의건강기록' 앱(안드로이드)을 출시한 바 있다(그림 4-6). 이와 같이 개인건강기록(PHR)은 개인 또는 가족(혹은 대리자)이 관리하면서 언제 어디서나 접근 가

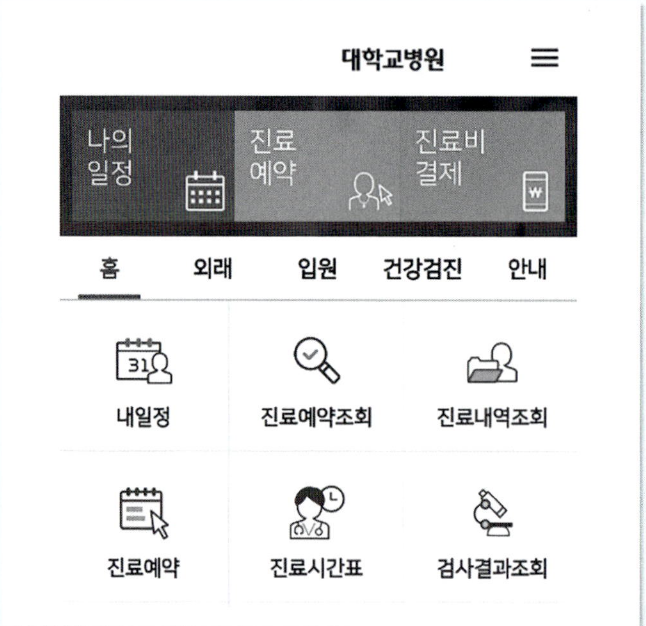

그림 4-5 S대 병원 스마트앱

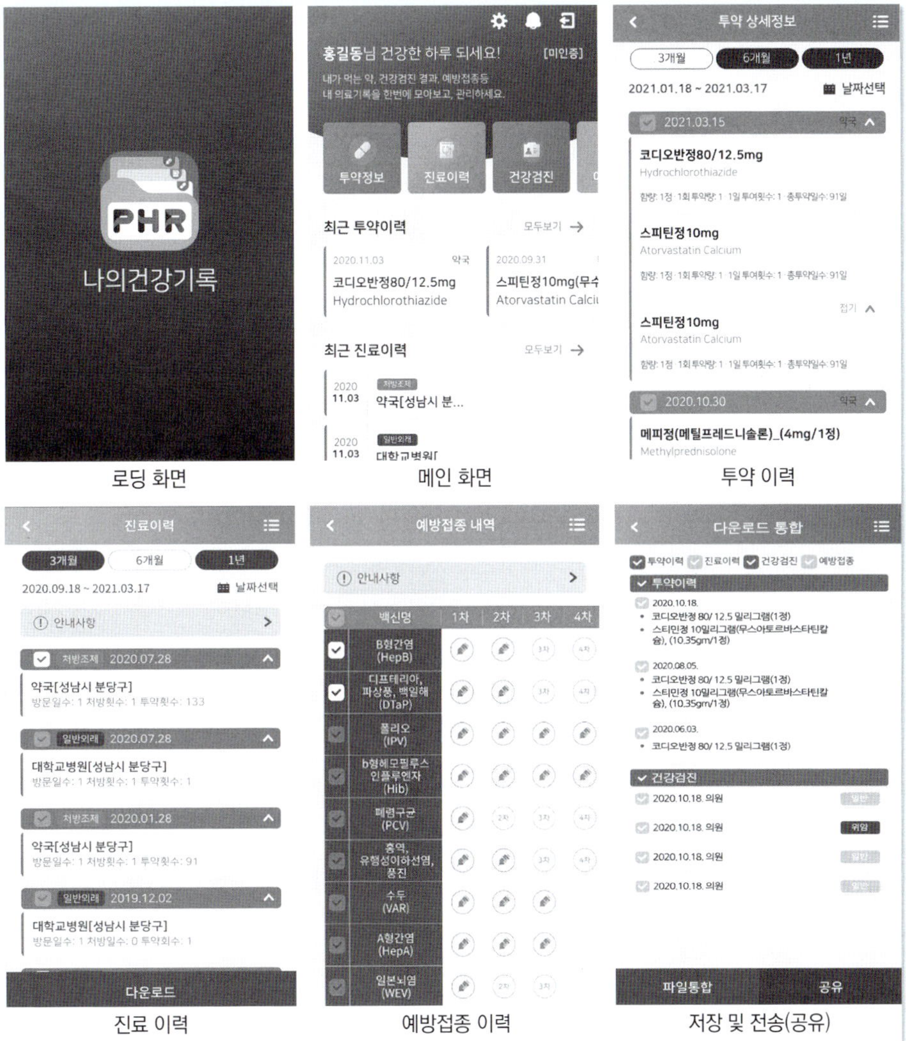

그림 4-6 '나의건강기록' 앱

출처: 보건복지부 보도자료(2021.6.29.).

능하다면 의료현장에서 매우 유용한 자료로 활용할 수 있다. 하지만 개인 각자가 건강정보를 입력하는 어려움, 병원과 PHR 서비스 업체 간 진료정보 제공의 문제점 등이 제기되고 있다. 이에 보건복지부와 한국보건의료정보원은 카카오, 네이버(NAVER)와 업무협약 체결(2021.6.30.)을 통해 "나의건강기록" 앱 편의성 개선 및 서비스 활성화를 모색하고 있다.

그 외에도 관심을 가지고 검토할 문제는 개인정보의 관리이다. 개인정보는 민감한 정보로 반드시 법률이 정한 바에 따라 정보보안이 철저하게 지켜져야 한다. 이를 위해 PHR 서비스 업체의 계속적인 연구개발 및 노력뿐만 아니라 개인의 철저한 건강정보 관리가 필수적이다. 또한 의무기록의 전산화에 따라 국가적 관점에서 의무기록 관리와 정보 제공 등에 대한 제도적 장치와 표준을 마련하고 정보보안에 대한 명확한 근거를 제시할 수 있어야 한다.

4) 전자간호기록

전자간호기록(electronic nursing record, ENR)은 전자의무기록 중에서 간호사가 환자를 사정, 계획, 수행, 평가한 간호업무와 관련된 모든 정보를 간호사의 책임 하에 기록하는 것이다. ENR은 환자정보의 수집이 정확하고 정보의 활용이 용이하여 간호계획 설정이 용이하며 신속한 기록과 정확성이 향상되어 직접간호시간 증가 및 간호의 질 향상을 가져올 수 있다. 현재는 모바일을 활용하여 필수기록의 누락과 분실, 이동 등의 비효율적인 부분을 개선하고 기록과 기록내용을 실시간 조회할 수 있는 시스템과 환자인식 시스템을 도입하여 환자를 확인하고 투약이나, 채혈과정에 도입되고 있는 실정이다. 이는 기존의 수기식 간호기록 대신 휴대용 단말기(PDA)를 활용하거나 바코드 리더를 이용해 채혈, 수혈, 활력징후 등 환자상태를 인식하고 간호행위를 실시간으로 입력할 수 있다. 예를 들면, 환자 팔찌에 부착된 바코드를 PDA로 인식한 뒤 수혈용 혈액백에 부착된 바코드를 인식하여 정보가 불일치할 경우 오류임을 알려주므로 안전한 간호를 제공하는 데 도움을 준다.

실제로 전자간호기록을 사용한 선진국의 경우, 본 시스템 적용 이후에 간호사의 서류업무시간이 30% 정도 감소하고 직접간호시간이 늘어난 것으로 나타났다. 간호기록의 전산화 방식은 간호사가 간호수행 활동을 키보드 입력을 통하여 쉽고 자유롭게 기록할 수 있다. 또 다른 방식은 표준화된 용어체계를 기반으로 한 구조화된 방식으로 제시된 항목 중에서 쉽게 선택하거나 제한된 범위에서 간단하게 입력하여 기록하기도 한다. 이런 방법들에도 한계가 있어서, 자유롭게 입력하는 간호기록 시스템은 입력된 정보를 추후 종합적으로 분석하거나 활용하기가 어려운 점이 있으며 구조화된 방식의 간호기록 시스템은 표현의 융통성이 부족한 단점이 있다(표 4-1).

표 4-1 | 전자간호기록 방식의 장 · 단점

입력 방식	자유입력 간호기록 시스템	구조화된 간호기록 시스템
장점	키보드로 쉽고 자유롭게 기록	표준화된 용어체계를 기반으로 자료축적과 분석이 용이
단점	입력된 정보의 분석과 활용이 어려움	표현의 융통성이 부족

2 전자간호기록의 실제

최근 대부분의 의료기관에서 건강정보 관련 자료가 전자의무기록(EMR) 형태로 관리되면서 외래 및 입원 환자의 임상기록이 전자화되어 관리되고 있다. 입 · 퇴원, 전과 · 전동 환자의 건강정보, 재원환자의 24시간 관찰, 환자상태 및 사정한 내용을 간호정보지, 임상관찰기록, 낙상, 욕창, 통증, 환자분류체계 및 간호필요도, 간호기록(nursing record) 등의 다양한 양식에 기록(입력)한다. 여기서는 환자의 입원에서 퇴원 순으로 진료 흐름에 따라 임상간호기록에서 실제로 어떻게 적용되는 지에 대해 살펴보고자 한다.

1) 입실등록

입원이 결정되어 원무과(팀)에서 병실 배정 후 병동에 입원하게 되면 입실등록을 하고 담당 주치의에게 입원을 알린다(그림 4-7).

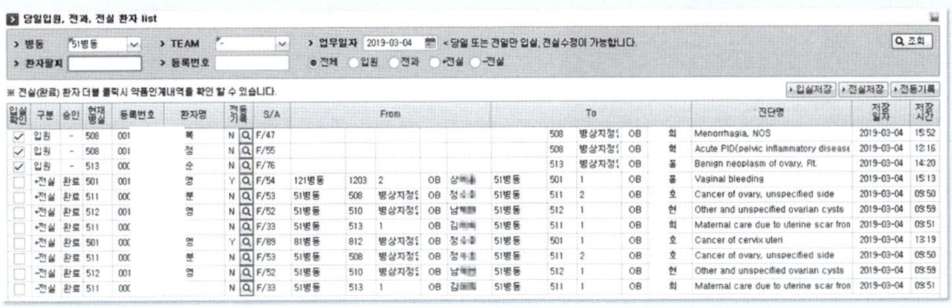

그림 4-7 입실등록 화면

출처: D병원 전산 화면.

2) 간호 초기평가와 기록

환자 입원 시 활력징후와 간호정보조사, 통증평가, 낙상평가, 욕창평가, 간호필요도 평가 등 환자 상태에 대한 다양한 자료를 수집하고 평가하여 기록(입력)한다. 그림 4-8부터 그림 4-14는 임상관찰기록, 간호정보조사, 통증, 낙상, 욕창 등의 초기평가 및 간호필요도 측정을 위한 화면의 일부이다. 또한, 환자의 초기평가 시 환자 중증도를 분류하게 되는데 이때 환자의 상태(위생관리, 영양, 배설, 운동 및 활동, 교육 및 자문, 정서적지지, 의사소통 및 의식상태, 치료 및 검사, 투약, 측정 및 관찰, 환자관리를 위한 부서 간 조정, 퇴원 및 전동관리)를 기준으로 간호강도에 따라 중증도를 평가(입력)한다. 대부분의 의료기관이 환자 중증도를 평가하는 환자분류시스템을 도입하여 전산으로 입력하는 추세이다(그림 4-15). 환자분류나 낙상평가 등은 환자가 입실되어 있는 병동, 나이 등에 따라 기본 평가도구가 선택되도록 한다.

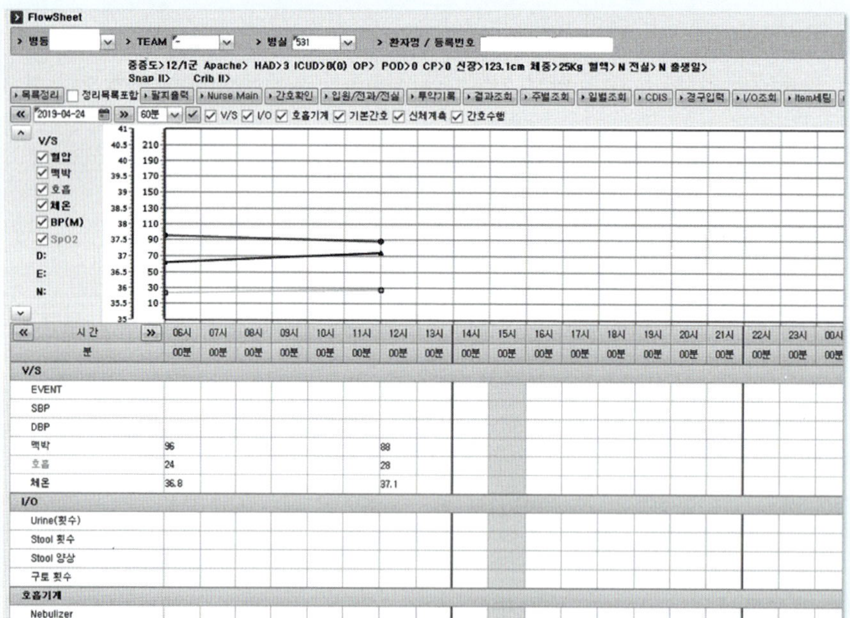

그림 4-8 임상관찰기록 화면

출처: D병원 전산 화면.

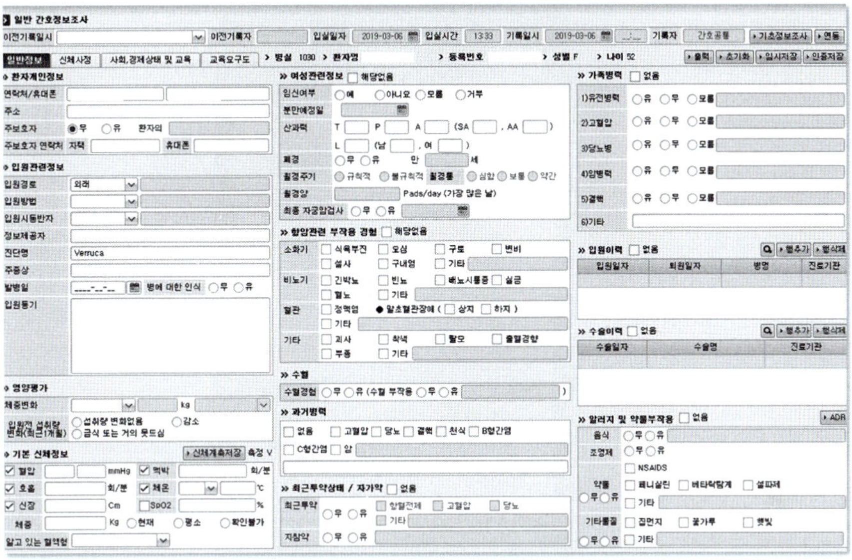

그림 4-9 간호정보조사지 입력 화면

출처: D병원 전산 화면.

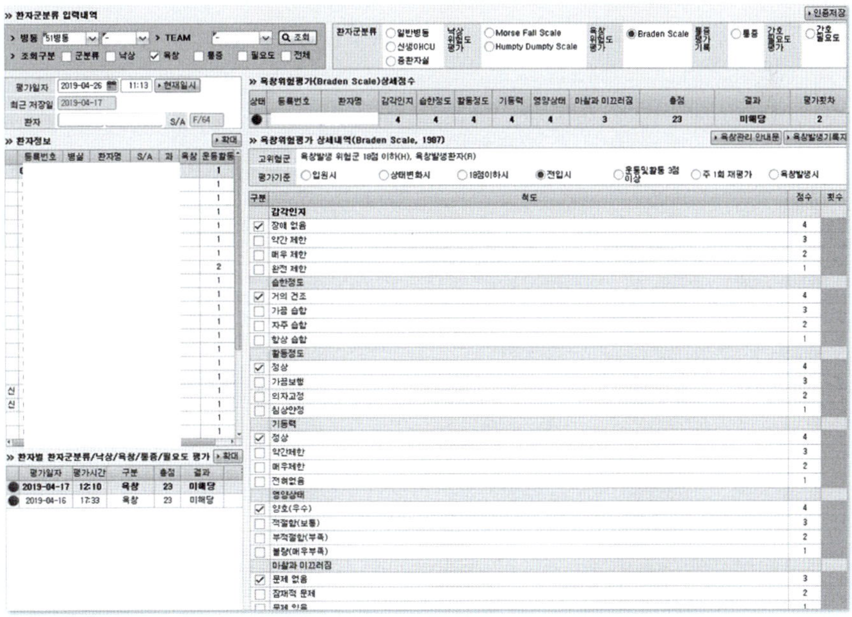

그림 4-10 욕창위험도 평가 화면

출처: D병원 전산 화면.

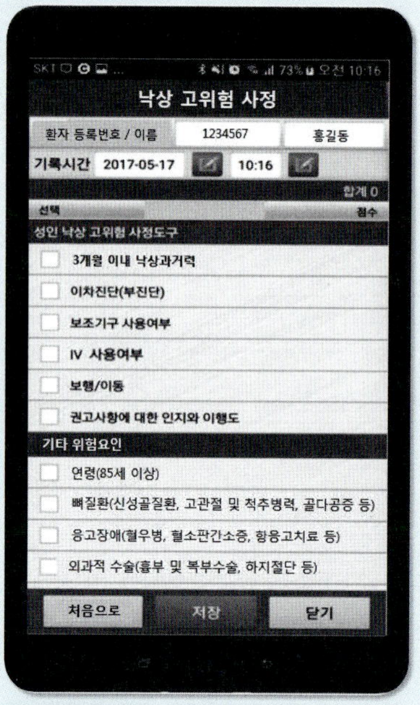

그림 4-11 모바일을 활용한 낙상 사정

출처: C병원 자료 화면.

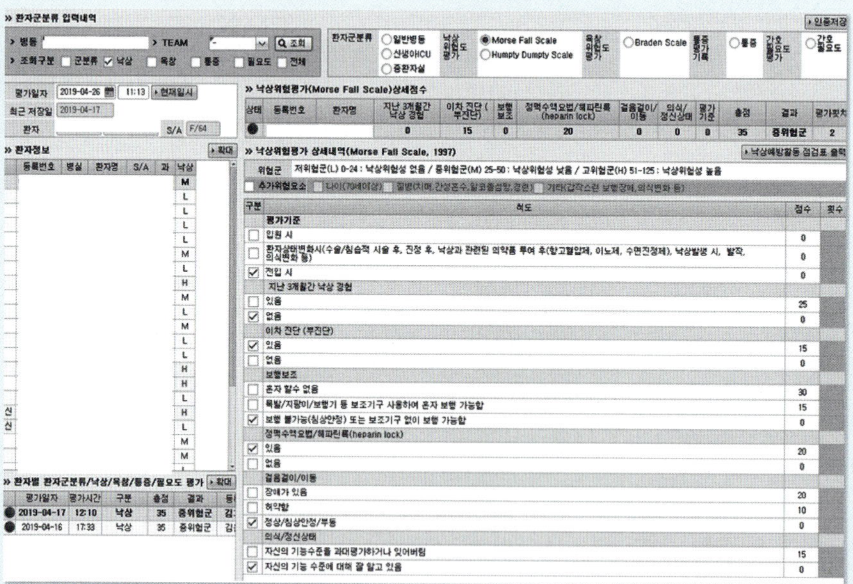

그림 4-12 성인 낙상위험 평가 화면

출처: D병원 전산 화면.

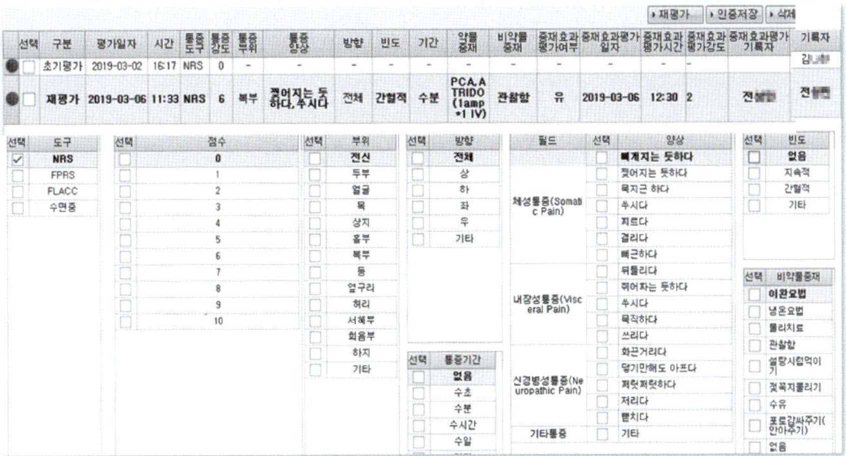

그림 4-13 통증 평가 화면

출처: D병원 전산 화면.

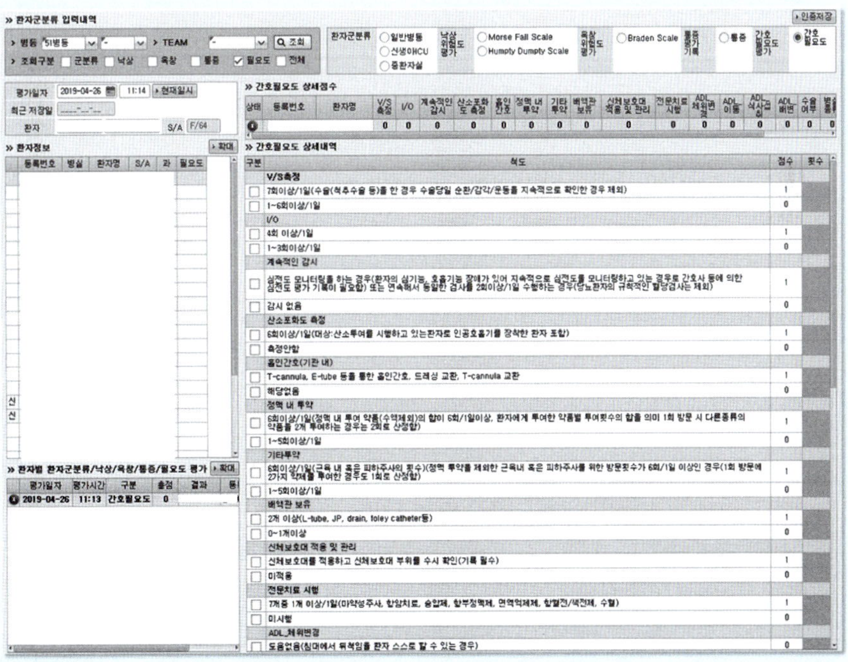

그림 4-14 간호필요도(일부) 화면

출처: D병원 전산 화면.

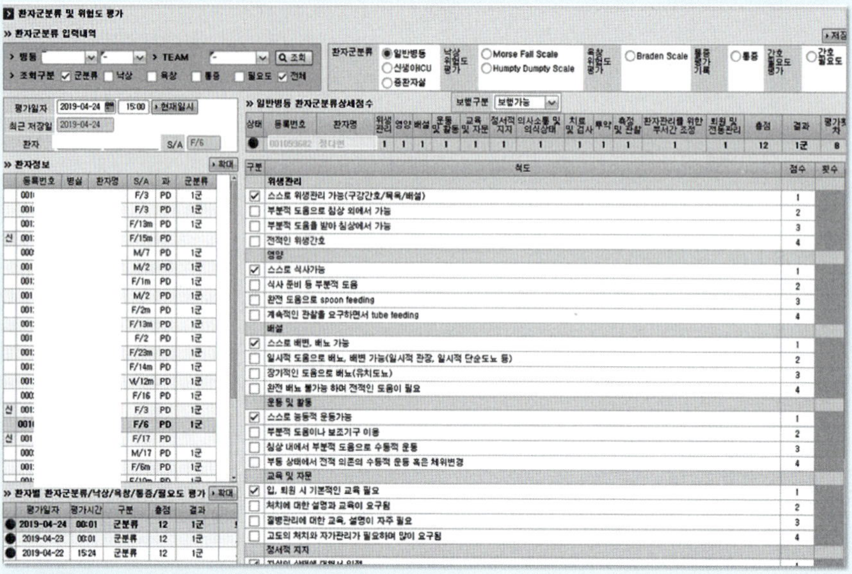

그림 4-15 환자군분류 및 위험도 평가(일부) 화면

출처: D병원 전산 화면.

3) 간호진단 및 계획의 수립

전자간호기록은 간호과정 적용이 용이하도록 설정되어 간호사가 환자의 주관적, 객관적 자료에 근거한 간호진단을 도출하고, 설정한 목표달성을 위해 간호계획을 선정하고, 간호사가 대상 환자에게 수행한 간호결과를 평가하는 일련의 과정을 안내하고 지원하는 간호계획시스템이 포함된다. 간호계획의 수립은 의학진단을 기초로 하거나 간호진단에 초점을 두고 수립한다.

(1) 의학진단에 기초한 간호계획 수립

의학진단에 기초한 간호계획의 수립은 특정한 질환에서 흔히 나타나는 문제를 찾아서 그 문제에 맞는 중재내용을 선택하여 간호요구에 맞는 간호계획을 수립할 수 있으므로 일반적으로 많이 이용되고 있다. 다음의 그림 4-16은 의학적 진단에 기초한 간호계획을 수립한 화면의 예이다.

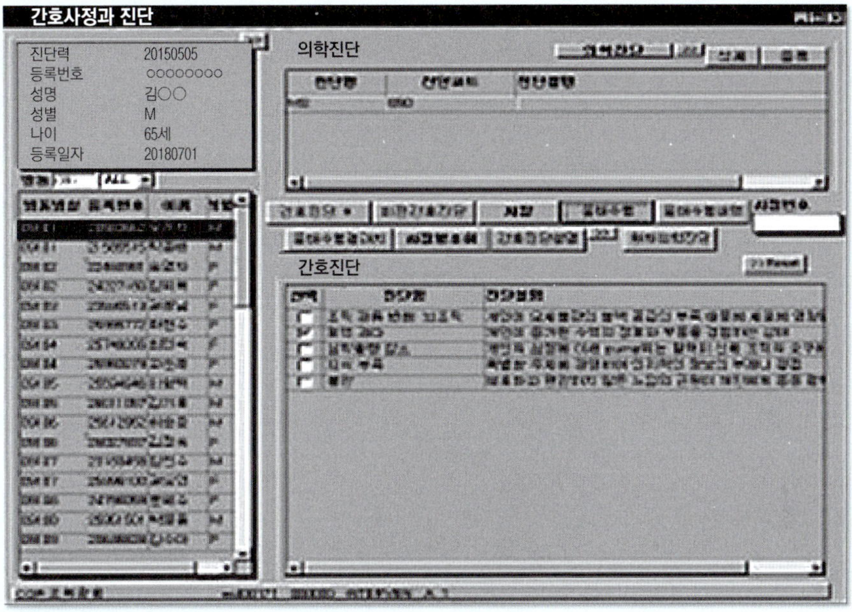
간호사정과 진단
진단력 20150505
등록번호 ○○○○○○○○
성명 김○○
성별 M
나이 65세
등록일자 20180701
의학진단
간호진단

그림 4-16 의학진단에 기초한 간호계획을 수립한 화면의 예

출처: 박성애 · 이혜자 · 박성희(2002). 의학진단과 연계된 간호진단 및 중재 프로그램 개발. 간호행정학회지. 8(2), p. 244.

(2) 간호진단 기반 간호계획 수립

간호진단에 초점을 두고 수립된 간호계획은 환자의 주호소(chief complaint, C.C), 상태(condition) 등의 문제에 대한 객관적, 주관적 자료를 기초로 간호진단을 도출한다. 선택한 간호진단에 따라 수행할 간호중재에 대한 간호계획을 수립한다. 이러한 방법은 다양한 표준화된 간호용어 분류체계를 이용하여 환자의 사정, 진단, 중재, 결과를 수립한다. 일반적으로 임상간호에서는 NANDA(north American nursing diagnosis association) 분류체계, NIC(nursing intervention classification), NOC(nursing outcome classification), ICNP(international classification for nursing practice) 등을 사용하고 있다. 그 외에도 지역사회에서 OCS(Omaha classification system) 분류체계가 사용되고 있다.

전자간호기록을 이용하는 의료기관에서는 대상자의 상태를 사정하고 계획, 수행, 평가하는 과정에서 환자의 간호정보를 조회할 뿐만 아니라 간호사정 및 평가, 간호진단, 간호계획 및 중재를 입력하고 수정할 수 있다.

의료기관에서 간호계획 및 기록시스템을 개발하면서 구성이나 내용면에서 차별화된 시스템을 구축하기도 한다. 간호과정을 적용할 때 우선 대분류, 중분류, 소분류로 구분한 후 각각 하위영역을 구분하여 선택할 수 있도록 한다(그림 4-17). 대분류의 하위영역은 상황별, 질환별, 계통별, 분류체계별, 부서별로 구분하여 각 분류에 따라 간호과정을 적용할 수 있도록 분류 검색 시스템을 갖추고 있어 간호문제 해결을 위한 계획 수립, 간호 수행 및 수행결과를 평가하고

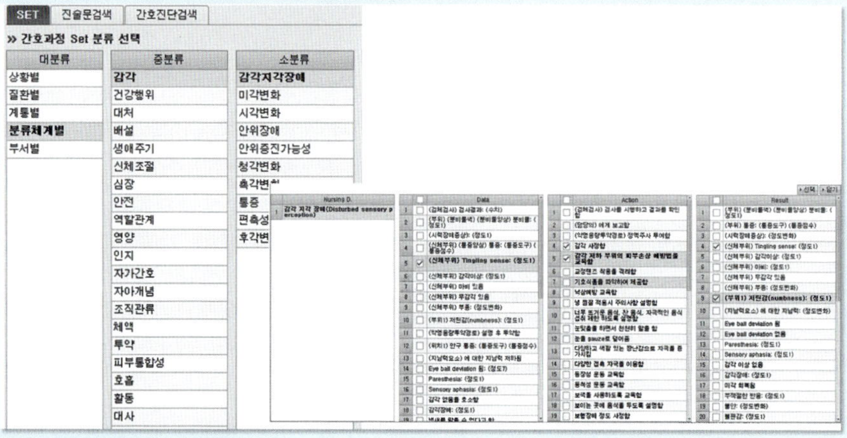

그림 4-17 간호과정 분류 검색 화면

출처: D병원 전산 화면.

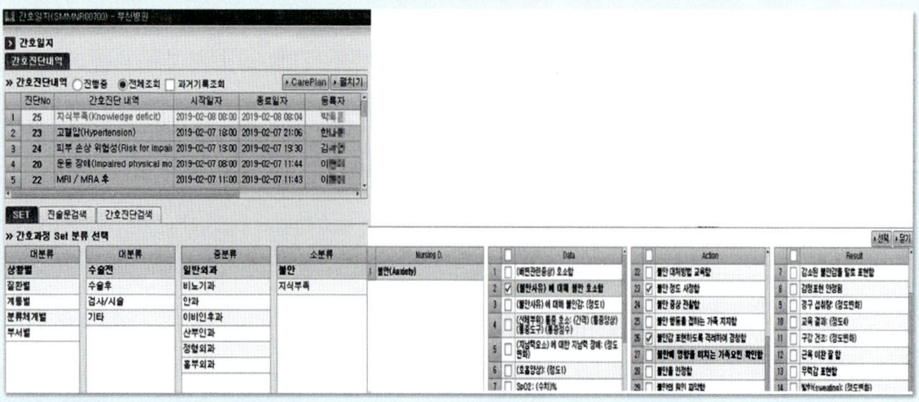

그림 4-18 상황별 간호진단 내역 화면

출처: D병원 전산 화면.

해결되지 못한 간호문제에 대해 재 계획을 수립할 수 있다. 그림4-18부터 그림 4-21은 대분류에 따른 간호진단 내역의 화면이다. 그림4-22는 간호과정을 적용한 간호기록 내역이다.

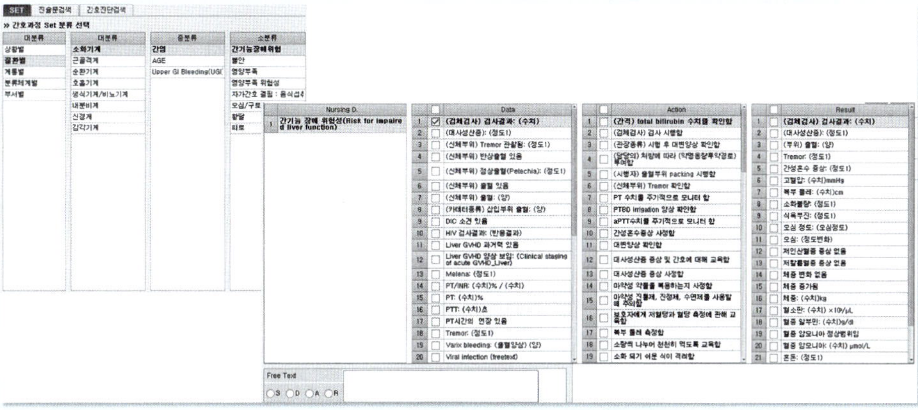

그림 4-19 질환별 간호진단 내역 화면

출처: D병원 전산 화면.

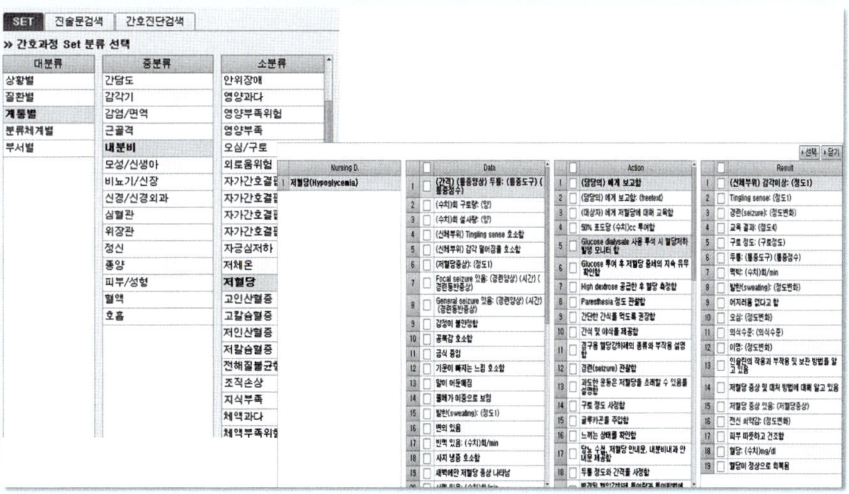

그림 4-20 계통별 간호진단 내역 화면

출처: D병원 전산 화면.

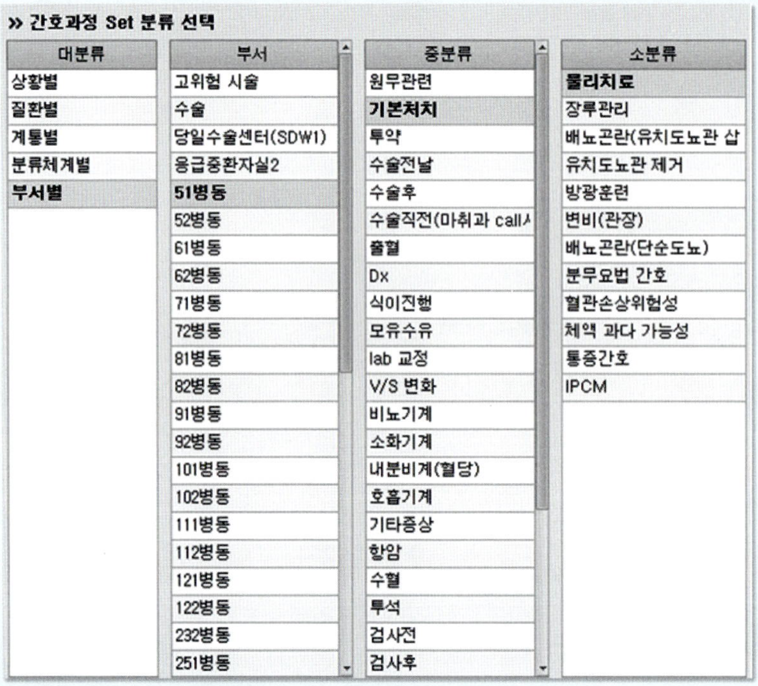

그림 4-21 부서별 간호진단 세트 구성 화면

출처: D병원 전산 화면.

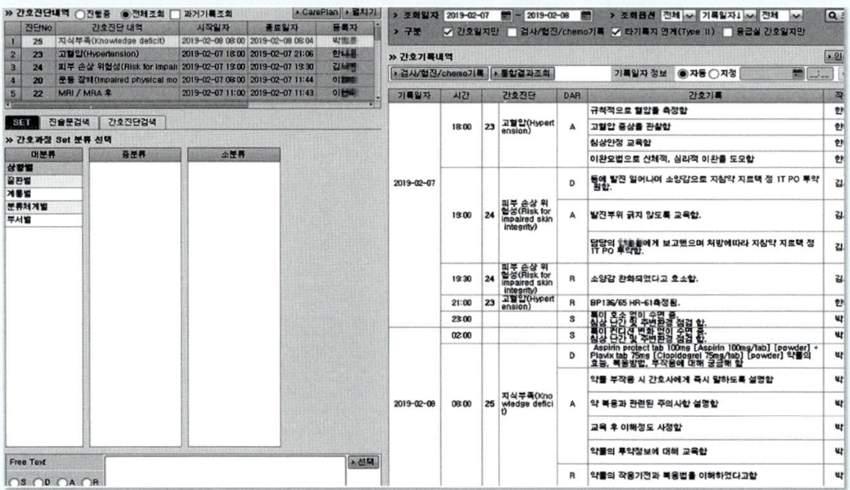

그림 4-22 간호과정을 적용한 간호기록 내역 화면

출처: D병원 전산 화면.

4) 간호기록 작성

전자간호기록(ENR)은 간호활동을 시간별로 자유롭게 기록하기도 하고 구조화된 방식에 의해 일률적인 방식으로 입력하기도 한다(그림 4-23, 그림 4-24).

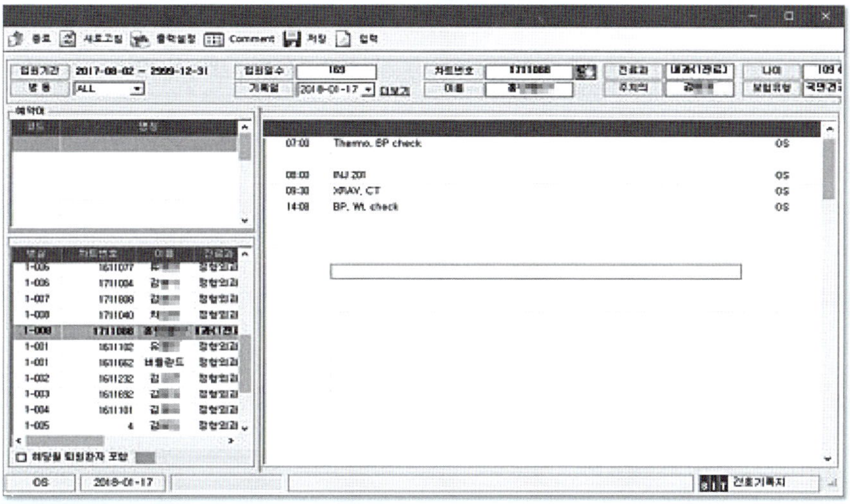

그림 4-23 자유로운 시간별 간호기록 작성

출처: (주)비트컴퓨터 병원정보시스템 사용자 화면.

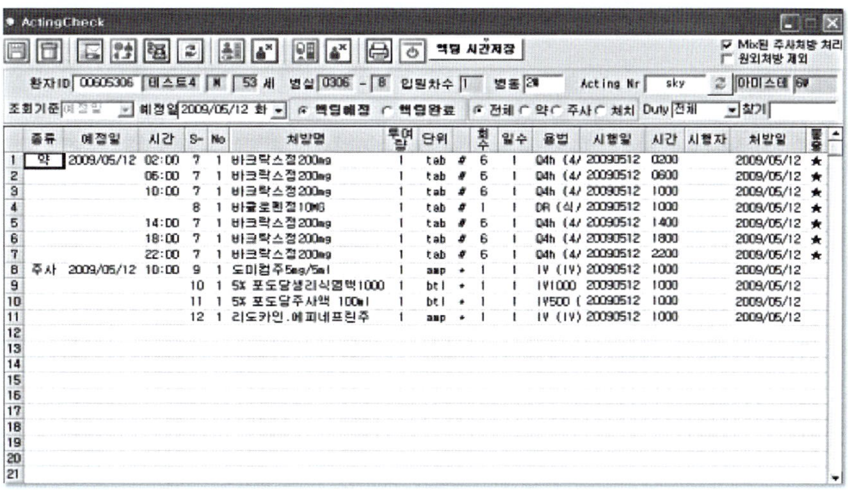

그림 4-24 처방에 대한 간호활동 기록을 위한 구조화된 방식

출처: (주)아미스테크놀로지 병원정보시스템 사용자지침서.

5) 의료진 간 정보 공유

간호사는 처방에 따른 간호업무를 수행하고 의사의 초기평가 기록과 환자 상태에 대한 경과기록 등을 확인하고 내용을 공유할 수 있다. 의사 또는 간호사가 작성한 기록을 공유하여 환자의 치료 계획과 치료과정을 수립하는 데 이용할 수 있어서 환자의 상태를 더 정확하게 파악할 수 있고 정확한 정보로 환자교육 및 간호에 활용할 수 있다. 의사의 초기평가, 치료계획(Care Plan)과 경과기록에 대한 전자기록 화면은 그림 4-25~그림 4-27에 제시하였다.

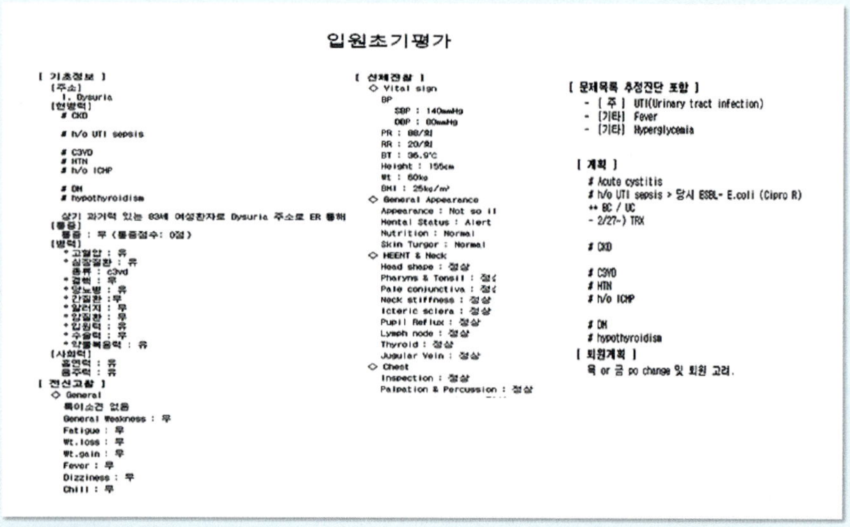

입원초기평가

[기초정보]
(주소)
1. Dysuria
(현병력)
CKD
h/o UTI sepsis
C3VD
HTN
h/o ICHP
DM
hypothyroidism
상기 과거력 있는 83세 여성환자로 Dysuria 주소로 ER 통해
(통증)
통증 : 무 (통증점수: 0점)
(병력)
* 고혈압 : 유
* 심장질환 : 유
종류 : c3vd
* 결핵 : 무
* 당뇨병 : 유
* 간질환 : 무
* 알러지 : 무
* 암질환 : 무
* 입원력 : 유
* 수술력 : 무
* 약물복용력 : 유
(사회력)
흡연력 : 유
음주력 : 유
[전신고찰]
◇ General
특이소견 없음
General Weakness : 무
Fatigue : 무
Wt.loss : 무
Wt.gain : 무
Fever : 무
Dizziness : 무
Chill : 무

[신체검찰]
◇ Vital sign
BP
SBP : 140mmHg
DBP : 80mmHg
PR : 88/회
RR : 20/회
BT : 36.9℃
Height : 155cm
Wt : 60kg
BMI : 25kg/m²
◇ General Appearance
Appearance : Not so ill
Mental Status : Alert
Nutrition : Normal
Skin Turgor : Normal
◇ HEENT & Neck
Head shape : 정상
Pharyns & Tonsil : 정상
Pale conjunctiva : 정상
Neck stiffness : 정상
Icteric sclera : 정상
Pupil Reflux : 정상
Lymph node : 정상
Thyroid : 정상
Jugular Vein : 정상
◇ Chest
Inspection : 정상
Palpation & Percussion : 정상

[문제목록 추정진단 포함]
- [주] UTI(Urinary tract infection)
- [기타] Fever
- [기타] Hyperglycemia

[계획]
Acute cystitis
h/o UTI sepsis > 당시 ESBL- E.coli (Cipro R)
++ BC / UC
- 2/27~) TRX
CKD
C3VD
HTN
h/o ICHP
DM
hypothyroidism
[퇴원계획]
목 or 금 po change 및 퇴원 고려.

그림 4-25 의사 입원초기평가 화면

출처: D병원 전산 화면.

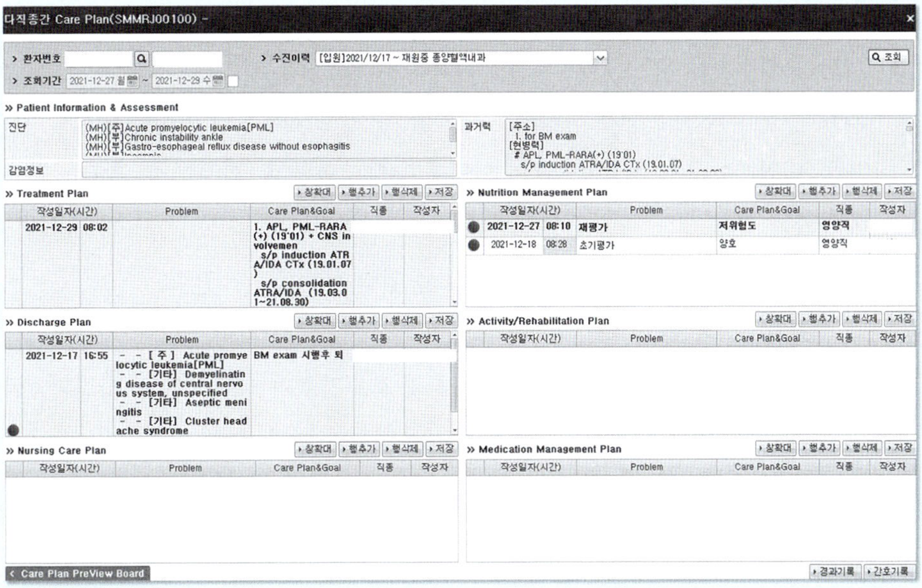

그림 4-26 치료계획 화면

출처: D병원 전산 화면.

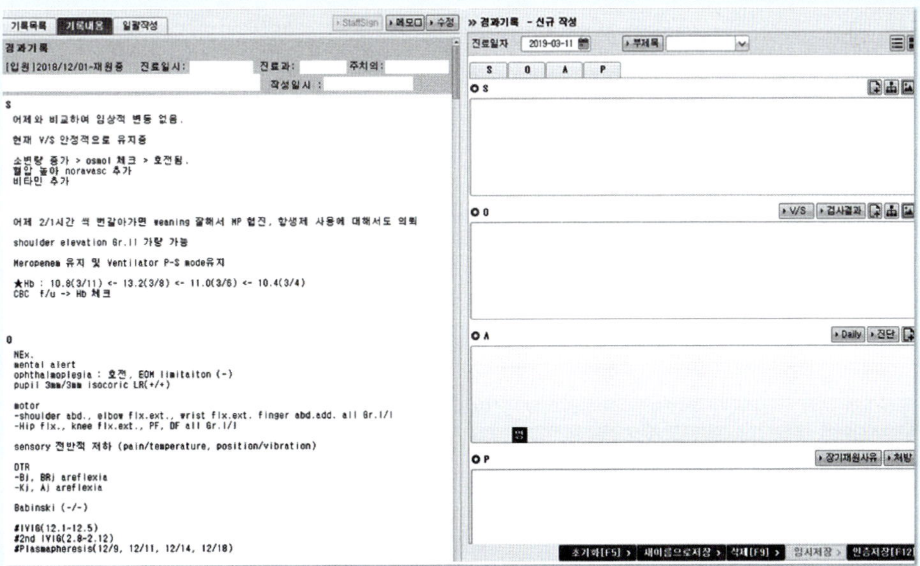

그림 4-27 의사 경과기록 화면

출처: D병원 전산 화면.

6) 퇴원기록

의사는 입원 시부터 치료와 퇴원에 대한 계획을 수립하여 간호사를 비롯한 담당 의료진, 환자와 보호자가 신속하게 대처할 수 있고 계획적인 퇴원을 준비할 수 있도록 퇴원계획을 수립해야 한다. 퇴원계획에는 퇴원 후 환자에게 필요한 정보와 지원활동 등에 대한 내용을 포함한다. 치료가 완료되어 퇴원이 가능하게 되면 의사가 대상 환자의 전산화면에 '퇴원예고'를 입력한다(그림 4-28).

간호사는 퇴원예고 확인 후 환자의 미 투약기록, 미 시행처방, 식사종료 등 미해결 사안들을 정리하고 퇴원서류 정리 및 퇴원간호기록을 작성(입력)한다. 퇴원간호기록에는 입원치료에 대한 간략한 내용정리와 퇴원 후 환자가 알고 있어야 할 치료계획 및 정보 등이 포함된다. 즉, 퇴원약 투약처방, 물리치료, 향후 외래진료 일정, 퇴원 후 외래검사, 지역사회 자원의 활용 및 일상생활 적응을 위한 안내 등이 포함된다. 모든 과정이 정리되면 간호사는 전산으로 '퇴원확정'을 입력하여 환

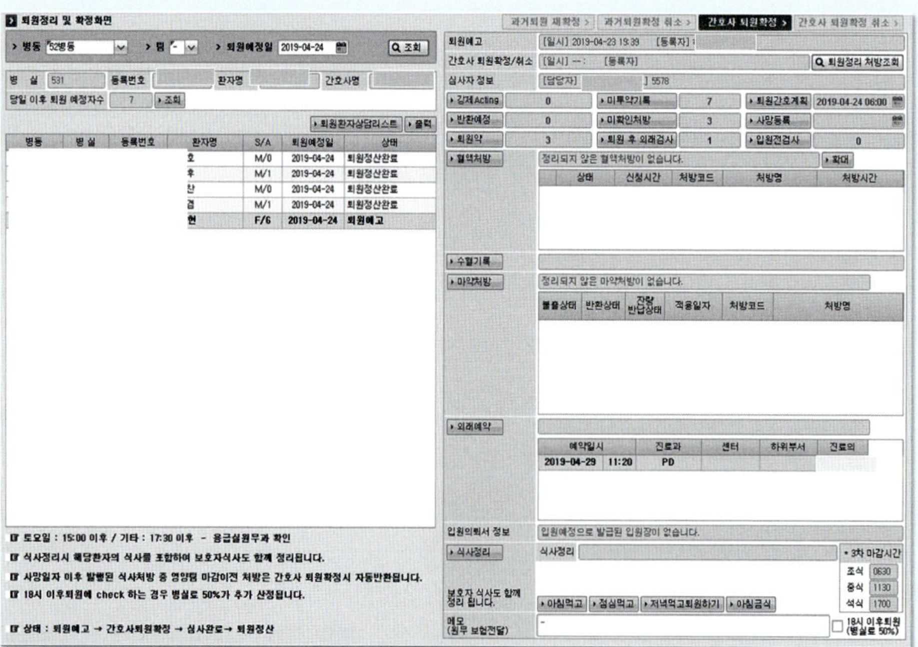

그림 4-28 퇴원예고 화면

출처: D병원 전산 화면.

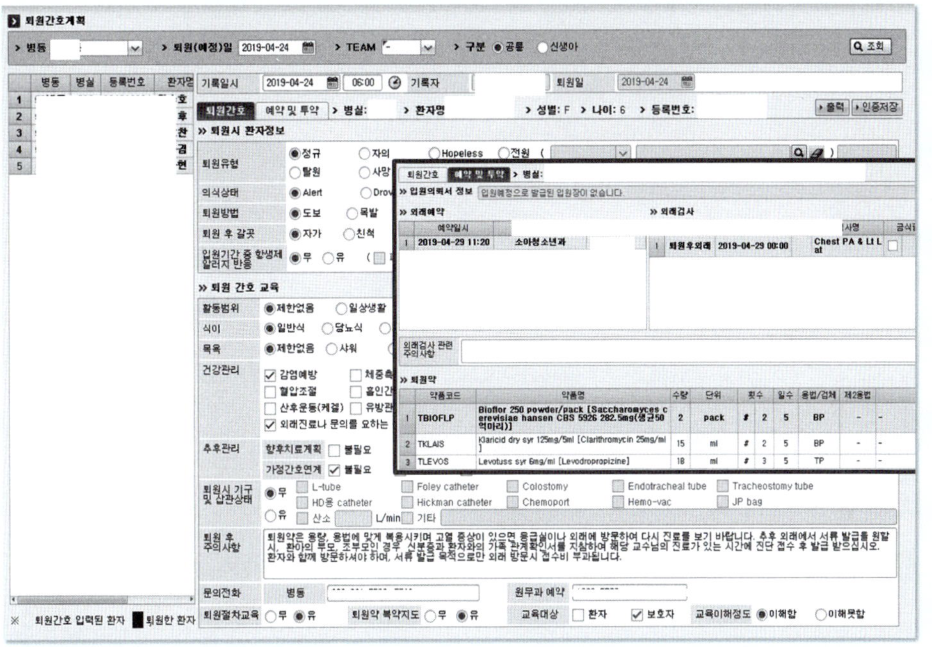

그림 4-29 퇴원간호계획 작성화면

출처: D병원 전산 화면.

자 및 보호자가 정산 후 귀가할 수 있도록 한다. 그림 4-29은 간호사의 퇴원간호계획 작성 화면의 예이다.

7) 간호업무보고

간호업무보고는 환자의 기본정보(이름, 나이, 성별, 진단명 등)와 간호의 주요 활동이 집약적으로 정리된 양식으로, 활동내역을 한 눈에 확인할 수 있고 환자 파악이 용이하여 간호보고(동료 간호사 간, 간호관리자)를 위한 자료로 활용할 수 있다. 그림 4-30과 그림 4-31은 전자간호기록시스템의 간호업무보고 화면의 예이다.

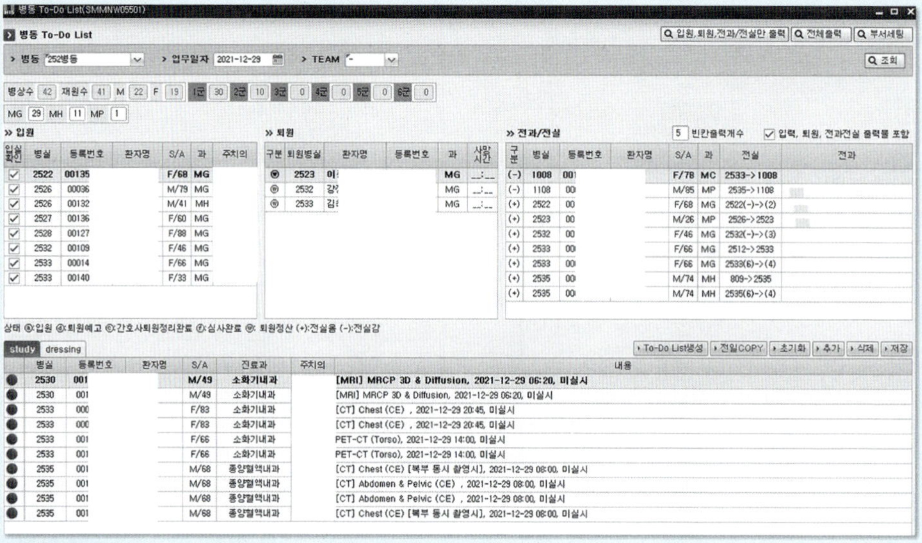

그림 4-30 TO-DO List 화면

출처: D병원 전산 화면.

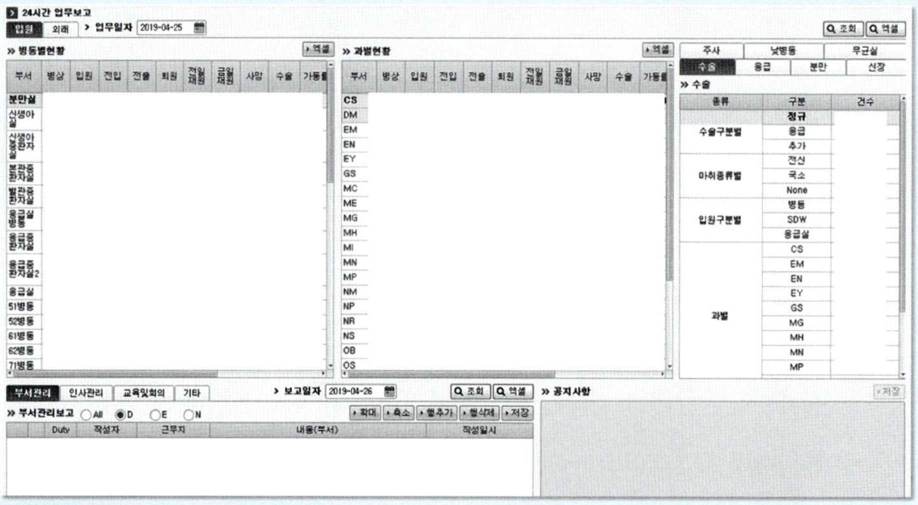

그림 4-31 간호업무보고

출처: D병원 전산 화면.

생각해보기

■ 전자의무기록시스템 인증제도

1. 인증제 개요

전자의무기록시스템(EMR) 인증제 개요

“환자 안전과 진료연속성 지원을 위해 국내 EMR시스템에 대한 국가적 표준과 적합성 검증을 통해 업체의 표준제품 개발을 유도하여 시스템의 상호호환성 확보 등 품질 향상”으로 의료소비자에게 양질의 의료 서비스가 제공될 수 있도록 하기 위한 제도입니다.

인증 대상	인증 주기	인증 기준	인증 절차
	3년	기능성(62개) 상호운용성(10개) 보안성(14개)	1) 신청 · 접수 2) 인증심사 3) 인증위원회 4) 인증서 발급
전자의무기록시스템(EMR)	인증 유효 기간 3년 *인증 후 인증 기준이 변경되더라도 유효 기간 동안 유효	전자의무기록시스템(EMR)	신청 및 접수 → 인증심사 → 인증위원회 심의 · 의결 → 인증서 발급 및 공표

■ 전자의무기록시스템

전자의무기록(EMR)이 효율적이고 통일되게 관리 · 활용될 수 있도록 기록의 작성 · 관리 및 보존에 필요한 전산정보시스템

■ 법적 근거

➲ 의료법

- 제22조(진료기록부 등)
- 제23조(전자의무기록)
- 제23조의2(전자의무기록의 표준화 등)

➲ 의료법 시행령

- 제10조의6(전자의무기록의 표준화)
- 제10조의7(전자의무기록시스템의 인증)
- 제10조의8(전자의무기록시스템의 인증 표시)

➲ 보건복지부 「전자의무기록시스템 인증제도 운영에 관한 고시」(이하 “고시”)

- 인증제도 운영에 관한 세부사항 규정 ··· 고시제정발령(보건복지부고시 제2020-112호)

2. 인증제 운영체계

고시 제3조(인증기관에 따라 인증제는 재단법인 한국보건의료정보원에서 운영한다)

한국보건의료정보원은 2019년 9월에 설립된 의료정보정책 수행의 중추적인 역할기관으로서, 전자의무기록 시스템의 표준 마련 및 표준의 적용에 대한 인증업무를 수행하고 전자의무기록시스템의 품질향상을 통한 환자안전 및 환자 진료의 연속성 지원 등 보건의료정보와 관련된 사업을 수행하고 있다.

생각해보기

■ 인증기관 조직도

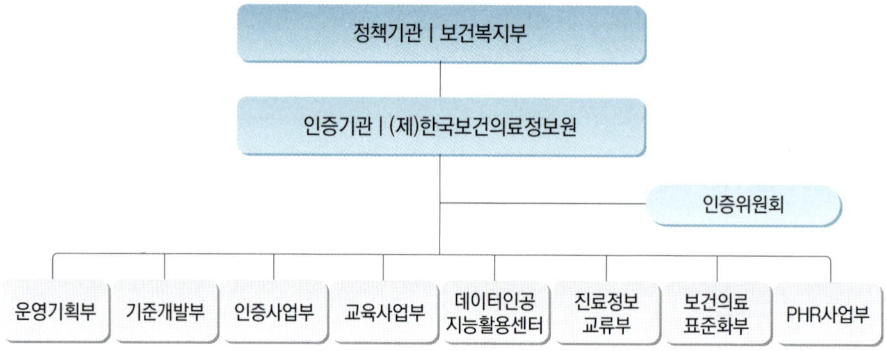

■ 주요역할

구분	주요역할
정책기관 (보건복지부)	• 인증제도 및 정책관리 • 인증기관 및 심사기관 지정 · 취소
인증기관 (한국보건의료정보원)	• 인증 신청접수, 심사수행, 인증서 발급 • 인증 기준관리 및 적용 확산 • 인증심사원 교육훈련 및 양성
인증위원회	• 인증기준, 인증심사 결정, 이의처리, 인증취소 의결 • 인증심사원 자격부여 및 취소 의결
운영기획부	• 인증심사 수수료 산정 및 관리
기준개발부	• 인증기준 변경 및 확대 관리
인증사업부	• 인증신청 접수, 심사, 인증서 발급 수행
교육사업부	• 인증심사원 자격 및 관리 교육

3. 기대효과

인증제 실시로 전자의무기록시스템의 법적 요건 등 기본 가능 표준화를 통해 의료기관 간 정보시스템 격차 완화가 가능해진다.

또한 정보기술을 이용한 근거기반 및 안전한 진료환경 조성이 가능해지며, 표준기반의 진료정보 교류로 정보의 품질 향상을 통해 국민의 건강과 의료의 질이 향상된다.

생각해보기

■ 인증제 기대효과

➲ 전체 의료기관을 대상으로 국가 전체 EMR 시스템 수준 파악 가능

- 국내 EMR 시스템 적용율은 90% 이상으로 높은 수준이나, EMR의 세부적인 기능별 구현 정도 파악 미흡

➲ 법적 요건 등 기본 기능 표준화를 통한 의료기관 간 EMR 시스템 격차 완화

- 의료기관 종별로 의무기록 기재사항(병력 · 가족력 및 진료경과 등), 이력관리, 전자서명, 백업 등 EMR 시스템 운영 형태 · 수준의 차이 존재(의원급 전자서명 적용율은 30% 미만, 진료행위 중심의 의무기록 작성)

➲ 정보기술을 이용한 근거기반의 안전한 진료환경 조성

- 환자안전 문제 중 약물 관련(약물 부작용 및 투약오류)은 20~25%를 차지, 약물 임상의사결정지원(CDS) 시스템을 통해 개선 노력 유도

➲ 보안표준을 적용한 진료정보에 대한 국민 신뢰도 향상

➲ 표준기반의 진료정보교류 정보의 품질 향상 및 고품질 의학연구 자료 생성 및 관련 산업 활성화

출처: 한국보건의료정보원(2021). 전자의무기록시스템 인증제도 안내서(2021년 12월 기준)
https://emrcert.mohw.go.kr/board.es?mid=a10606000000&bid=0005#content

'나의건강기록' 앱 이용수기 공모전(대상 수상작)

● 우리가 꿈꾸던 미래 – '나의건강기록' 앱과 함께(배○○)

초등학생 시절, '미래의 모습 상상화 그리기'를 하면 늘 등장하던 주제들이 있다. 하늘을 나는 자동차, 집에서 원격으로 듣는 학교 수업, 힘든 일을 대신해주는 인공지능 로봇 등등. 시간이 많이 흐른 오늘날 어떤 것들은 이루어졌고, 어떤 것들은 아직 요원해 보이며, 어떤 것들은 우리의 빈약한 상상을 가뿐히 비웃고는 더 먼 곳으로 달려 나가고 있다. 과학과 기술의 발전으로 인간의 삶이 편리해졌음을 느낄 때마다 나는 어린 시절 그렸던 미래 상상화를 떠올리곤 한다. 재미있는 점은, 진짜 세상이 좋아졌다고 체감하게 되는 순간들은 '하늘을 나는 탈 것'처럼 멋지고 드라마틱한 모습으로 등장하진 않는다는 것이다. 진짜 우리가 꿈꾸던 미래를 만드는 역군들은 언뜻 보면 달라진 것 없어 보이는 우리의 일상 속에서 자연스레 스며들어 삶의 질을 열심히 높이고 있다. '나의건강기록' 앱처럼 말이다.

'나의건강기록' 앱은 정보의 사각지대에 있던 의료기록을 당사자가 언제라도 열람하고 건강 상태를 확인할 수 있게 해 준다는 점에서 미래적이다. 포털 사이트에 검색만 하면 3초 만에 원하는 정보를 얻을 수 있는 시대다. 누군가는 정보로부터 평등해졌다고 한다. 그러나 이런 세상임에도 불구하고, 삶에 필수적인 어떤 정보들은 알고 싶어도 알기가 어려웠다. 의료 정보가 그러했다. 내 몸, 내 건강에 대해 누구보다 잘 알고 있어야 하는 게 당연한데 그게 당연하지 않았다. 키위새가 몇 년도에 멸종되었는지, 토성의 고리는 어떤 물질로 이루어져 있는지와 같은 정보들은 손가락을 몇 번 움직이는 것으로 알아낼 수 있는 반면에, 내가 저번 달에 처방받은 약의 이름이나 몇 년 전 접종 완료한 예방주사의 이름은 알고 싶어도 알 수가 없었다. 그 답답함에 익숙해진 채 살아가던 어느날, 친구가 말해주었다. "너 그 앱 깔았어?" "무슨 앱?" "이거 깔아 봐. 내가 어느 병원에서 무슨 주사를 맞고 어떤 약을 처방받았는지 알려주는 앱이래." 그렇게 다운로드한 '나의건강기록' 앱을 통해 이제 나는 인생에서 가장 중요한 '건강'과 직결되어 있는 모든 정보를 손가락 터치 몇 번으로 알 수 있게 되었다. 그뿐만 아니라 기존에 깔려 있던 헬스 앱과 연동해 수면 상태,

생각해보기

걸음 수, 영양 상태까지 함께 종합적으로 확인할 수 있었다. 그동안 컴컴한 미지의 세계, 전문가들의 영역이라 생각했던 그 먼 세계에 있던 정보들이 이젠 내 손 안에 들어온 것이다. 친구에게 말했다. "세상 참 좋아졌다."

'나의건강기록' 앱이 내 일상에 한 발짝 더 성큼 들어온 건 최근의 일이다. 만성 편두통이 있는 나는 편두통에 잘 듣는 약을 찾기 위해 몇 년을 고생해왔다. 편두통 환자들은 각자 자신의 증상에 맞는 약들이 달라 그 약을 찾는 게 큰일 중 하나다. 나 역시 여러 병원을 돌고, 두통 환자 카페에도 가입해 다양한 치료약, 예방약들의 후기를 찾아볼 정도였다. 그러다 어느 신경과 병원에서 어떤 약을 처방받았는데, 순식간에 두통이 사라지는 경험을 했다. 이후 편두통이 찾아올 때마다 처방받은 약을 먹으며 이겨냈다. 그러던 어느 날, 눈앞이 반짝거리는 편두통 전조 증상이 일어났다. 여느 때와 같이 처방받은 그 약을 찾아 서랍을 열었다. 그런데 아뿔싸. 약이 다 떨어진 것이다. 아찔했다. 편두통은 전조 증상이 일어날 때 빨리 약을 복용하면 즉시 고통을 없앨 수 있지만, 시간이 지나고 나서 약을 먹으면 고통이 며칠 동안이나 이어진다는 특성이 있다. 급한 마음에 편두통 약 처방이 가능하다는 동네 내과에 들렀다. 의사가 물었다. "저번에 드신 약이 뭐였죠?" 머리가 하얘졌다. 도저히 생각이 나지 않는 것이었다. 약들의 이름이 워낙 비슷하기도 하거니와, 여러 약들을 같이 처방받았기에 그런 전문 정보들을 다 기억해내는 건 무리였다. 약봉투에 쓰여 있던 글자들을 떠올리려 애쓰던 중, 불현듯 떠올랐다. 맞다, 나 그 앱 있었지! 그렇게 의사의 앞에서 나는 '나의건강기록' 앱을 열었다. 빙고. 그곳엔 내가 원하던 그 약들의 정보가 아주 자세하게 나와 있었다. 의사 선생님도 앱을 보더니, 환자들에게 추천해야겠다며 웃었다. 그렇게 약을 제때 처방받아 복용할 수 있었고, 멀끔한 머리로 그날 업무를 해낼 수 있었다.

유례 없는 전염병의 확산으로, 그 어느 때보다 내 몸과 건강에 대해 중요하게 생각하게 되는 시기에 이런 앱을 만나게 되어 얼마나 다행인지 모른다. 주변 사람들에게도 모두 이 앱을 추천했다. 얼마 전 조카가 태어난 사촌 언니에게는 더더욱. 앞으로 수많은 예방 접종과 함께 할 귀여운 조카아이에게 이 앱은 큰 도움이 될 것이다. 매일 아침 마스크를 쓰고 집 밖을 나서고, 하루에도 여러 번 재난 문자를 받는 요즘, 나는 '하늘을 나는 자동차' 같은 건 바라지 않는다. 내가 꿈꾸는 미래는 나의 건강에 대한 모든 정보를 내 손바닥 안에서 확인할 수 있는 시대이다. 그리고 그 미래는 이미 우리 옆에 다가와 있다.

출처: 보건복지부 보도자료(2021.12.23.). 나의 건강관리 친구 '나의건강기록'앱, 완전 만족합니다!

참고문헌

김미정 · 최준영 · 김선희(2015). 보건의료정보학 입문. 수문사.

김복남 · 김지인 · 송미라 · 장혜정 · 김인숙(2015). 간호정보학 워크북. 현문사.

김치원(2015). 의료, 미래를 만나다-디지털 헬스케어의 모든 것. 클라우드나인.

대한의료정보학회(2014). 보건의료정보학 제3판. 현문사.

박성애 · 이혜자 · 박성희(2002). 의학진단과 연계된 간호진단 및 중재 프로그램 개발. 간호행정학회지. 8(2), 244.

박현애 · 조인숙 · 김영아 · 김은영 · 김정아 · 김정은 등(2014). 최신 간호정보학. 현문사.

보건산업진흥원(2018.04.24.). 3차년도 보건의료정보화를 위한 진료정보교류 기반 구축 및 활성화연구보고서-2017년 보건의료정보화 현황조사. 보건산업진흥원 홈페이지 게시. https://www.khidi.or.kr/board/view?pageNum=1&rowCnt=10&no1=739&linkId=48713586&refMenuId=MENU00085&menuId=MENU01621&maxIndex=00487449639998&minIndex=00001822939998&schType=0&schText=&schStartDate=&schEndDate=&boardStyle=&categoryId=&continent=&country=

보건복지부 보도자료(2021.06.29.). '나의건강기록' 앱.

보건복지부 보도자료(2021.04.13.), 「2020년 보건의료정보화 실태조사」결과.

서문경애 외(2016). 간호정보학 3판. 포널스출판사.

이은주 · 이상수(2004). 과학적 간호과정 적용과 훈련을 위한 멀티미디어 컨텐츠 및 웹 기반 EPSS의 개발. 교육정보미디어연구. 10(2), 152.

이혜자 외(2018). 알기쉬운 간호정보학. 계축문화사.

(주)비트컴퓨터 병원정보시스템 사용자 화면.

(주)아미스테크놀로지 병원정보시스템 사용자지침서.

최준영 · 고민석(2011), 의료정보관리학. 현문사.

최지숙(2011). 미국의 전자건강기록(EHR) 인센티브제도. HIRA정책동향. 제5권 6호 11~12월. p. 77~83.

한국보건의료정보원, 전자의무기록시스템인증. https://emrcert.mohw.go.kr/

한국보건의료정보원(2021). 전자의무기록시스템 인증제도 안내서(2021년 12월 기준) https://emrcert.mohw.go.kr/board.es?mid=a10606000000&bid=0005#content

한국의료정보교육협회(2013). 보건의료정보학 제2판. 에듀팩토리.

홍준현(2012). 의무기록정보관리학 제8판. 고문사.

http://www.ciobiz.co.kr/news/article.html?id=20160405120025

http://news.zum.com/articles/29809130?c=08

Lee S. I., Park H., Kim J. W., Hwang H., Cho E. Y., Kim Y., et al.(2012). Physicians' perceptions and use of a health information exchange: a pilot program in South Korea. Telemed J E Health, 18(8), 604-612.

LG U+ 'Cloud HIS'

Park H., Lee S. I., Kim Y., Heo E. Y., Lee J., Park J. H., & Ha K.(2013). Patients' perceptions of a health information exchange: a pilot program in South Korea. International journal of medical informatics, 82(2), 98-107. DOI: http://dx.doi.org/10.1016/j.ijmedinf.2012.05.001

CHAPTER 5

스마트 헬스케어와 원격의료

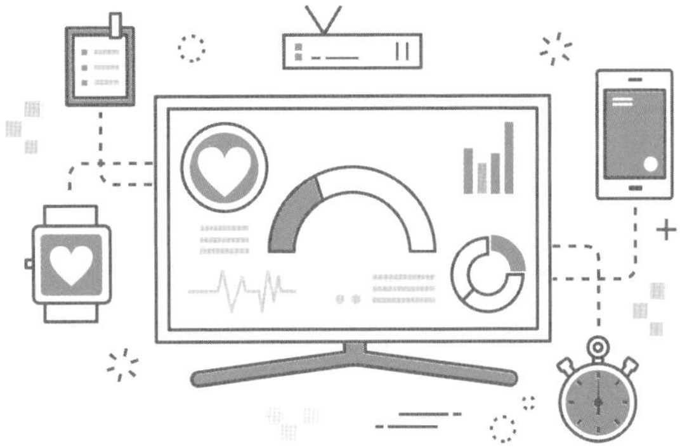

학습목표

1. 스마트 헬스케어의 개념을 이해한다.
2. 간호실무에서 스마트 헬스케어의 사용을 탐색한다.
3. 원격의료의 원격모니터링 개념을 이해한다.
4. 간호실무에서 원격간호의 사용을 탐색한다.

핵심용어

- **스마트 헬스케어**(smart healthcare): 헬스케어와 인공지능, 빅데이터, 사물인터넷, 클라우드, 나노 등의 기술이 융합된 케어
- **원격의료**(telehealth): 의학적 · 기술적 측면에서 양방향으로 상호작용하는 정보통신기술을 이용하여 서로 떨어져 있는 의사와 환자 사이에 의료정보 및 의료서비스를 전달하는 모든 활동
- **실시간 원격의료**(real-time telehealth): 원격의료 중 통신의 실시간 또는 생중계 상호작용이 일어나는 것을 이용한 활동
- **원격 모니터링**(remote monitoring, telemonitoring or remote patient monitoring): 의료기기를 이용하여 생체신호 측정(biometric) 데이터를 획득하고 전송하면서 환자의 상태를 모니터링하는데 사용됨
- **원격간호**(telenursing): 간호사와 대상자 간에 또는 간호사 간에 존재하는 물리적 거리와 상관없이 떨어져 있더라도 돌봄을 향상시키기 위하여 건강돌봄에서 간호서비스를 제공하기 위해 통신과 정보기술을 사용하는 것

1 스마트 헬스케어

간호실무 현장에서 앞으로 정보기술 도구의 사용이 더욱 증가할 것으로 예상된다. 우리가 살아가는 사회에서 정보기술 도구의 사용은 현재도 그리고 앞으로도 계속적으로 많은 요인에 의해서 영향을 받을 것이다. 간호실무에 영향을 미칠 요인은 인구통계적 특성, 감염성 질환의 유행, 만성질환 및 건강상태, 새로운 의료소비자들, 간호요구와 서비스, 빠르게 증가되고 있는 보건의료 서비스의 비용 등이다.

특히, 국내 인구의 빠른 고령화로 인하여 의료비는 증가하고 있으며, 의료의 불균등이 초래되고 있다. 독거노인을 포함한 노년층에게 스마트 헬스케어를 이용한 시니어 케어와 만성질환 관리의 파급효과가 클 것으로 전망된다. 산업연구원(Korea institute for industrial economics and trade, KIET)의 연구 분석 결과에 의하면, 스마트 헬스케어 산업은 국민의 건강에 증진, 당뇨병 등 만성질환 관리를 위한 비용 절감에 긍정적인 파급효과를 줄 것으로 예측하고 있다.

정보화사회에서 개인들은 더 많은 교육을 받았으며, 기술(technology)을 사용하는 데 더 익숙하다. 인터넷을 이용해 의료정보를 찾고 이해하며, 개인의 건강관리에 활용한다. 이들은 그들이 더 많은 의학적 정보를 제공받고, 치료계획에 참여할 수 있기를 원한다. 정보화시대에 변화는 환경 소비자들의 요구를 충족시키기 위하여 새로운 기술의 사용과 혁신을 더욱 꾀할 것이다.

1) 스마트 헬스케어의 개념

스마트 헬스케어란, 헬스케어와 인공지능, 빅데이터, 사물인터넷, 클라우드, 나노 등의 기술이 융합된 새로운 개념이다. 기존의 헬스케어 영역에서 더 나아가 언제 어디서나 개인이 손쉽게 건강관리를 받을 수 있는 것이다. 헬스케어 분야는 전통적인 병원중심의 의료산업 영역에서 정보통신기술(Information and Communication Technology, ICT)을 의료분야에 활용하여 다양한 수요자에게 보다 편리하고 다양한 형태의 건강 관련 서비스를 제공하기 위한 여러 가지 시도로 발전되어 왔다. 최근 스마트 헬스케어에 대한 관심 증가로 인해 여러 정부 기관의 보고서를 통해 이에 대한 다양한 정의를 내리고 있다. 산업자원통산부에서는 "기존 u-헬스의 개념이 포괄하고 있던 u-메디컬, u-실버, u-웰니스는 물론 건강관리, 영양, 운동처방, 환자 교육 등을 포함한 용어"라고 정의하였다. 국가기술표준원에서는 "개인의 건강과 의료에 관한 정보, 기기, 시스템, 플랫폼을 다루는 산업분야로서 건강 관련 서비스와 의료IT가 융합된 분야"라고 정의하였다. 또한 정보통신산업진흥원은 "의료와 ICT기술이 융합된 형태로 의료 데이터 기반 지능화된 서비스를 의미"한다고 하였다. 한국정보통신기술협회에서는 "스마트 헬스는 언제 어디서나 질병의 예방, 상태파악, 진단, 치료, 예후, 건강 및 생활관리 등의 맞춤형 보건의료서비스를 제공하는 기술"로 정의하였다.

그러므로 스마트 헬스케어는 ICT기술을 이용하여 질병의 예방, 진단, 치료, 건강 및 생활관리를 제공하는 맞춤형 보건의료서비스이다.

2) 스마트 헬스케어 산업

스마트 헬스케어 산업은 스마트 기기 기술과 정보통신 기술이 건강관리 및 의료서비스와 융합된 산업으로서, 언제 어디서나 개인별 건강상태를 측정 · 관리하고 이를 기반으로 맞춤형 건강관리 · 의료서비스를 제공하는 산업이다. 이는 정보기술(Information Technology, IT), 생명공학기술(Bio Technology, BT) 등 첨단기술이 융합되는 산업으로, 지식기반자본(knowledge-based capital)의 확보가 필수적이다.

스마트 헬스케어 산업은 크게 하드웨어, 소프트웨어, 서비스로 구성되어 개발되고 있다. 하드웨어 분야에는 개인건강 관리기기, 웨어러블 기기 등을 개발하고, 소프트웨어 분야는 건강정보제공 및 관리 앱, 의료정보 플랫폼과 데이터베이스 개발이 속한다. 서비스 분야에는 진단 및 원격의료 서비스가 포함된다(표 5-1).

표 5-1 | 스마트 헬스케어 산업 구성(분류체계)

분류	상세분류	설명	관련 제품 및 용도
하드웨어	제품 · 서비스 일체형, 단품 형태 제품	개인건강관리기기 건강관리를 위해 건강 생체신호를 측정하는 (의료)기기, 식약처 승인이 필요한 기기 웨어러블 기기 건강증진 · 개선을 위해 신체에 착용되어 생체신호 측정과 모니터링을 하는 기기	게이트웨이
			혈당, 혈압, 심전도, 활동량 측정
			요화학(소변) 분석
			헤모글로빈 측정
			체성분/체지방 측정
			의료용 센서 삽입 스마트기기
			현장검사 기기(Point of Care Testing, POCT)
			밴드/목걸이형, 부착(패치)형, 인체 삽입형
	부품	부품, 장치, 시약	시약, 바이오센서
			저장 및 디스플레이 장치
			통신 장치
소프트웨어	의료 · 건강 관리 콘텐츠	건강정보 제공 앱 일반적 의학정보, 운동정보, 영양정보 등 건강정보 제공 맞춤형 건강관리 앱 개인 건강정보를 수집하여 맞춤형 건강관리 제공	웰니스(휴식방법, 요가, 뷰티팁 등) 앱
			영양관리 및 정보 제공 앱
			의학적 정보(약품, 질병, 복약 등) 제공 앱
			개인건강기록(Personal Health Record, PHR) 앱
			병원기록 관리 앱
			피트니스 또는 운동 관리 앱
	미들웨어, 플랫폼, 통신네트워크	의료정보관리 플랫폼/DB 의료기관 의료정보 통합 저장/관리 시스템 개인 건강정보관리 플랫폼/DB 건강 · 의료정보 통합 저장, 관리	의료정보관리 플랫폼[전자의무기록(Electronic Medical Record, EMR; Electronic Health Record, EHR)]
			개인건강정보관리 플랫폼
			기타
서비스	진단서비스	진단서비스 유전자, 의료진단 서비스	체외진단 서비스
			유전자/유전체 분석 서비스
	건강관리 서비스	건강관리 서비스 하드웨어 기기의 건강정보 및 의료정보 분석, 건강관리 서비스 원격의료 서비스 원격으로 행해지는 의료 서비스 및 진단	개인건강검진 관리 서비스
			개인건강기록 관리 및 맞춤형 서비스
			노인건강관리 서비스
			건강관리 포털 서비스
			원격상담, 원격모니터링 서비스

출처: 산업연구원(2017). 4차 산업혁명 시대의 신성장동력, 스마트 헬스케어 산업, 재구성.

3) 스마트 헬스케어와 자가관리

스마트 헬스케어 시대의 각종 서비스 및 디바이스를 사용함에 있어 소비자들은 "이 장치를 잘 사용할 수 있을까?"를 걱정한다(그림 5-1). Majumder 등(2017)은 감각, 인지 및 운동 장애가 있는 노인에게 스마트 홈과 원격의료를 적용할 때 고려해야 할 사항으로 편안함을 강조하였다. 노인의 경우, 장치 사용이 어려워 상처부위 치료를 위한 자료를 입력할 때, 혹은 가정 원격의료 장치나 비디오카메라 등을 사용할 때, 쉽게 입력할 수 있는 음성인식장치를 원할 수도 있다.

따라서 기기사용에 대한 두려움 또는 어려움을 완화시키기 위하여 기기를 반복적으로 경험하여 보다 쉽게 사용하고 안심하고 장치를 켜고 끌 수 있는 능력을 갖출 수 있도록 해야 한다. 또한 사용이 편리하다는 기술적 문제를 넘어 사생활 보호에 대한 문제해결, 소비자가 주도하는 보건의료 경향 증가 등이 나타나고 있다.

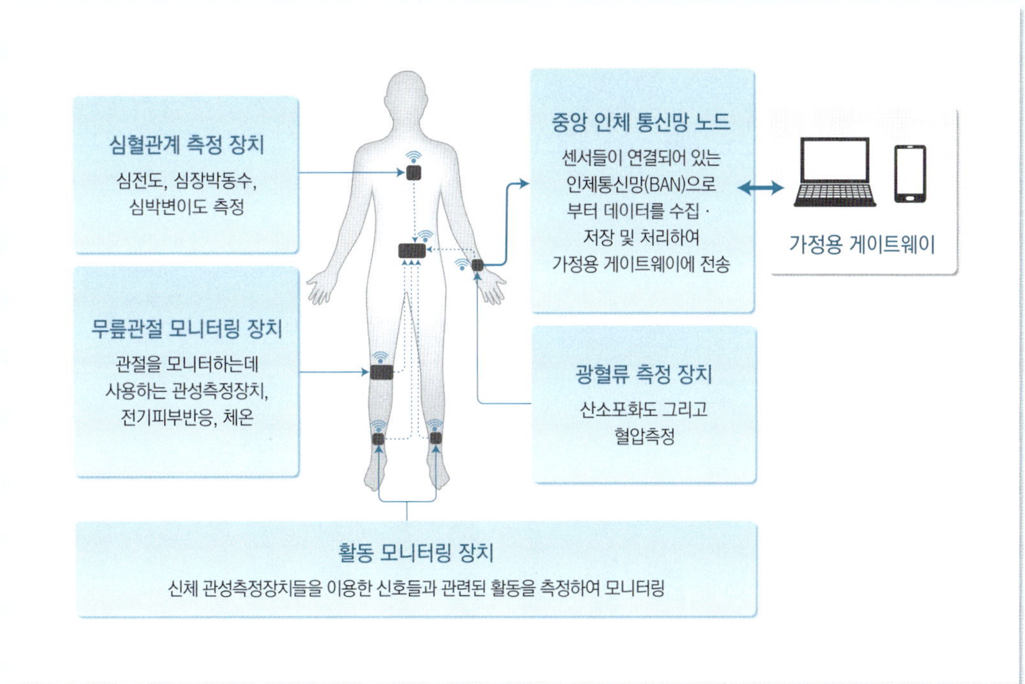

그림 5-1 착용하는 건강 관련 센서

출처: Majumder S., Aghayi E., Noferesti M., Memarzadeh-Tehran H., Mondal T., Pang Z. & Deen M J. (2017). Smart Homes for Elderly Healthcare—Recent Advances and Research Challenges. *Sensors, 17*(11), E2496.

2 원격의료

원격의료(telehealth)란, 기술적으로 의료정보를 전달하는데 전기신호를 사용하는 것을 말한다. 즉, 신속한 통신수단을 이용한 스마트폰, 컴퓨터와 같은 도구에 의해 전달되는 광범위한 의료서비스를 말한다. 가장 기본적인 통신기술이라고 할 수 있는 전화는 건강전문가들에 의해 수년간 이용되고 있다. 예를 들어, 간호사가 환자와 상담하기 위해 또는 의사가 대상자의 치료계획을 변경하기 위해 편리하고 익숙하게 사용해 왔다. 전화와 같은 통신도구의 활용범위는 의사 간의 단순한 정보교환을 위한 통화로부터 원격진단까지 그 범위가 넓다.

정보통신기술의 발달은 원격의료를 보다 더 발전시키는 계기가 되었다. 또한, 코로나19의 대유행으로 그 성장 속도는 더욱 가속화되고 있다. 이에 따라, 원격의료 분야에 대한 수요가 급증하고 있으며, 전 세계 원격의료 시장이 빠르게 성장하고 있다(그림 5-2). 국내 정부는 코로나19의 감염 확산을 예방하기 위한 목적으로 전화 상담 · 처방 및 대리처방을 '보건의료기본법'에 근거하여 한시적으로 허용하였다(2020.2.24.~별도 종료 시). 미국은 코로나19로 원격의료가 10배 증가하였고, 중국은 원격의료 관련 업체 회원수가 10배 증가하여 11.1억 명이 이용하고 있으며, 일본에서는 크루즈

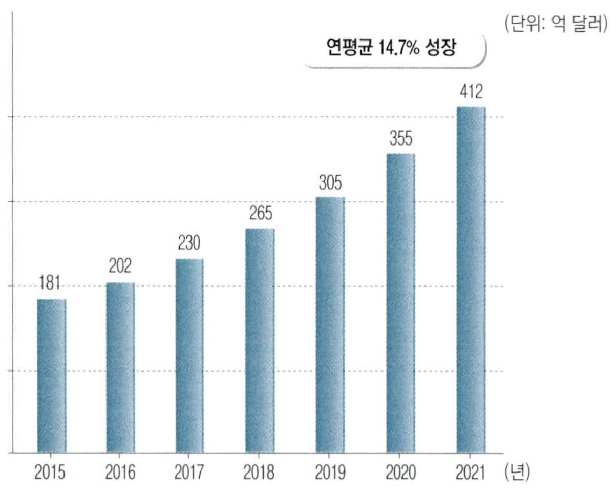

그림 5-2 세계 원격의료 시장규모 전망

표 5-2 | 국내외 원격의료 현황 비교

국가	내용
한국	• 현황: 미 도입(2000년부터 시범사업만 진행) • 코로나19로 원격의료 한시 허용, 40여 일간 10만 3,998회 이용
미국	• 현황: 1990년대부터 허용, 시장규모 2019년 24억 달러 → 2021년 30억 달러 전망 • 코로나19로 원격의료 10배 증가
중국	• 현황: 2014년 도입, 시장규모 2016년 109억 위안 → 2025년 948억 위안 전망 • 코로나19로 핑안하오이성 회원 수 10배 증가(11.1억 명 이용)
일본	• 현황: 2015년 도입, 시장규모 2019년 199억 엔 • 코로나19로 크루즈 승객 대상 앱 활용 진료, 라인헬스케어, 메디플랫 이용, 전 국민 대상 원격 상담 창구 설치

출처: 중앙재난안전대책본부, 전국경제인연합회(2020).

승객 대상 앱 활용 진료를 하는 등 원격의료를 적극 활용하고 있다(표 5-2). 원격의료는 의료인의 미래에 매우 큰 영향을 끼칠 것으로 예상된다. 앞으로 원격의료 분야의 성장은 특히 간호실무에서 의료전달 서비스를 더욱 향상시킬 것이다.

원격의료의 개념은 넓은 의미의 의학적 · 기술적 측면에서 양방향으로 상호작용하는 정보통신기술을 이용해 서로 떨어져 있는 의사와 환자 사이에 의료정보 및 의료 서비스를 전달하는 모든 활동을 말한다. 미국의 원격진료협회에서는 원격의료를 다른 지역에 있는 사람들에게 임상서비스를 제공하기 위해 전자커뮤니케이션과 IT를 사용하는 서비스라고 정의한다. 원격의료는 건강관리 서비스를 지원하기 위해 정보통신기술이 사용되는 확장된 영역으로 원격교육, 소비자 서비스 등 적용영역이 넓게 활용된다. 그 예로, 환자 포털을 포함하는 e-health, 이미지의 원격화상전송서비스, 생체정보의 원격모니터링, 원격교육 등이 있다. 원격의료의 이용은 의료진과 환자 간의 거리와 상관없이 모든 전문분야에서 일상적인 임상적 상호작용을 할 수 있도록 돕는다.

원격진료는 환자가 병원을 직접 방문하지 않고 혈압, 심전도 등의 생체정보를 측정 · 전송하면 원격지 의사가 영상을 통해 원격지 환자의 상태를 파악하고 원격진찰, 처방서비스를 제공하는 것이다. 세계의사회(WMA)는 원격진료를 "원거리에서 전송하는 데이터, 문서 등의 정보에 기반하여 개입, 진단 및 처방을 결정하고 권고하는 의료행위"라고 정의한 바 있다.

1) 실시간 원격의료

실시간 원격의료(real-time telehealth)는 통신을 통하여 실시간 또는 생중계 상호작용이 일어난다. 가장 흔히 상호작용 원격의료(synchronous telehealth)에 이용되는 형식 중 하나는 화상컨퍼런스이다. 여기에는 컴퓨터나 화상컨퍼런스 장비에 덧붙여져 상호적인 검진을 돕는데 사용될 수 있는 컴퓨터 주변장치들도 있다. 센서들 간에 실시간으로 양방향(송수신 겸용) 오디오, 비디오 동영상 등을 이용한 디바이스의 사용은 점차 일반화되어가고 있다. 실시간 임상 원격의료 적용의 예는 다음과 같다.

- 원격정신건강(telemental health): 정신전문간호사와 정신과 대상자를 연결시키기 위하여 화상 컨퍼런스를 이용한다.
- 원격재활(telerehabilitation): 가정에 재활을 필요로 하는 대상자의 경과를 사정하기 위하여 비디오카메라와 다른 기구들을 사용한다.
- 원격가정간호(telehomecare): 원거리에 거주하는 대상자를 관찰, 사정, 교육시키기 위하여 비디오 기술을 이용한다.
- 원격협진(teleconsultations): 치료에 관여하고 있는 개인 또는 그룹 간의 상호협조적인 교환 또는 협진을 가능케 하기 위하여 다양한 기술을 이용한다. 원격협진은 화상컨퍼런스 기술을 이용하여 실시간으로 전송되어질 수 있다. 예를 들면, 경험이 부족한 의사에게 어떠한 기술을 교육시키거나 또는 어려운 사례에 대한 적절한 접근방법을 논의하는데 참여하도록 기회를 제공하는 것이 포함된다.
- 원격호스피스/원격완화치료(telehospice/telepalliative care): 원격의료 장비는 말기환자가 최적의 삶의 질을 성취하도록 돕는 증상관리에 이용될 수 있다. 또한 대상자나 돌봄제공자에게 정신적 지지를 제공하기 위하여 실시간 또는 원거리 모니터링을 이용할 수 있다.

원격의료 기술들은 비임상적으로도 많이 사용된다.

- 간호사 보수교육, 사례검토 그리고 대상자 원거리 교육 등에 사용
- 원격의료 네트워크 간의 미팅, 감독, 프레젠테이션을 포함하는 행정적 사용
- 정보와 건강관련 데이터 관리를 위하여 인터넷과 다른 온라인 출처를 검색하는 연구적 사용

2) 원격 모니터링

원격 모니터링(remote monitoring, remote patient monitoring)은 장비를 이용하여 생체측정(biometric) 데이터를 캡쳐하고 전송하는 것을 말한다. 예를 들어, 원격뇌파측정 장비(tele-EEG device)는 대상자 뇌의 전기적 활동을 모니터링하고, 그 후 데이터를 지정된 전문가에게 전송한다. 이러한 상호작용은 실시간으로 이루어지거나 저장된 후에 추후 전송된다.

원격 모니터링의 예는 다음과 같다.

- 가정 내 야간투석 시에 대상자의 변수 모니터링
- 중환자실 입원환자의 심장 및 여러 생체신호 원거리 모니터링
- 계획된 일정에 따른 간호사와 대상자나 돌봄제공자 모니터링

3) 원격의료 사례

2014년부터 보건복지부에서 공공의료서비스를 강화하기 위해 원격의료 시범사업을 실시하였다. 원격의료 시범사업의 예로, 의료인 간 원격협진 활성화, 도서벽지 · 군부대 · 원양선박 · 교정시설 등 의료취약지에서의 원격의료, 동네의원 중심 만성질환자 원격 모니터링, 노인요양시설 원격진료 시범사업 등을 실시한 바 있다. 그 결과, 원격모니터링 시험군이 대조군보다 당화혈색소 0.36%, 혈당 16.44mg/dL 더 감소하여 임상적 유효성을 입증하였다. 또한 만족도는 83~88%였으며, 복약순응도 역시 원격의료 전은 4.83점이었으나, 후에 5.1점으로 높아졌음이 보고되었다. 이 밖에도 원격의료 해외진출 지원 사업을 통하여 중남미, 중국 등 7개국과 협력 양해각서(Memorandum of Understanding, MOU)를 체결하여 현지 원격의료 후속사업을 추진하고 있다.

국내 원격의료 적용사례를 살펴보면 다음과 같다(사례 1, 사례 2, 사례 3).

사례 1 도서지역 주민 대상 원격의료 사례

○○ 섬에 거주하는 A 씨는 1달에 한 번 1박 2일의 일정으로 M시에 있는 병원에 내원하여 당뇨 및 고혈압 진료를 받았다(수축기 혈압 150mmHg 이상, 식전 혈당 130mg/dL 이상). 현재는 원격의료를 통해 언제나 필요할 때 의사를 만나고 상시적 관리도 받아, 혈압 및 당뇨 조절이 잘 되고 있어 (혈압 120/80mmHg대 유지, 공복혈당 120mg/dL) 만족하고 있다.

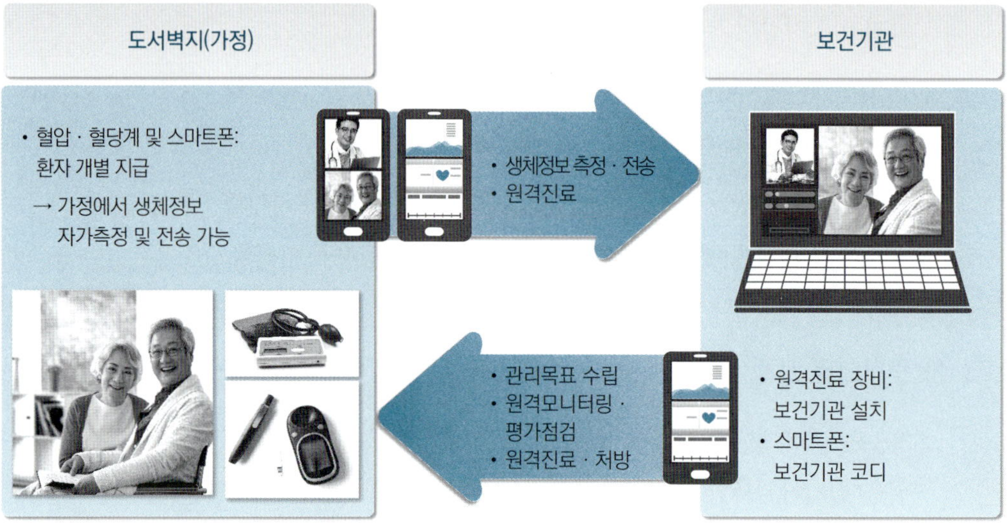

도서벽지와 보건기관 간의 원격의료 흐름

출처: 보건복지부 보도자료(2016.01.27.)

사례 2 GP 군 장병 대상 원격의료 사례

2015년 8월에 국군의무사령부에 군 원격의료를 총괄하는 군 의료종합상황센터를 개소하였고, 군사분계선 부근에서 적 군사활동을 감시하기 위한 초소 등 격오지 부대 원격의료 서비스 등으로 군 장병 의료복지를 실현하고 있다. 격오지 부대 원격의료를 2개소에서 40개소로 확대하여 의료기관과 멀리 떨어져 있는 장병 약 2,000여 명에게 서비스를 제공하고 있으며, 후방 10개 부대 장병 약 2,000여 명에게는 맞춤형 원격건강관리 서비스가 제공 중이며, 향후 3,000명까지 확대할 예정이다.

두통, 메스꺼움 증상을 가진 GP 군 장병을 원격의료를 통해 식별하여 군병원으로 후송하고, CT 촬영을 통해 '뇌혈관종'을 진단하고 치료하였음. 후송시간 등의 영향으로 군병원에서 진료를 받는 시간이 지체될 뻔 하였으나, 원격의료로 신속히 환자를 식별하여 치료할 수 있었음

출처: 보건복지부 보도자료(2016.01.27.)

사례 2 GP 군 장병 대상 원격의료 사례(계속)

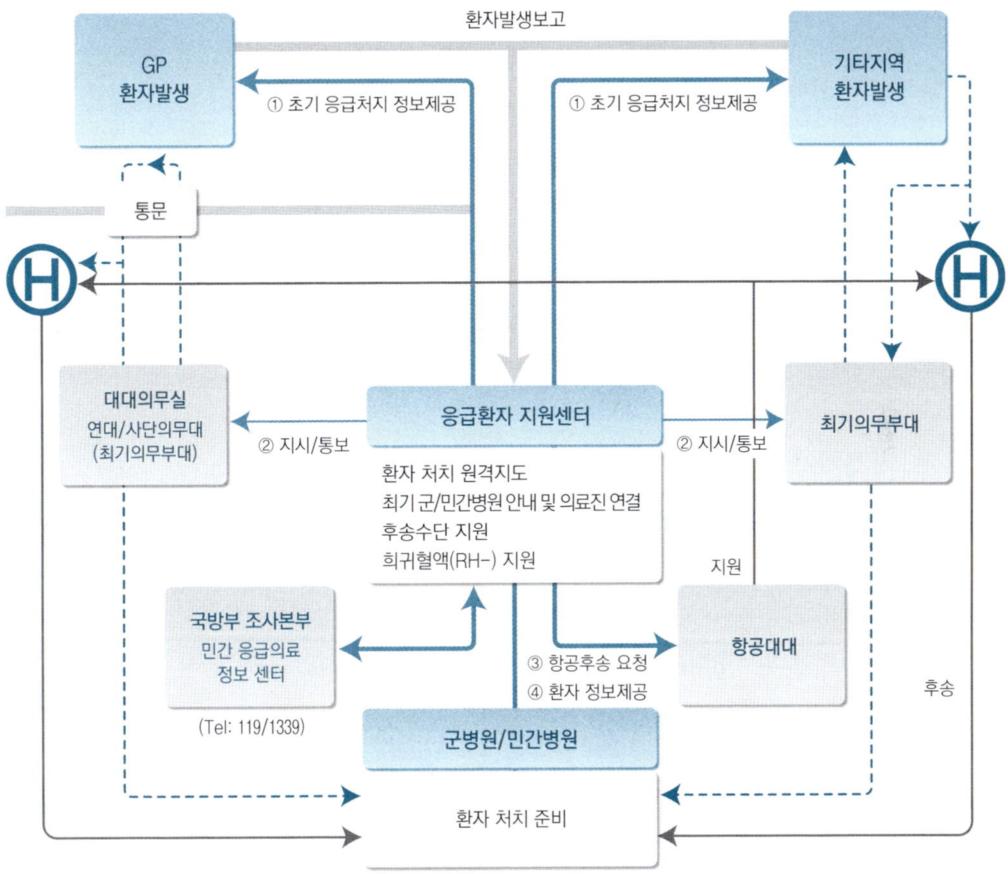

국군의무사령부 홈페이지 중 의료종합상황센터 소개 화면

출처: http://www.medcmd.mil.kr/user/indexSub.action?codyMenuSeq=18191&siteId=medcmd&menuUIType=top(2019.04.12.)

사례 3 원격의료 해외 교류 사례

2015년 7월부터 2016년 2월까지 페루 까예따노 에레디아 병원과 길병원은 취약지 1차 보건의료기관 원격협진 시스템 구축을 위한 모델개발 연구를 진행하였으며, 까예따노 에레디아 병원과 리마 외곽지역에 위치한 모자보건센터 3개소 간 원격협진사업이 2016년 11월에 시작되었다. 본 사업은 전문의가 부족한 취약지역 모자보건센터(리마 주변 소재 모자보건센터 3개소)와 대도시 거점병원(까예따노 에레디아 병원) 전문의를 연계하여 산부인과 진료 등을 실시하는 원격협진 모델이다.

사례 3 원격의료 해외 교류 사례(계속)

각 모자보건센터별 30명, 3개소의 산모 90명을 대상으로 주기적 산전관리(복부초음파 및 혈압, 혈당 등 생체정보측정), 산부인과 진료과별 원격협진을 시범 운영하였다. 세부적으로, 모자보건센터에 산전 관리를 등록하고 주기적으로 관리받는 환자 중 고위험 인자를 가지고 있는 환자의 경과를 까예따노 에레디아 병원의 전문의가 원격협진을 시행하고, 이송하거나 전원하여야 할 경우를 판단해주며, 그 이외의 케이스에서는 주기별 원격협진을 시행, 모자보건센터에서 분만까지 이루어질 수 있도록 지원하고 있다.

출처: 보건복지부 보도자료(2016.11.17.).

3 원격간호

원격간호(telenursing)는 간호사와 대상자 간 또는 간호사 간에 존재하는 물리적 거리에 관계없이 돌봄을 향상시키기 위하여 간호서비스를 제공하는 데 통신과 정보기술을 사용하는 것을 의미한다(Skiba, 1998). ICN(2000)은 원격간호를 "환자간호를 증진시키기 위하여 간호에 있어 원격통신 기술을 사용하는 것"으로 정의하였다. 원격진단(telediagrnosis), 원격협진(teleconsultation), 원격모니터링(telemonitoring)과 같은 다른 의학적 및 비의학적 적용과 많은 연결점을 갖는다.

1) 가정 원격간호

오늘날 원격간호에서 가장 발전된 분야는 가정 원격건강관리(home telehealth care)이다. 사람들은 가정과 유사한 곳에서 돌봄을 제공받기를 원한다. AARP(American Association for Retired Persons)의 정규조사에 따르면(AARP, 1996), 90% 이상의 노인은 가정에서 독립적으로 생활하길 원하며, 익숙한 장소에서 나이 먹어가길 원한다. 가정에서의 돌봄이 선호되는 것이다.

가정간호 산업의 가장 큰 도전은 아픈 대상자와 함께 일하는 것인데, 이들 중 많은 사람은 과거에 비해 병원에서 가정으로 더 일찍 퇴원한 이들이다.

그 대상자는 다음과 같다.

- 움직일 수 없는 대상자
- 멀리 살거나 또는 의료서비스 접근이 어려운 곳에 사는 대상자
- 만성폐쇄성폐질환, 당뇨병, 선천성 심장질환과 같은 만성질환을 가지고 있는 대상자
- 파킨슨병, 알츠하이머병과 같은 신경성 퇴행성 질환 및 쇠약성 질환을 가진 대상자

이들 대상자는 모두 가정에 머무를 수 있으며, 화상컨퍼런스, 인터넷, 화상전화 또는 다른 통신수단을 통하여 정기적으로 간호사가 방문하여 도움을 받을 수 있다. 이러한 원거리 통신은 진보된 수준의 돌봄을 가정 원격간호사가 제공할 수 있도록 한다.

가정 원격간호의 대상은 수술 직후의 대상자 간호, 장루간호, 물리치료나 원격 재활을 필요로 하는 장애인 등 다양하다. 예를 들어, 이동해야 하는 여행거리에 영향을 받는 전통적인 가정간호에서, 한 명의 간호사는 하루에 최대 7명까지 방문할 수 있다. 그러나 원격간호를 사용하면 한 명의 간호사는 상호 원격간호를 이용하여 대략 같은 양의 시간 동안 12~16명의 대상자를 방문 또는 원격방문할 수 있다.

가정 원격간호는 또한 개인의 식이 또는 운동 요구에 맞춰 이루어지는 교육, 간호원격협진, 의학적 검사결과 검토, 의사의 의학적 치료 프로토콜 수행 돕기 등을 제공하는 것과 같은 다른 활동을 포함할 수 있다. 예를 들면, 대상자, 가족, 의사 그리고 특수화된 심장 모니터링 센터를 포함하는 가정 중심의 원격 심장학 프로그램(home-based telecardiology programs) 등이다. 다학제적 접근은 대상자를 관리하고 대상자의 삶의 질을 향상시키고, 의료비용 특히 입원비용을 감소시키기 위하여 실무 프로토콜(best practice-defined protocols)에 따라 이루어진다. 간호사는 이 돌봄의 네트워크에서 중요한 역할을 한다.

또 다른 원격간호의 퇴원환자 적용은 메니지드 케어기관, 병원 그리고 다른 보건 조직에 의해서 운영되는 전화통신 기술을 이용한 콜센터 서비스이다. 일부 콜센터에서는 원격모니터링 서비스도 제공하는데, 이것은 대상자가 집에 머물며 다른 원격의료 장비를 사용하여 생체적인 측정 정보와 다른 의학정보를 다시 콜센터에 보내도록 한다. 모니터링은 간헐적 또는 계속적으로 이루어질 수 있다. 이러한 통신기술의 사용은 의사가 대상자의 상태를 평가하고, 대상자의 건강상태를 더욱 잘 관리하기 위하여 의사결정을 하는데 필요한 데이터로 사용된다.

콜센터에는 특별히 사례관리자로서의 역할을 하거나 부상자 분류(triage) 역할을 행하는 간호사가 직원으로 근무한다. 이들 전문가는 대상자의 질병진행 상황에서 이들을 교육시키기 위해 질병관리 프로그램의 한 부분으로써, 대상자에게 정보와 상담을 제공할 수 있다. 사실상 그들의 목적은 치료에 적절한 접근방법을 제공하고, 대상자가 예방 가능한 응급실 방문과 재입원을 하지 않도록 돕는 것이다. 이러한 보조적 역할의 한 예로 간호사 전화(nurse call), 즉 대상자가 콜센터에 접속할 때까지 기다리지 않는 것을 들 수 있는데, 간호사가 최근에 퇴원한 당뇨환자에게 정규적으로 짜여진 스케줄에 맞추어 대상자에게 전화를 걸어 집에서의 대상자 경과, 활동저항성, 투약순응도, 발 간호, 식이 관리 등을 적절히 하는지 평가한다. 자가관리를 위한 대상자의 힘 북돋우기(임파워먼트)는 원격간호의 매우 중요하고 필요한 부분이다.

원격중환자 간호사(tele-intensive care nurse)는 전문간호사의 새로운 역할이다. 이들 간호사들은 침상 곁에서 수집되는 실시간 자료를 조사하여 도서지역에 있는 중환자실 환자들에게 원격모니터링, 관리 및 전문가협진을 제공할 수 있다. 이러한 원격중환자 의료는 위급한 환자들에게 모니터링과 치료를 제공하는 전문가 주도의 근거기반 최첨단 서비스이다(Williams, Hubbard, Daye., & Barden, 2012).

원격간호를 이용하는 것은 간호사가 대상자 개개인에 꼭 맞는 돌봄서비스를 제공하는데 있어서 간호사의 역할을 더욱 확대해 갈 수 있을 것이다. 가정은 병원 치료 이후 장기간 대상자가 관리되어질 장소이다. 그리고 가장 비용 효과적인 보건의료 공간이므로 가정 원격간호사는 수십년 후에 이루어질, 변화하고 있는 전달시스템에서 필수적이고 역동적인 역할을 잘 수행해 낼 것이다.

2) 원격의료에서 간호사의 역할

원격의료에 참여하는 간호사는 환자의 요구와 능력에 적절하고 이용 가능한 원격의료 장치를 선택해야 한다. 환자가 기대한 만큼 수행할 수 있는지 고려하는 것은 매우 중요하다. 예를 들면, 노인 심부전(Congestive Heart Failure, CHF) 환자의 체중 상태는 자동 체중 장치에 매일 입력되어야 할 것이다. 환자가 사용할 이 장치의 사용절차는 일반적인 가정에서 사용하는 전화기를 장치에 연결하여 조작하고,

버튼을 눌러 전송하면 된다. 중앙간호사실 서버에서는 전송받은 체중을 판독한 후 정확히 제 시간에 환자 기록에 저장한다. 원격의료에 참여하는 간호사들은 환자 체중에 대한 정보와 체중 증가에 대한 경과를 자동적으로 환자의 호출기로 전송하고 환자에게 전화로 심부전질환에 적용되는 새로운 일상 식단에 대해 자세히 알려준다. 이때 간호사는 환자에게 이뇨제 처방을 부탁받을 수도 있으며, 이러한 방식이 환자-간호사가 직접 만나는 빈도를 감소시키고 적시에 환자를 도울 수 있다. 사실 직접 방문은 상대적으로 시간이 많이 걸려 대부분의 환자들이 방문을 하기 전에 호흡곤란과 통증으로 응급실을 찾는 경우가 있는데 반해, 원격의료 중재는 보다 더 빠르고 정확하게 증상을 찾아낼 수 있다는 장점이 있다.

원격의료는 보건의료 서비스 분야에서 빠르게 발전하고 있으며, 이 분야에서 간호사는 핵심적인 역할을 수행할 것으로 기대된다. 간호사를 위해 가장 장래성 있는 분야 중의 하나는 가정 원격 건강관리인데, 만성질환을 가지고 있는 노인의 수가 급격히 증가하면서 더욱 중요성이 높아지고 있는 분야이다. 수많은 원격통신장치는 간호사에게 유용하고, 환자의 건강상태 호전과 효과적인 건강상태 유지를 위해 계속적으로 발전되어야 한다. 따라서 간호사는 전형적인 가정간호 환자(노인, 정기적으로 간호를 받아야 하는 환자)에게 원격의료 서비스를 제공함으로써 간호관리의 핵심적 역할을 수행할 수 있을 것이다.

사례 4는 간호사가 원격의료 도구를 사용하여 환자의 상태변화를 조기 발견할 수 있는 가상 시나리오이다.

사례 4 원격의료 및 원격간호에 대한 가상 시나리오

91세 독거노인 김 씨는 울혈성 심부전과 고혈압으로 인한 심방세동으로 재입원한 과거력이 있다. 퇴원 후 김 씨는 A의료기관에서 가정간호를 받았다. 환자의 활력징후를 인지하고 전달하는 가정원격간호시스템이 집안에 설치되었다. 이 환자에게 원격 모니터링을 하는 일차적인 목적은 환자의 상태를 매일 확인하여 불필요한 재입원을 막는 것에 있었다.

어느 날 아침, 김 씨의 원격 간호사는 전달된 환자정보에서 산소포화도 수치가 낮은 것을 발견했다. 원격의료에 참여하는 간호사는 김 씨에게 전화를 걸어 산소수치를 다시 측정하도록 하였다. 산소수치가 낮은 것을 확인하고 간호사는 환자의 의사와 연락하여 즉시 환자를 응급실로 이송시키도록 환자의 상태를 알리고, 이송 요청을 하였다. 의료진들과 연락이 된 후 환자는 신속히 병원으로 이송되어 폐색전증 진단을 받았다.

사례 5 AI · IoT기반 어르신 건강관리서비스

보건소 방문건강관리사업 운영 노하우와 AI · IoT기술을 활용하여 건강증진서비스의 접근성이 떨어지는 어르신을 대상으로 지속 가능한 건강관리서비스 모형 개발 · 적용한 사례이다. 허약 · 만성질환 관리 및 건강관리행태개선이 필요한 65세 이상 어르신들이 대상이다. 어르신의 허약 정도 및 건강행태에 따른 비대면 건강관리서비스를 구성하고, 담당 간호사 배정, 영양사 · 운동전문가 · 물리/작업치료사 투입을 통한 어르신 맞춤의 전문적 건강관리서비스를 실시한다.

이 서비스는 어르신 친화적 건강관리 APP 개발 · 적용 및 다양한 디바이스들을 도입한 서비스이다. 모바일 업무환경 구축을 통한 업무효율화를 실현하고, 악력 측정 등 객관적 성과 측정 도구를 적용한다.

다음 그림은 AI · IoT기반 어르신 건강관리서비스 사업추진 체계도이다. 보건소 내 담당인력 및 주요 역할은 표에 요약되어 있다.

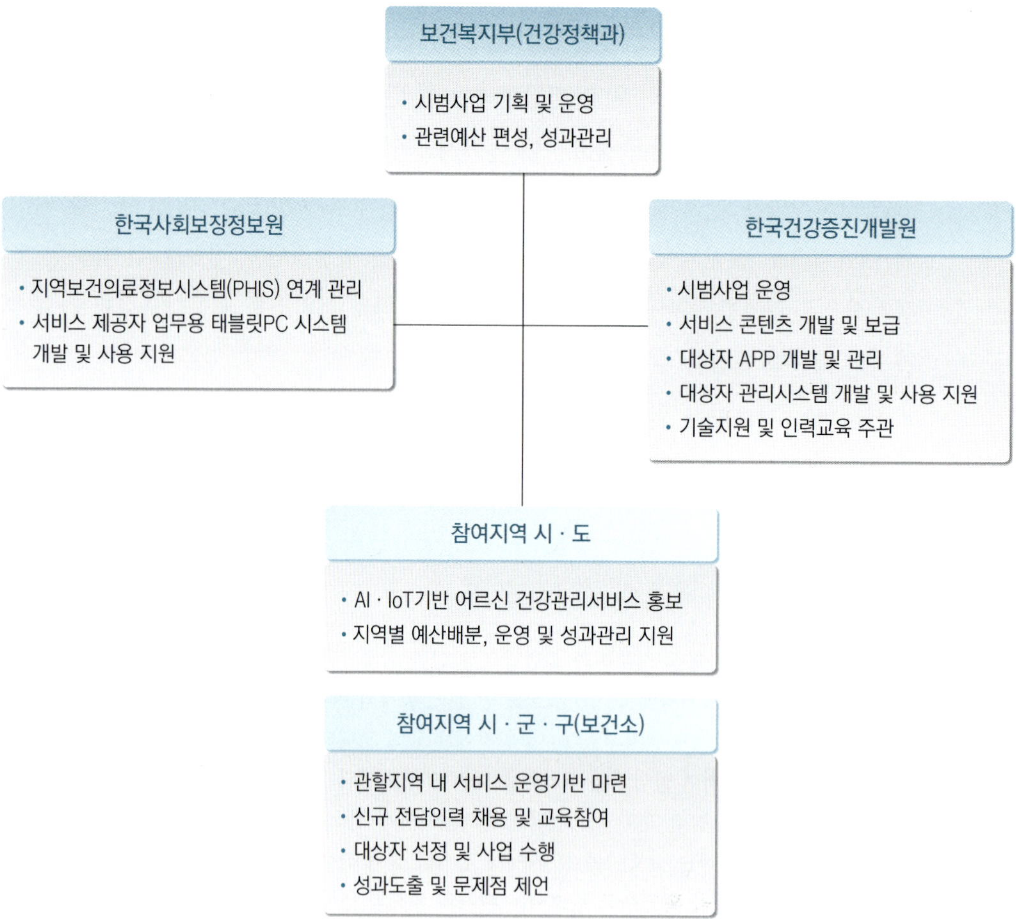

AI · IoT기반 어르신 건강관리서비스 사업추진 체계도

사례 5 AI · IoT기반 어르신 건강관리서비스(계속)

AI · IoT기반 어르신 건강관리 보건소 담당인력 및 주요 역할

<table>
<tr><th colspan="2">구분</th><th>주요 업무</th><th>주요 역할</th></tr>
<tr><td colspan="2">사업 팀장(공무원 등)</td><td>• 총괄 감독
• 조정 및 관리</td><td>• 지속 · 발전적인 사업운영 체계 마련
• 지속 · 발전적인 사업운영 체계 마련</td></tr>
<tr><td colspan="2">사업 담당자(공무원 등)</td><td>• 총괄 사업계획 수립 사업
• 성과관리 타 사업 연계
• 예산집행 및 물품 관리</td><td>• 지역사회 특성에 맞는 사업계획 수립
• 운영사항 상시 모니터링 및 사업 성과관리
• 전문인력 업무지원, 예산집행 및 물품관리
• 사업 간 연계 및 타부서와의 원활한 의사소통</td></tr>
<tr><td rowspan="2">간호사</td><td>선임 간호사</td><td>• 서비스 계획 수립 업무조정
• 실적보고 신규인력 역량 강화
• 담당 간호사 업무수행</td><td>• 대상자 명단 및 일정 등 세부 서비스 계획 수립
• 월별 사업 현황 및 실적 관리, 작성 제출
• 어르신별 담당자 배정조정 지원
• 신규 인력에 대한 동행 또는 멘토 역할 수행
• 담당 간호사 업무 병행수행</td></tr>
<tr><td>담당 간호사</td><td>• 대상별 건강스크리닝 및 건강측정정보 모니터링
• 건강관리 미션 부여
• 건강관리 컨설팅 실시</td><td>• 대상자 건강스크리닝 및 관리 계획 수립
• 건강측정정보 모니터링 및 건강관리 미션 부여
• 비대면 만성질환 및 건강관리 컨설팅
• 건강관리 정보제공 및 일상 속 건강행태 중재</td></tr>
<tr><td colspan="2">영양사</td><td>• 식습관 미션 관리
• 식생활 컨설팅 실시</td><td>• 식사습관 모니터링 및 관련 미션 부여
• 비대면 식생활 관리 컨설팅
• 식생활 정보제공 및 일상 속 식생활 실천 중재</td></tr>
<tr><td colspan="2">운동전문가 또는 물리 · 작업치료사</td><td>• 신체활동 미션 관리
• 신체활동 컨설팅 실시</td><td>• 신체활동 현황 모니터링 및 관련 미션 부여
• 비대면 신체활동 실천 컨설팅
• 신체활동 정보제공 및 일상 속 운동 실천 중재</td></tr>
<tr><td colspan="2">행정 보조</td><td>• 어르신 사업참여 지원
• 전담인력 업무보조</td><td>• 어르신 대상 앱 및 디바이스 등 활용 안내 및 사업 참여 지원
• 전담인력에 대한 행정업무 지원
• 상시 민원 응대</td></tr>
</table>

생각해보기

아래 AI · IoT기반 어르신 건강관리서비스 흐름도 개요를 보고 추가하거나 삭제해야 할 부분이 있는지 생각해보자. 그리고 추가로 세분화해야 할 필요가 있거나 구체적인 기준이 필요하다고 여겨지는 부분들이 있는지를 생각해 보자.

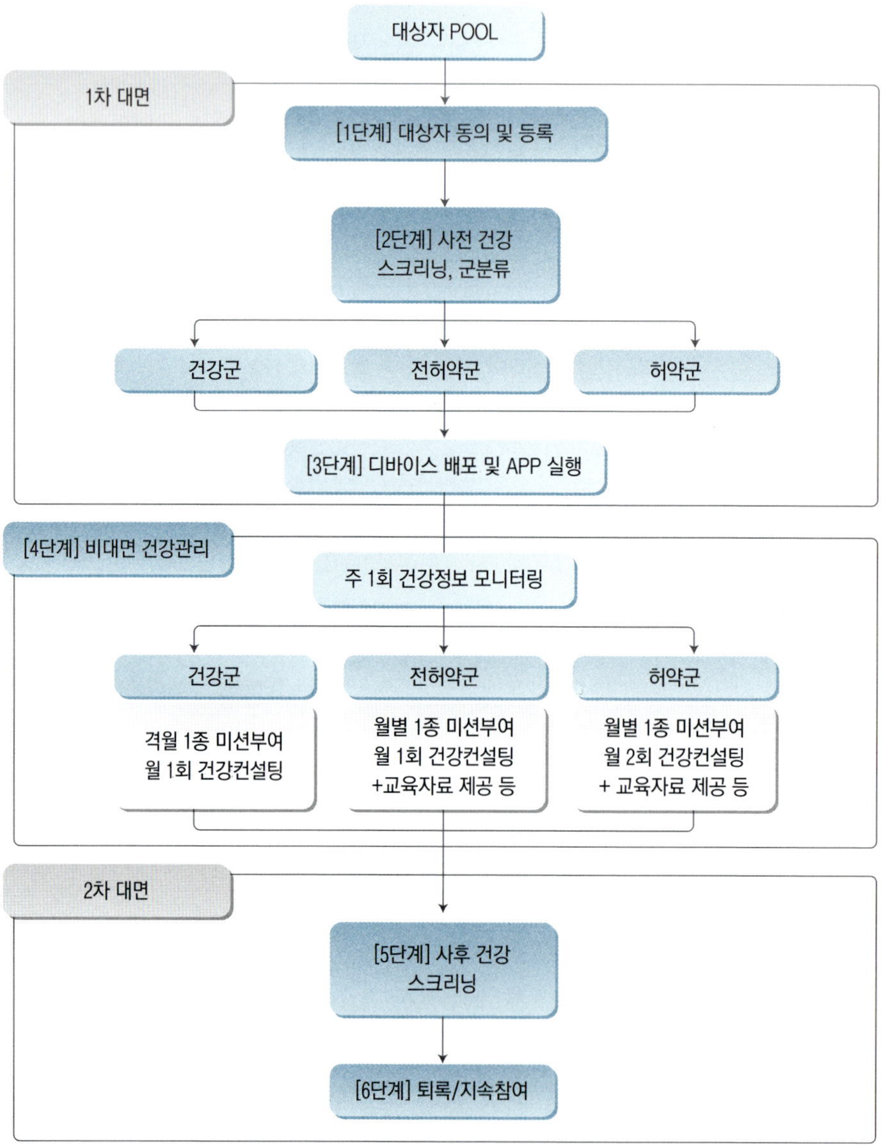

AI · IoT기반 어르신 건강관리서비스 흐름도 개요

출처: 보건복지부, 한국건강증진개발원(2020).

4 원격의료의 미래

인터넷이나 개인건강기록과 원격의료에서 발생되는 역할은 통합된 보건의료 모형을 새롭게 변화시키고 있다. 또한 통신 시스템 접속, 기술 승인, 이동성, 데이터 전송 기술의 발달과 더불어 통신 회사는 인체에 부착할 수 있는 센서에서 원격 감시장치에 이르기까지 광범위한 정보기술 도구를 제공하고 있다. 맞춤형 보건 서비스를 받기 위해 TV와 휴대폰 등으로 접속하는 환자가 증가할 것이다. 최근에 인터넷을 기반으로 모든 사물을 연결하여 사람과 사물, 사물과 사물 간의 정보를 상호 소통하는 지능형 기술 및 서비스를 의미하는 사물인터넷에 대한 관심과 관련 상품의 개발은 원격의료 등 건강관련 분야에 영향을 주고 있다. 핵심적인 정보에 쉽게 접근할 수 있도록 하는 것은 간호서비스의 전달 및 건강정보의 협력을 증가시키기 위한 모든 분야, 즉 가정간호, 병원, 광범위한 다른 환경분야 등에 대한 해결책이 될 것이며, 삶의 질을 향상시키기 위해서 소비자 및 환자의 일상생활 속에 통합된 제품은 계속 출시될 것이다.

우리가 미래를 향해 변화되어야 하는 이유는 원격의료와 원격간호가 미래 삶의 질을 개선시키고, 환자의 간호에 중요한 역할을 하기 때문이다. 무엇보다도 우리는 변화에 대처하고, 지속적으로 진화하는 간호실무 모형을 활용할 수 있어야 한다. 간호사의 원격간호시스템은 소비자 및 환자와의 활발한 상호작용을 통하여 보다 질 높은 간호서비스 제공을 목표로 하여야 한다.

참고문헌

김문구(2016). 인공지능 헬스케어의 산업생태계와 발전방향. 한국전자통신연구원.

배영임 · 신혜리(2020). 코로나19, 언택트 사회를 가속화하다. 경기연구원. 이슈&진단 No.416

보건복지부 보도자료(2016.01.27.).

보건복지부 보도자료(2016.11.17.).

보건복지부, 한국건강증진개발원(2020). 2021년 지역사회 통합건강증진사업 방문건강관리 안내

서문경애 외(2015). 간호정보학. 3판. 포널스출판사.

식품의약품안전평가원(2018). 스마트 헬스케어 의료기기 기술표준 전략 보고서. 식품의약품안전처.

산업통상자원부(2015). 스마트 헬스케어산업 활성화 방안.

황원식 · 최윤희(2017). 4차 산업혁명 시대의 신성장동력 스마트헬스케어산업. I-KIET산업경제이슈. 산업연구원, 제12호.

한국무역협회 국제무역통상연구원(2020). 디지털 헬스케어 활성화를 위한 산업 · 통상 전략-원격의료 서비스를 중심으로.

http://www.medcmd.mil.kr/user/indexSub.action?codyMenuSeq=18191&siteId=medcmd&menuUIType=top(2019. 04. 12)

Majumder S., Aghayi E., Noferesti M., Memarzadeh-Tehran H., Mondal T., Pang Z. & Deen M J.(2017). Smart Homes for Elderly Healthcare—Recent Advances and Research Challenges. Sensors, 17(11), E2496.

Sosnik A., & Amiji. M.(2010). Advanced Drug Delivery Reviews, 62(4-5), 449-457.

Skiba D. J.(1998). Health-oriented Telecommunications in Nursing Informatics. Where Caring and Technology meet. Springer, New York, 40-53.

Williams L. M., Hubbard K. E., Daye O., & Barden C.(2012). Telenursing in the intensive care unit. Critical Care Nurse, 32(6), 62-69.

3

PART

정보학의 간호행정 적용

CHAPTER 6

간호행정 정보시스템

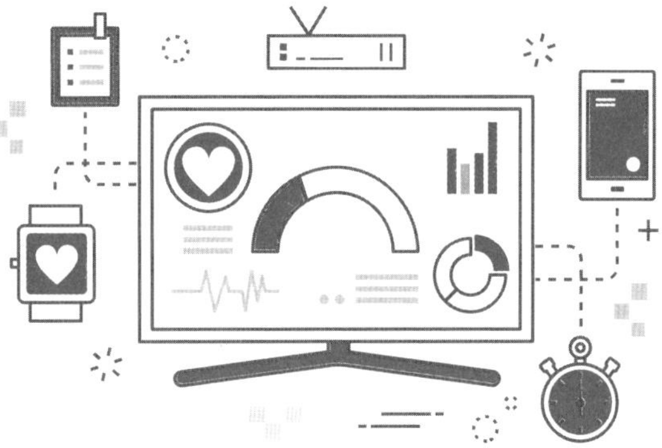

학습목표

1. 환자분류시스템의 활용방안을 이해한다.
2. 근무스케줄링시스템을 이해한다.
3. 인사고과시스템을 이해한다.
4. 질관리시스템의 개념과 활용방안을 이해한다.
5. 위험관리시스템의 개념과 활용방안을 이해한다.
6. 환자안전관리시스템의 개념과 활용방안을 이해한다.
7. 의사소통지원시스템의 개념을 이해한다.
8. 중증도 · 간호필요도의 개념과 활용방안을 이해한다.

핵심용어

- **환자분류시스템**(patient classification system, PCS): 환자의 상태에 따른 간호요구, 간호제공 빈도 및 시간을 측정하여 환자의 중증도를 일정한 수준으로 구분하는 것
- **근무스케줄링시스템**(staffing scheduling system): 간호단위별 직원들의 업무분담과 근무시간을 월별, 주별, 일별, 근무조별로 적절히 분포되도록 일정한 규정에 따라 구체적으로 제시하는 것
- **인사고과시스템**(performance appraisal system): 조직에 대한 성원의 업무 수행 성적과 능력, 태도를 평가하고 기록하는 관리활동으로 인적자원관리의 하나
- **질관리시스템**(quality management system): 특정 서비스나 절차, 진단 혹은 임상적 문제에서 일반적으로 인정된 좋은 실무에 대한 현행 표준과 예상되는 결과의 달성에 부합되는 정도로 변화를 유도하는 관리체계
- **위험관리 시스템**(risk management system): 보건의료 환경에서 발생하는 각종 사고와 손상 등의 위험요인을 사전에 발견하고 관리하여 사건의 발생을 줄이고 이로 인한 기관의 인적 · 물적 · 재정적 손실을 예방하고 통제하는 관리체계
- **환자안전관리시스템**(patient safety management system): 의료과정에서 발생할 수 있는 우연적이거나 예방 가능한 손상이 일어나지 않도록 통제하는 관리체계
- **의사소통지원시스템**(communication support system): 조직 구성원 간 공유할 수 있는 프로그램을 연결하고, 다양한 응용프로그램을 활용하여 부서 간 네트워크를 통해 결재 및 회의 등 의사소통이 원활하게 이루어질 수 있도록 지원하는 체계
- **중증도 · 간호필요도**(severity · nursing care needs): 입원환자의 임상적 상태와 관련한 중증도 및 일상생활능력과 관련한 의존도를 측정하기 위한 평가도구로, 간호간병통합서비스 병동의 적정 간호인력 배치 등에 활용

1 환자분류시스템

환자분류시스템(patient classification system)은 환자의 상태에 따른 간호요구, 간호제공 빈도 및 시간을 측정하여 환자분류군에 따라 중증도(acuity)를 구분하는 것을 말한다. 이는 환자의 질환과 예후, 중증도 분포 등을 파악하고, 치료 결과를 객관적으로 평가하여 병동이나 중환자실의 효율적인 운영을 위한 기초 자료가 된다. 나아가 환자분류는 환자에게 필요한 치료와 간호의 강도가 어느 정도인지 피드백을 제공해주고 치료 및 간호를 제공할 수 있는 의료 인력을 예측하는 데 도움을 준다. 초기에는 간호인력 수준을 예측할 목적으로 활용되었으나 최근에는 간호수가, 예산수립, 간호생산성, 질관리 활동에도 활용되고 있다. 또한 조직이 미래 의료시장의 수요를 예측하고 충족시키기 위한 전략을 수립하는 데 도움이 될 수 있다.

환자 중증도 평가를 위해 보편적으로 사용하는 도구는 Acute Physiology, Age, Chronic Health Evaluation(APACHE III), Simplified Acute Physiology Score(SAPS II), Mortality Probability Models(MPM II) 등이다. 국내의 많은 의료기관에서 APACHE II와 III를 환자의 중증도를 평가하기 위해 사용하고 있다. 환자의 중증도에 따라 요구되는 간호의 강도와 요구 수준이 다르기 때문에 환자의 상태를 정확히 사정하여 요구되는 직·간접 간호시간을 측정하고 수량화하는 것이 필수적이다. 환자 중증도에 따라 요구되는 간호시간은 병동별, 근무조별 필요한 간호인력을 산출하는 데 필요하다.

환자분류시스템은 환자요구도와 간호가 필요한 시간에 따라 환자를 범주별로 분류하여 경환자, 중등환자, 중환자, 위독환자 군으로 구분한다. 요인평가를 이용한 분류는 특정한 요소나 질병의 위급정도에 따라 항목별 환자의 간호요구를 점수화 한 후 각 항목 점수의 총점에 따라 환자의 등급을 구분하는 방법이다. 간호사들이 전산화된 프로그램의 해당 항목에 담당 환자의 상태를 수준에 맞게 입력하면 분류점수와 분류군이 자동적으로 계산되어 적정 간호인력 산정에 활용된다. 요인평가는 간호제공시간을 비교적 정확하고 객관적으로 측정할 수 있는 장점이 있지만 항목이 많고 시간이 많이 소요된다는 단점이 있다. 국내에서 개발한 요인형 분류체계는 임상간호사회(1992)에서 일반 병동과 중환자실 모두에서 사용할 수 있도록 개발한 환자 분류도구와 병원간호사회에서 개발한 일반병동용 요인형 환자분류도구(KPCS-1) 그리고 중환

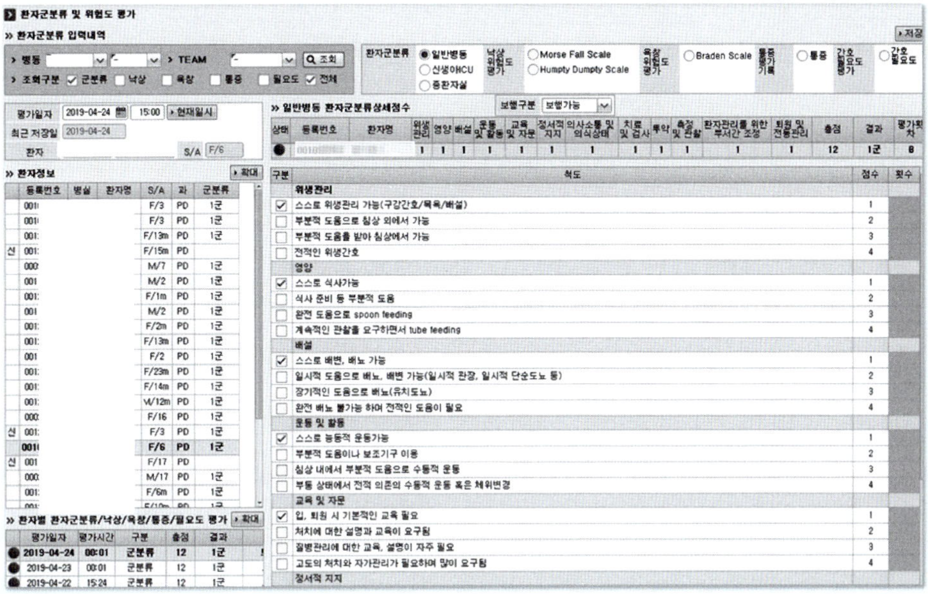

그림 6-1 요인평가의 예

출처: D병원 전산 화면.

자실에서만 사용하도록 개발한 CSCCN(Classification System for Critical Care Nursing) 등이 있다. 이후 개발된 요인형 분류도구인 한국형 중환자간호 분류도구(Korean Patient Classification System for Critical Care Nurses, KPCSC)는 간호영역, 간호활동, 기준항목으로 구성되고 각 항목별 평가지침에 따라 점수를 부여한 후 총점의 정도에 따라 분류군을 나누는 방법으로 최근 중환자실에서 많이 사용되고 있다.

환자분류는 위생, 영양, 배설, 운동과 활동, 교육 및 자문, 정서적 지지, 의사소통 및 의식상태, 치료 및 검사, 투약, 측정 및 관찰, 환자관리를 위한 부서 간 조정, 전동관리 등의 영역을 평가하여 군을 분류한다(그림 6-1).

2 근무스케줄링시스템

근무스케줄링시스템(staffing scheduling system)은 간호관리자 혹은 행정 간호사가 간호조직 내의 간호단위별 직원들의 업무분담과 근무시간을 월별, 주별, 일별, 근무조별로 적절히 분포되도록 구체적으로 제시하고 관리하는 것이다. 근무스케줄링은 개인의 인적 및 직무특성을 고려하여 상호조정이 가능하도록 융통성 있게 작성하며 구성원 모두에게 공정하게 작성되어야 한다. 근무스케줄링은 간호사의 업무분담 및 지휘기능의 수단이 되므로 책임감 있게 수행할 수 있도록 직원의 전문성 수준, 환자의 중증도와 간호업무량에 맞게 인력을 관리해야 한다. 스케줄링 시 고려해야 할 변수로는 업무시간, 순환 근무 형태, 주말 및 연휴 근무 형태, 충원인력과 부족인력에 대한 고려 등을 들 수 있다. 따라서 근무표는 조직에서 적용하는 간호전달체계와 환자의 평균 재원일수, 중증도 등을 고려하고 구성원들이 사회 및 여가활동을 할 수 있도록 배려할 뿐만 아니라 비상사태에 대비하여 신속히 조정이 가능하도록 작성해야 한다. 근무스케줄링은 근무자의 시간 외 근무 및 누적 근무 상황 등을 쉽게 파악할 수 있어 수당관리, 인사 및 급여 관리에 연동되어 설계되기도 한다. 근무표 작성의 전산화는 신속한 근무정보를 제공하고 부서 내에서 쉽게 공유할 뿐만 아니라 간호행정 업무를 효율적으로 운영하는데 도움을 준다.

최근 간호현장에서 사용하고 있는 근무스케줄링시스템에서 간호관리자는 근무스케줄링 전에 구성원의 근무희망 여부를 확인한 후 전산스케줄링시스템에 적용하여 업

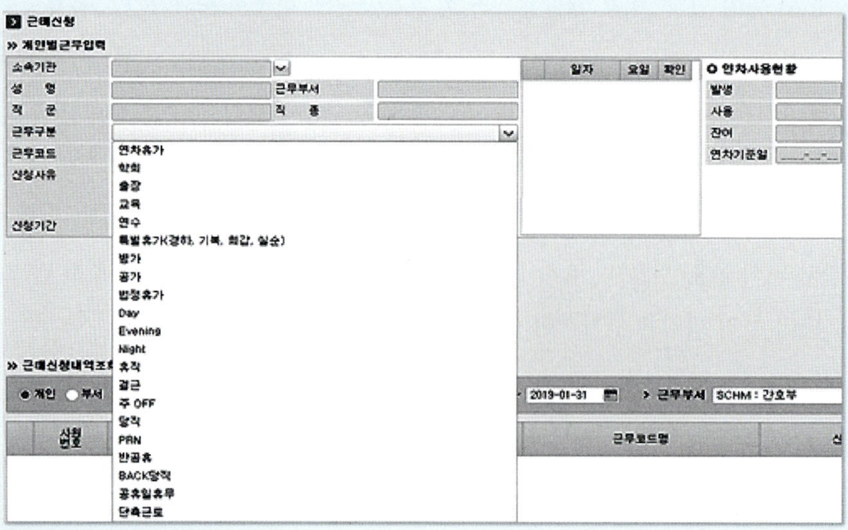

그림 6-2 희망 근무신청 화면

출처: A병원 전산 화면.

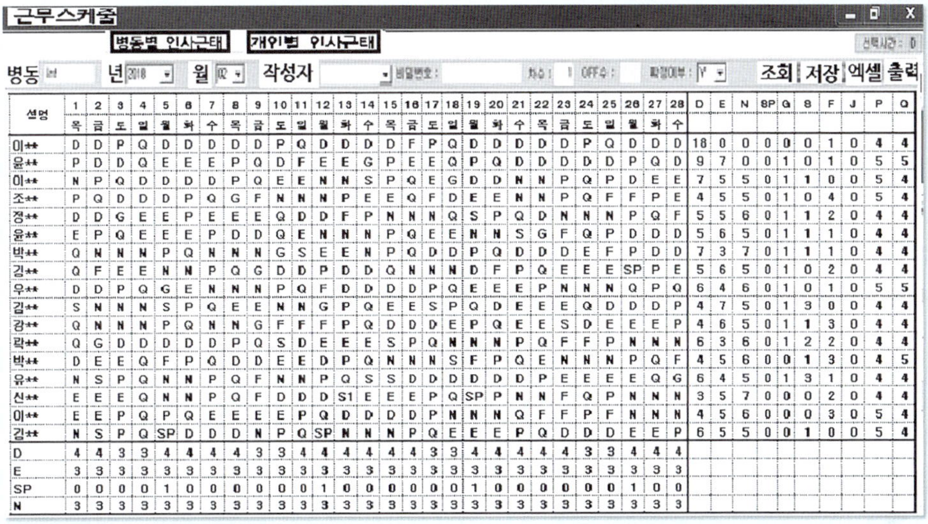

성명	1 목	2 금	3 토	4 일	5 월	6 화	7 수	8 목	9 금	10 토	11 일	12 월	13 화	14 수	15 목	16 금	17 토	18 일	19 월	20 화	21 수	22 목	23 금	24 토	25 일	26 월	27 화	28 수	D	E	N	SP	G	S	F	J	P	Q
이**	D	D	P	Q	D	D	D	D	D	P	Q	D	D	D	D	F	P	Q	D	D	D	D	D	P	Q	D	D	D	18	0	0	0	0	0	1	0	4	4
윤**	P	D	D	Q	E	E	E	P	Q	D	F	E	E	G	P	E	E	Q	P	Q	D	D	D	D	D	P	Q	D	9	7	0	0	1	0	1	0	5	5
이**	N	P	Q	D	D	D	D	P	Q	E	E	N	N	S	P	Q	E	G	D	D	N	N	P	Q	P	D	E	E	7	5	5	0	1	1	0	0	5	4
조**	P	Q	D	D	D	P	Q	G	F	N	N	N	P	E	E	Q	F	D	E	E	N	N	P	Q	F	F	P	E	4	5	5	0	1	0	4	0	5	4
정**	D	D	G	E	E	P	E	E	E	Q	D	D	F	P	N	N	N	Q	S	P	Q	D	N	N	N	P	Q	F	5	5	6	0	1	1	2	0	4	4
윤**	E	P	Q	E	E	E	P	D	D	Q	E	N	N	N	P	Q	E	E	N	N	S	G	F	Q	P	D	D	D	5	6	5	0	1	1	1	0	4	4
박**	Q	N	N	N	P	Q	N	N	N	G	S	E	E	N	P	Q	D	D	P	Q	D	D	D	E	F	P	D	D	7	3	7	0	1	1	1	0	4	4
김**	Q	F	E	E	N	N	P	Q	G	D	D	P	D	D	Q	N	N	N	D	F	P	Q	E	E	E	SP	P	E	5	6	5	0	1	0	2	0	4	4
우**	D	D	P	Q	G	E	N	N	N	P	Q	F	D	D	D	D	P	Q	E	E	E	P	N	N	N	Q	P	Q	6	4	6	0	1	0	1	0	5	5
김**	S	N	N	N	S	P	Q	E	E	N	N	G	P	Q	E	E	S	P	Q	D	E	E	E	Q	D	D	D	P	4	7	5	0	1	3	0	0	4	4
강**	Q	N	N	N	P	Q	N	N	G	F	F	F	P	Q	D	D	D	E	P	Q	E	E	S	D	E	E	E	P	4	6	5	0	1	1	3	0	4	4
락**	Q	G	D	D	D	D	D	P	Q	S	D	E	E	E	S	P	Q	N	N	N	P	Q	F	F	P	N	N	N	6	3	6	0	1	2	2	0	4	4
박**	D	E	E	Q	F	P	Q	D	D	E	E	D	P	Q	N	N	N	S	F	P	Q	E	N	N	N	P	Q	F	4	5	6	0	0	1	3	0	4	5
유**	N	S	P	Q	N	N	P	Q	F	N	N	P	Q	S	S	D	D	D	D	D	D	P	E	E	E	E	Q	G	6	4	5	0	1	3	1	0	4	4
신**	E	E	E	Q	N	N	P	Q	F	D	D	D	S1	E	E	E	P	Q	SP	P	N	N	F	Q	P	N	N	N	3	5	7	0	0	0	2	0	4	4
이**	E	E	P	Q	P	Q	E	E	E	E	P	Q	D	D	D	D	P	N	N	N	Q	F	F	P	F	N	N	N	4	5	6	0	0	0	3	0	5	4
김**	N	S	P	Q	SP	D	D	D	N	P	Q	SP	N	N	N	P	Q	E	E	E	P	Q	D	D	D	E	E	P	6	5	5	0	0	1	0	0	5	4
D	4	4	3	3	4	4	4	4	3	3	4	4	4	4	4	4	3	3	4	4	4	4	4	3	3	4	4	4										
E	3	3	3	3	3	3	3	3	3	3	3	3	3	3	3	3	3	3	3	3	3	3	3	3	3	3	3	3										
SP	0	0	0	0	1	0	0	0	0	0	0	1	0	0	0	0	0	0	1	0	0	0	0	0	0	1	0	0										
N	3	3	3	3	3	3	3	3	3	3	3	3	3	3	3	3	3	3	3	3	3	3	3	3	3	3	3	3										

그림 6-3 근무스케줄링 화면

출처: 이혜자 외(2018). 알기쉬운 간호정보학. 계축문화사, p.181.

무를 효율적이고 탄력적으로 운영하여야 한다. 구성원은 근무스케줄링 화면을 통해 자신의 근무신청 내역의 반영 여부와 작성된 근무스케줄을 조회할 수 있다(그림 6-2).

Matron 시스템 스케줄링 프로그램(www.matron.co.kr)과 같은 전산화된 근무스케줄링은 구조화된 방식으로 근무스케줄이 자동 생성되어 소요시간이 단축되므로 작성이 용이하다. 병동의 근무스케줄링 화면에서 일자별 근무자명, 근무조별 인원 수, 교육, 휴가, 주 오프(off) 등을 입력하고 쉽게 조정할 수 있으며 조회 · 저장 · 출력이 용이하다(그림 6-3). 근무스케줄링 시 다양한 정보의 입력을 요구한다(Box 6-1).

Box 6-1 Matron시스템 스케줄링의 입력정보

- 병동의 간호사 수
- 일자별 D/E/N 근무자 수
- 작성 월의 간호사 연차/교육요청 내역
- 책임 간호사의 수
- 간호사별 D, E, N, off의 수
- 특정 시간 근무 요청에 대한 정보
- 작성 월 이전 달의 근무표(엑셀파일)

3 인사고과시스템

인사고과시스템(performance appraisal system)은 조직에 대한 구성원의 업무 수행 성적과 능력, 태도를 평가하고 기록하는 관리활동으로 인적자원 관리의 중요한 핵심 영역 중 하나이다. 인사고과는 조직구성원의 소속된 직무에 대한 자격요건에 따라 수행한 업무실적, 업무수행능력과 근무 태도 등을 평가하고 구성원 개인의 가치를 공정하고 객관적으로 측정, 평가하는 것이다. 간호관리자는 조직구성원 상호 간의 이해관계를 공정하고 명확하게 조정하고 조직의 목적을 달성할 수 있도록 관리해야 하며 직원의 현재 직무능력과 업적뿐만 아니라 잠재된 능력 등을 객관적이고 합리적으로 반영하여야 한다. 인사고과는 직원의 적성과 능력을 평가하여 적재적소에 배치하는 데 활용되며 개인의 잠재능력을 개발하여 성장기회가 되기도 한다. 조직은 직원의 능력과 업적을 평가하여 그에 따른 공정한 처우개선을 통해 구성원에게 동기를 부여하고

표 6-1 | 인사고과의 평가 요소 및 내용

요소	내용	요소	내용
업무실적	• 업무의 기한 내 수행정도 • 수행의 계획성, 신속성 • 목표달성 기여도(업무성과) • 업무 공헌도	근무태도	• 책임감 • 적극성 • 협조성 • 정보공유 • 복장 및 규율 준수 • 근무시간엄수, 예의바른 태도 • 기관의 정책이나 지침, 행사 참여 • 고객서비스 마인드 • 인력, 시간, 물자, 경비 등의 효율적 활용
업무수행 능력	• 업무 관련 전문지식 • 기술(업무의 숙련도) • 계획수립과 실행 • 의사소통 능력 • 의사결정 능력 • 창의력 및 추진력 • 판단력(신속한 업무처리 및 문제 해결능력) • 계속학습을 통한 업무의 질적 개선	리더십	• 조직 및 업무의 목적과 지침 제시 및 교육 • 구성원의 능력과 업무향상을 위한 지도 및 동기부여 • 상대방의 대안에 대한 합의점 도출 • 동료 및 후임자의 공헌과 성과 인정 • 솔선수범하는 모범적 태도 • 인사 노무관리 능력 • 성과창출 능력

능력개발을 촉진할 수 있다. 인사고과의 방법은 고과자와 고과기법에 따라 분류할 수 있다. 고과자에 따른 분류는 고과자가 누구냐에 따라 자가평가, 하위자평가, 상급자 평가, 동료평가, 다면평가 등이 있다. 고과기법에 따른 분류는 규범기준에 따라, 행동기준에 따라, 그리고 성과기준에 따라 구분할 수 있다. 인사고과자가 평가할 피고과자가 누구인지에 따라 평가 요소와 평가 내용은 다를 수 있다. 일반적인 인사고과의 평가 요소와 평가 내용은 표 6-1과 같다.

인사고과를 위해 시스템에 접속하면 평가자의 유형에 따라, 피고과자의 유형에 따라 인사고과시스템은 다르게 적용될 수 있다. 인사고과시스템은 의료기관의 전산 개발 프로그램에 따라 다양하며, 구성원 개인의 평가(자가평가, 동료평가, 부하 및 상급 직원평가 등)와 부서 업무추진 실적을 평가하는 부서평가 등의 전산시스템이 구축되어 활용되고 있다. 구성원 개인이 직무관련 내용, 교육참여도, 직무만족도 등을 전

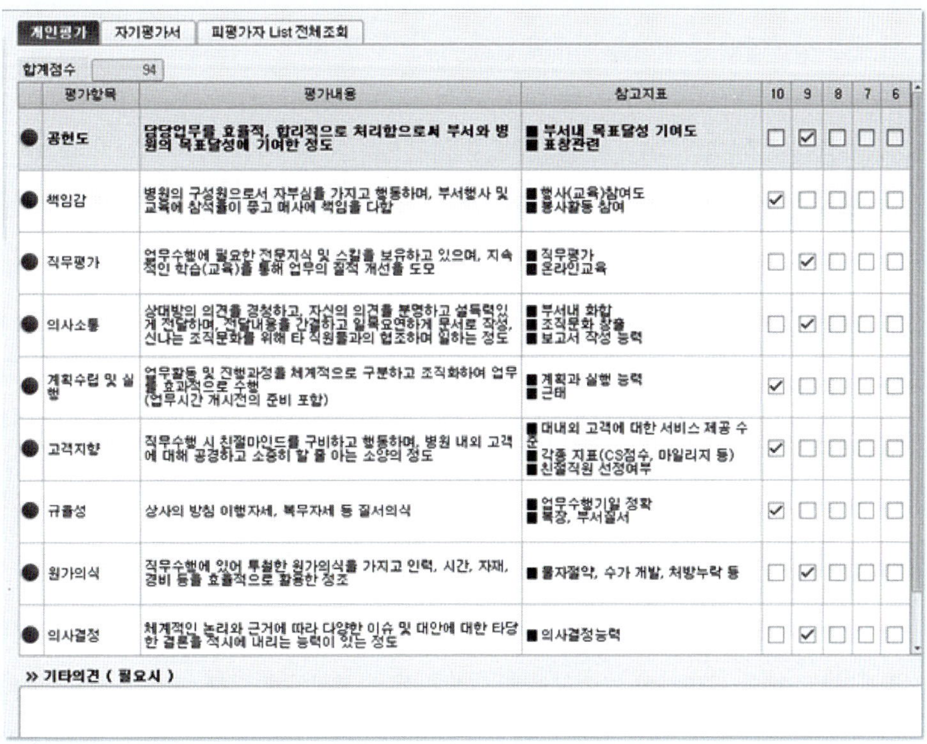

개인평가 | 자기평가서 | 피평가자 List 전체조회

합계점수 94

평가항목	평가내용	참고지표	10	9	8	7	6
공헌도	담당업무를 효율적, 합리적으로 처리함으로써 부서와 병원의 목표달성에 기여한 정도	■ 부서내 목표달성 기여도 ■ 표창관련	☐	☑	☐	☐	☐
책임감	병원의 구성원으로서 자부심을 가지고 행동하며, 부서행사 및 교육에 참석률이 좋고 매사에 책임을 다함	■ 행사(교육)참여도 ■ 봉사활동 참여	☑	☐	☐	☐	☐
직무평가	업무수행에 필요한 전문지식 및 스킬을 보유하고 있으며, 지속적인 학습(교육)을 통해 업무의 질적 개선을 도모	■ 직무평가 ■ 온라인교육	☐	☑	☐	☐	☐
의사소통	상대방의 의견을 경청하고, 자신의 의견을 분명하고 설득력있게 전달하며, 전달내용을 간결하고 일목요연하게 문서로 작성, 신나는 조직문화를 위해 타 직원들과의 협조하여 일하는 정도	■ 부서내 화합 ■ 조직문화 창출 ■ 보고서 작성 능력	☐	☑	☐	☐	☐
계획수립 및 실행	업무활동 및 진행과정을 체계적으로 구분하고 조직화하여 업무를 효과적으로 수행 (업무시간 개시전의 준비 포함)	■ 계획과 실행 능력 ■ 근태	☑	☐	☐	☐	☐
고객지향	직무수행 시 친절마인드를 구비하고 행동하며, 병원 내외 고객에 대해 공경하고 소중히 할 줄 아는 소양의 정도	■ 대내외 고객에 대한 서비스 제공 수준 ■ 각종 지표(CS점수, 마일리지 등) ■ 친절직원 선정여부	☑	☐	☐	☐	☐
규율성	상사의 방침 이행자세, 복무자세 등 질서의식	■ 업무수행기일 정확 ■ 복장, 부서질서	☑	☐	☐	☐	☐
원가의식	직무수행에 있어 투철한 원가의식을 가지고 인력, 시간, 자재, 경비 등을 효율적으로 활용한 정조	■ 물자절약, 수가 개발, 처방누락 등	☐	☑	☐	☐	☐
의사결정	체계적인 논리와 근거에 따라 다양한 이슈 및 대안에 대한 타당한 결론을 적시에 내리는 능력이 있는 정도	■ 의사결정능력	☐	☑	☐	☐	☐

» 기타의견 (필요시)

그림 6-4 부서장의 인사고과 화면

출처: D병원 전산 화면.

산에 등록한 후 자가평가(책임감, 직무평가, 의사소통, 고객지향 등)를 실시한다. 부서장은 부서의 연간 업무추진 실적을 등록하고 구성원 개인의 평가를 시행한다(그림 6-4).

4 질관리시스템

의료산업의 발전과 질 좋은 의료에 대한 수요가 증가하면서 질적인 서비스에 대한 의료소비자의 요구는 끊임없이 변화하고 있다. 특히 24시간 대상자 곁을 지키며 간호를 수행해야 하는 간호사의 역할에서 서비스 질관리는 매우 중요하다. 고객의 요구에 부응하기 위해 간호업무의 효율성을 기하고 체계적이고 지속적으로 서비스의 꾸준한 질 향상 활동이 진행되어야 한다. 질관리를 위한 활동과 지속적인 서비스 질평가는 높은 수준의 간호를 제공하게 되고 의료수요자의 서비스 만족도 향상뿐만 아니라 의료기관의 성과 향상에도 큰 영향을 미치게 된다.

미국의 병원신임기구인 JCAHO(Joint Commission on Accreditation of Healthcare Organization)는 간호의 질을 "특정 서비스나 절차, 진단 혹은 임상적 문제에서 일반적으로 인정된 좋은 실무에 대한 현행 표준과 예상되는 결과의 달성에 부합되는 정도"로 정의하고 있다. 간호사는 전문직업인으로서 수행한 간호활동에 대해 책임을 지며 간호성과를 평가하여 간호의 질을 지속적으로 모니터하고 문제점을 개선해야 한다. 최근에는 대부분의 모든 의료기관에서 병원경영, 환자안전, 간호 질 개선, 간호인력, 직원 및 환자 만족, 간호교육, 간호전문성 향상 등에 대한 의료서비스의 질관리 및 개선 활동이 이루어지고 있고 총체적 질관리(Total Quality Management, TQM), 지속적 질 향상(Continuous Quality Improvement, CQI)의 형식으로 많은 변화를 시도하고 있다.

의료에서 질관리 활동은 환자안전과 내 · 외부 고객 만족에 초점을 두고 체계적인 질관리시스템을 구축하여 지속적인 질관리 활동을 지원하게 된다. 관리자는 환자간호의 질을 높이기 위해 근무 환경을 개선하고 병원 및 병동의 업무 개선을 격려하고 지원해야 한다. 간호의 질관리 활동으로는 병동의 업무 프로세스 개선 및 환경개선, 효율적 병상 운영, 안전관리, 감염관리, 재고관리 및 비용절감, 고객 및 직원만족도 조

표 6-2 | 관리지표 목록의 예

번호	인증항목	지표명	담당부서
1	환자 확인	정확한 환자 확인율	QI팀
2	낙상	낙상발생 보고율	QI팀
3	손씻기 수행	손씻기 수행률	감염관리팀
4	욕창	욕창발생 보고율	간호부
5	폐렴	폐렴 관련 지표	적정진료팀
6	환자 평가	입원기록의 18시간 이내 작성률	의료정보팀
7	진단검사 관련	부적합 검체 접수율	진단검사의학팀
8	마취 및 진정 관련	마취진료 계획의 일치율	마취과 회복실
9	의무기록	수술기록의 수술 종료 후 30분 이내 작성률	의료정보팀
10	직원교육	직원교육 이수자 비율	교육연구팀

사 등을 들 수 있다.

간호 질관리를 위한 절차는 지표 선정, 모니터링 및 분석, 지표의 보고 순으로 이루어진다. 우선 병원 및 간호부의 미션과 비전, 병원의 지표 및 환자안전계획, 환자의 요구 등을 고려하여 지표를 선정한다. 지표가 선정되면 지표정의서를 작성한다. 설정된 지표는 정기적인 모니터링과 추이를 분석하고, 필요시 원인 분석 및 개선활동을 수행한다. 지표의 추이 분석결과, 성과, 원인분석 및 개선활동 등을 주기적으로 부서장에게 보고하고 구성원과 공유한다. 각 의료기관은 매년 관리해야 할 지표목록을 설정하여 분기별, 월별로 분석하고(표 6-2) 직원들이 내용을 공유할 수 있도록 관리한다. 관리해야 할 각 지표는 지표정의서에 따라 지표정의, 목표설정, 데이터 취합·분석·계획, 결과보고 및 공유계획 등을 미리 작성하여 관리한다(그림 6-5). 지표관리 결과를 일정한 기간(분기, 월) 주기로 분석하여 원인분석, 개선계획, 개선활동 등에 대해 관리한다(그림 6-6).

구분		내용
지표명		낙상 발생 보고율(1,000재원일당)
관리부서		QI팀 / 책임자: 박○○ / 담당자: 여○○ 조○○ / 연락처: 6845
지표영역		☑ 환자안전 ☐ 질환영역 ☐ 진료영역 ☐ 관리영역 ☐ 기타
지표선정근거		☑ 병원 외 질향상 전략 ☑ 국내인증기준 지표: 의료기관인증 조사기준 상급종합병원용(ver2.0) 13.1.4 ☑ 법/규범/평가 요구사항: 「환자안전법」 환자안전기준 ☐ 직원의 성과평가
지표 정의	정의	1000재원일당 낙상* 발생 보고 건수의 비율 * 낙상이란 갑작스럽고 비의도적인 자세변화로 몸의 위치가 본래의 위치보다 낮아지거나 바닥에 떨어지는 사고를 의미함
	분자	낙상 발생 보고 건수(동일한 환자에게서 여러 번 발생한 경우에도 각각 분자에 포함)
	분모	총 재원일수(기간별 일일 재원 환자 수를 모두 합한 수)
	제외대상	보고되지 않은 낙상 발생 건수, 발생하기 전 단계로 보고된 낙상 근접오류
목표 설정	목표값	0.8 / 단위: 건 / 기준: ☐ 이상 ☑ 이하 ☐ 초과 ☐ 미만
	선정근거	• 2014~2017년 낙상발생보고율 평균(1.01) 대비 20% 저하 목표(2018년 1월 환자안전실무위원회 의결) • 국내 500병상 이상의 종합병원을 중심으로 한 낙상실태 및 위험요인 조사 연구(병원간호사회, 2017)
데이터 취합 및 분석 계획	조사기간	2018년 1월~계속(매월 낙상 발생 보고 전체 건수)
	자료출처	EMR 환자안전사고보고에 보고된 안전사고 중 사고유형 '낙상' 건수 확인
	자료분석	Excel, run chart, SPSS
	대상표집	☑ 전수 ☐ 샘플
	수집빈도	☑ 매일 ☐ 매주 ☐ 매월 ☐ 분기별 ☐ 기타( )
	분석주기	☑ 월 ☐ 분기 ☐ 기타( )
결과 보고 및 공유 계획	보고주기	☑ 월 ☐ 분기 ☐ 기타( )
	보고대상	☑ 질향상위원회 ☑ (상 · 하반기 환자안전위원회, 환자안전실무위원회 회의)
	결과공유	☑ 지표뉴스레터 ☑ (뉴스레터, 그룹웨어 게시판)
비고		

그림 6-5 지표정의서의 예

출처: D병원 자료.

낙상 발생 보고율(2020년)	
목표	0.8건 이하
산출	(낙상 발생 보고 건수/총 재원일수) × 1,000
결과	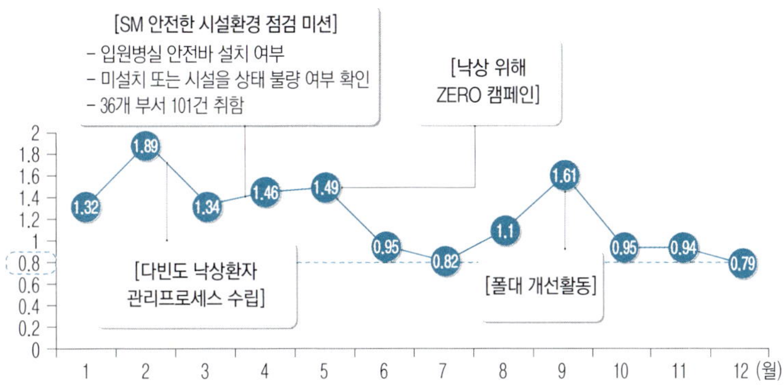
보고	• 환자안전위원회(반기별), 질향상위원회(분기별)
공유	• 지표뉴스레터, 환자안전 뉴스레터(지피지기)
개선	• 지표값을 공유하고 개선활동에 참여하도록 지속적인 교육-진료부, 교육수련부, 간호부 교육 • 다빈도 낙상관리 프로세스 수립: 다빈도 낙상환자 관리를 위한 진료부, 간호부 통합관리 체계 수립 • 낙상 예방을 위한 안전바 설치 상태 전수조사-SM 수행 101건의 개선활동 진행완료 • 환자안전 행사 진행, 환자와 보호자가 함께하는 환자안전캠페인 진행(낙상 위해 ZERO 캠페인) • 폴대 개선-낙상 위해사건 2건의 관련요인으로 확인되어 의공관리팀/간호부 협조로 개선(진행 중)

그림 6-6 지표관리 분석

출처: D병원 자료.

5 위험관리시스템

위험관리시스템(risk management system, RMS)은 위험을 판단하고 이에 대한 적절한 계획을 수립하기 위한 지속적이고 역동적인 과정으로 정의된다. 보건의료기관에서 발생하는 각종 사고와 손상은 심각한 인명 피해뿐만 아니라 기관의 물적, 재정적 손실을 초래한다. 이러한 인적, 물적, 재정적 손실을 예방하고 통제하기 위한 기관의 위험관리 노력은 매우 중요하다. 위험관리는 해로운 사건의 발생을 감소시켜 기관의 자산을 보호하는 데 중점을 두는 것으로, 우선 발생 가능한 위험을 빨리 인지하고 환자안전과 관련된 위험요인을 모니터하여 문제점을 개선하려는 노력이 요구된다. 임상에서 발생하는 심각한 결과를 초래할 가능성이 있거나 적신호 사건의 발생 시 즉각적인 조치를 취해야 한다. 대부분의 의료기관은 문제를 개선하기 위한 질관리 지표를 설정하고 위험 목록과 위험의 정도를 표시하여 위험 사건이 발생하지 않도록 관리해야 하며, 긴밀한 위험관리 시스템의 구축이 요구된다.

의료기관 내에서 환자안전에 위해를 가하거나 가할 가능성 있는 문제에 대한 위험관리 활동이 이루어진다. 위험관리 과정은 내 · 외부 환경에서의 위험관리 상황, 위험평가 기준의 개발 등을 통해 위험상황을 정하고 발생 가능한 위험요인을 확인한 후 위험을 분석한다. 위험의 분석은 주로 근본원인분석(Root Cause Analysis, RCA), 오류유형과 영향분석(Failure Mode and Effects Analysis, FMEA)을 이용한다. 근본원인분석은 위해사건과 근접오류 발생의 원인을 규명하기 위해 사건의 발생과 전개를 후향적으로 조사하는 방법이며, 오류유형과 영향분석은 프로세스 내에서 발생 가능한 모든 사건 유형의 원인과 영향을 분석하여 개선방안을 마련하는 방법이다. 위험분석으로 위험 수준을 판단하고 우선순위를 평가하여 위험문제를 처리한다.

대부분의 의료기관은 환자안전을 위한 질 향상뿐만 아니라 낙상, 투약, 수혈, 욕창, 요로감염(urinary tract infection, UTI), 혈류감염(blood stream infection, BSI), 의무기록 등 위험관리 지표를 설정하고 수행한 위험관리 활동 결과를 보고하고 구성원들과 공유한다. 그림 6-7은 낙상 발생에 대한 위험관리의 오류유형과 영향분석 사례의 예이다.

Plan	위험영역	환자안전
	위험관리 범주선정근거	본원 RM 보고 프로그램에 등록된 사건/사고 데이터를 통한 위험유형 분석
	위험요인 확인	

category	sub-category	category	sub-category
A.낙상	환자 특성에 따른 낙상	E. 수술/시술/마취	수술 중 또는 수술/시술 직후 사망
	투약으로 인한 낙상		마취 전 잘못된 환자 평가
	물리적 환경으로 인한 낙상		intubation 관련 사고
	부적절한 보행기구 사용으로 인한 낙상		마취 후 환자상태 모니터링 오류
	환자정보공유 미흡으로 인한 낙상	F. 수혈	처방오류
	낙상평가 관련 낙상		처방받는 과정 오류
	낙상예방활동 관련 낙상		채혈 과정 오류
B. 투약	처방오류		혈액은행 오류
	처방 받는 과정 오류		혈액 투여시 오류
	조제오류	G. 화상	물, Hot pack에 의한 화상
C. 진료 및 치료	환자확인 오류		전기 소작기에 의한 화상
	의무기록 오류		D/C기에 의한 화상
	수행기술 부족		화학약품에 의한 화상
	직원지식 부족		화재에 의한 화상
	처방 불이행	H. 보안	탈원
	환자교육 부족		신생아/소아 유괴
D. 검사	처방오류	I. 자해 및 자살 (시도포함)	Fall down
	처방 받는 과정 오류		Hanging
	검사시행 과정 오류		자해
	검체획득 과정 오류	J. 의료장비 및 기기	오염된 의약품, 의료장비 사용
	검사결과 입력 오류		의료장비 및 기기의 오사용/오작동
E. 수술/시술/마취	잘못된 환자 수술/시술	K. 식사	식사처방오류
	잘못된 부위 수술/시술		다른 치료식 제공
	잘못된 수술/시술 시행		변질된 식사 제공
	수술/시술 전 환자준비 오류	L. 시설/환경	시설물 관리 부족
	수술/시술 전 동의서 작성 누락		폐기물 관리 부족
	수술/시술 중 화상		전산장애로 인한 검사오류
	수술/시술 후 체내 이물질 잔류		비의료장비/비품관리

Plan	위험요인 평가 선정된 위험항목	A. 낙상	**위험평가 점수**	79.29 [매우 위험]
	개선계획 수립	낙상 FMEA(고장유형 및 영향분석) 활동 진행		
Do	개선활동 실행	1. FMEA(고장유형 및 영향분석) 8단계 진행 2. 매주 리더십 환자안전라운딩을 통한 낙상위험환경 개선: 환자 공동 생활공간 문턱 제거, 폴대 바퀴개선, 재활치료실 · 각종 검사실 안전기구 설치 등 3. 소아 낙상예방을 위한 타병원 벤치마킹 시행, 리모델링 반영 4. 매월 간호부 환자안전소위원회를 통해 개선활동 진행상태 점검 5. 직원교육: 매월 의국장 교육에서 낙상위험약물 처방 시 주의 및 불필요한 수액요법 최소화 협조 요청 6. 환자 · 보호자교육: 입원환자 대상 낙상예방활동 QR코드 제작, 분기별 환생데이 진행(1:1 안전수칙 설명)		
Check	활동효과 파악	1. FMEA CI값 • 환자 · 보호자 불이행: 활동 전 1,890점에서 활동 후 1,225점으로 개선됨 • 환경관리미흡: 활동 전 768점에서 활동 후 306점으로 개선됨 2. 야간 낙상발생건수 10% 감소 3. 낙상으로 인한 위해사건 비율 10% 감소		
Act	결론 및 제언	본관 리모델링 공사와 함께 낙상예방을 위한 환경개선에 집중 활동 완료 지속적인 지표관리 활동을 통한 낙상예방활동 관리		
	추후관리	☐ QI 활동연계 ■ 지표관리 활동 ☐ 기타( )		

그림 6-7 위험관리 활동의 예

출처: D병원 자료.

6 환자안전관리시스템

1) 환자안전의 개념

보건의료 환경에서의 환자안전(patient safety)은 인간의 생명과 직결되는 중요한 것으로 의료의 질을 결정하는 데 필수적으로 제기되는 요소이다. 환자안전은 "의료과정에서 발생할 수 있는 우연적이거나 예방 가능한 손상이 없는 것"으로 정의할 수 있다. 1999년 미국 국립의학원(Institute of Medicine, IOM)이 「To error is human」 보고서를 발간하면서 환자안전 교육과 협력의 필요성을 강조하였다. 이 보고서는 환자안전에 대한 현황과 개선방안을 제시하면서 사회적 관심을 고조시켰고, 환자안전에 대한 보건정책의 편성에 중요한 역할을 하였다. 매년 국내·외 의료기관에서 발생하는 안전사고는 증가하고 있으며 이 보고서에 따르면 입원 환자의 2.9~3.7%에서 위해사건이 발생하고 있다. 미국에서 환자안전 사고 사망자는 매년 44,000~98,000명으로 추산되어 연간 18.7~31.9조원의 경제적 손실이 발생하고 있다. 국내 의료분쟁 조정중재원을 통하여 접수된 의료분쟁상담건수는 2013년 이후 연 평균 11.1% 증가하였고 2017년은 전년 대비 17.5%(46,735 → 54,929건) 증가하였다. 최근 5년간(2013~2017년) 보건의료기관의 조정 신청 현황은 병원(30.8%), 의원(21.7%), 치과의원(18.6%) 순이었다. 의료오류는 예방가능하며 환자안전을 위해 의료오류가 발생하지 않도록 예방하는 것이 가장 중요하다.

2) 환자안전의 영향 요인

Vincent(2011)는 Reason의 스위스 치즈모형과 환자안전에 영향을 미치는 요인을 기반으로 사건발생의 개념틀을 제시하였다. 조직과 문화의 잠재적 조건(경영층 의사결정 및 조직 프로세스)이 다양한 기여요인(근무환경, 팀요인, 개인요인, 업무요인, 환자요인)에 작용하여 가시적 오류(의료제공의 오류나 위반)의 원인이 된다. 이때 스위스 치즈모형의 구멍과 같은 불완전한 방어기전에 따라 사건이 발생하게 된다. 사건 발생의 인과관계는 잠재적 조건에서 가시적 오류 방향으로 작용하므로 환자안전 문제의 원인을 찾아 해결하기 위해 인과관계의 역방향인 사건에서부터 가시적 오류, 기여요인, 조직 및 문화의 방향으로 원인을 규명하고 개선책을 찾아야 한다. Vincent는 환자안전에 영향을 미치는 요인을 환자, 업무 및 기술, 개별 의료진, 팀, 작업 환경, 조직 및 경영, 제도 등 7가지 수준으로 분류하고 그에 따른 영향이 미치는 요인을 제시하였다.

3) 환자안전관리활동

2001년 미국 국립의학원(IOM)의 보고서 「Crossing the Quality Chasm: A New Health System for the 21st Century」는 보건의료교육의 질을 다루고 21세기 헬스케어 요구에 맞춰 임상 교육을 재구성하기 위한 전략을 개발하기 위하여 의료 교육 및 인력 교육의 필요성을 강조했다. 국내에서도 2010년 발생한 빈크리스틴 투약오류로 인한 정종현군 사망사건을 계기로 2016년 7월 29일부터 시행된 환자안전법은 의료인의 환자안전 활동 교육을 법으로 규정하고 있다. 일정 규모 이상의 병원급 의료기관은 환자안전 및 의료 질 향상에 관한 업무를 전담하여 수행하는 환자안전 전담인력을 두고 전담인력이 환자안전활동에 관한 교육을 정기적으로 받도록 규정하고 있다.

의료오류 발생을 감소시키기 위해 의료인 및 의료관련 업종 종사자, 의학 및 간호학과 실습학생 등의 교육이 필수적이다. 특히 간호현장에서 24시간 간호하는 간호사들은 간호지식에 근거하여 간호를 수행해야 한다. 또한 간호과오 관련 판례에 대한 정보습득 및 질관리 활동을 통해서 지속적인 과오 예방을 위한 노력이 이루어져야 한다. 더욱이 환자안전 사고 예방을 위한 전담인력의 올바른 교육 및 환자안전 활동이 정확하게 이루어질 수 있도록 의료기관 및 관련 기관의 정책적 지원과 환자안전관리 시스템의 구축이 필수적이다. 이에 의료기관은 환자안전을 위해 위험관리 지표를 설정하고 위험관리 목록을 작성하여 관리하도록 노력하고 있다(그림 6-8).

4) 환자안전 보고학습시스템

세계보건기구(WHO, 2005)는 환자안전 문제 해결의 방안은 보고이며, 발생한 사건에 대한 조사 및 분석을 시행하지 않고 학습한 내용을 공유하지 않은 많은 의료기관에서 유사한 오류가 반복되며, 환자들은 예방 가능한 오류로 위해를 입고 있

<table>
<tr><th rowspan="3">구분</th><th rowspan="3">위험항목</th><th rowspan="3">근거</th><th colspan="3">위험 정도</th><th rowspan="3">위험점수
(PXSXP)</th><th rowspan="2">우선순위</th></tr>
<tr><th>발생, 노출가능성
(probablity)</th><th>심각성
(severity)</th><th>준비, 대처가능
(preparedness & response)</th></tr>
<tr><th>1-거의 없음
2-가끔 있음
3-때때로 있음
4-자주 있음
5-지속적임</th><th>1-미약(insignificant)
2-약함(minor)
3-보통(mederate)
4-심각(major)
5-극심함(extreme)</th><th>1-준비됨 또는 불가능
2-일부 준비, 보완 불가
3-일부 준비, 지원가능
4-준비 안 됨, 지원가능</th><th>1~24-낮은 위험
25~49-중간 위험
50~74-높은 위험
75~100-매우 위험</th></tr>
<tr><td colspan="8">환자안전 위험사정(risk assessment)</td></tr>
<tr><td>A</td><td>낙상</td><td></td><td></td><td></td><td></td><td>79.29</td><td>매우 위험</td></tr>
<tr><td>A-1</td><td>환자 특성에 따른 낙상</td><td rowspan="7">환자 안전 보고 현황</td><td>5</td><td>5</td><td>3</td><td>75.00</td><td></td></tr>
<tr><td>A-2</td><td>투약으로 인한 낙상</td><td>5</td><td>5</td><td>3</td><td>75.00</td><td></td></tr>
<tr><td>A-3</td><td>물리적 환경으로 인한 낙상</td><td>5</td><td>5</td><td>4</td><td>100.00</td><td></td></tr>
<tr><td>A-4</td><td>부적절한 보행기구 사용으로 인한 낙상</td><td>5</td><td>5</td><td>3</td><td>75.00</td><td></td></tr>
<tr><td>A-5</td><td>환자정보공유 미흡으로 인한 낙상</td><td>5</td><td>4</td><td>4</td><td>80.00</td><td></td></tr>
<tr><td>A-6</td><td>낙상평가 관련 낙상</td><td>5</td><td>5</td><td>3</td><td>75.00</td><td></td></tr>
<tr><td>A-7</td><td>낙상예방활동 관련 낙상</td><td>5</td><td>5</td><td>3</td><td>75.00</td><td></td></tr>
<tr><td>B</td><td>투약</td><td></td><td></td><td></td><td></td><td>67.33</td><td>높은 위험</td></tr>
<tr><td>B-1</td><td>처방오류</td><td></td><td></td><td></td><td></td><td>98.00</td><td></td></tr>
<tr><td>B-1-(1)</td><td>다른 환자에게 처방</td><td rowspan="6">환자 안전 보고 현황</td><td>4</td><td>3</td><td>2</td><td>24.00</td><td></td></tr>
<tr><td>B-1-(2)</td><td>잘못된 용량 처방</td><td>3</td><td>4</td><td>2</td><td>24.00</td><td></td></tr>
<tr><td>B-1-(3)</td><td>잘못된 약 처방</td><td>3</td><td>4</td><td>2</td><td>24.00</td><td></td></tr>
<tr><td>B-1-(4)</td><td>이중처방</td><td>2</td><td>3</td><td>2</td><td>12.00</td><td></td></tr>
<tr><td>B-1-(5)</td><td>금기사항 처방</td><td>1</td><td>4</td><td>2</td><td>8.00</td><td></td></tr>
<tr><td>B-1-(6)</td><td>다른 날짜에 처방</td><td>1</td><td>3</td><td>2</td><td>6.00</td><td></td></tr>
<tr><td>B-2</td><td>처방받는 과정오류</td><td></td><td></td><td></td><td></td><td>43.00</td><td></td></tr>
<tr><td>B-2-(1)</td><td>다른 환자로 처방을 받는 오류</td><td rowspan="8">환자 안전 보고 현황</td><td>2</td><td>4</td><td>1</td><td>8.00</td><td></td></tr>
<tr><td>B-2-(2)</td><td>다른 약으로 처방을 받는 오류</td><td>2</td><td>3</td><td>2</td><td>12.00</td><td></td></tr>
<tr><td>B-2-(3)</td><td>다른 경로로 처방을 받는 오류</td><td>2</td><td>2</td><td>1</td><td>4.00</td><td></td></tr>
<tr><td>B-2-(4)</td><td>다른 시간으로 처방을 받는 오류</td><td>1</td><td>2</td><td>2</td><td>4.00</td><td></td></tr>
<tr><td>B-2-(5)</td><td>다른 용량으로 처방을 받는 오류</td><td>3</td><td>3</td><td>1</td><td>9.00</td><td></td></tr>
<tr><td>B-2-(6)</td><td>다른 투약횟수로 처방을 받는 오류</td><td>1</td><td>3</td><td>1</td><td>3.00</td><td></td></tr>
<tr><td>B-2-(7)</td><td>다른 간격으로 처방을 받는 오류</td><td>1</td><td>1</td><td>1</td><td>1.00</td><td></td></tr>
<tr><td>B-2-(8)</td><td>처방받는 것을 누락</td><td>1</td><td>2</td><td>1</td><td>2.00</td><td></td></tr>
<tr><td>B-3</td><td>조제오류</td><td></td><td></td><td></td><td></td><td>61.00</td><td></td></tr>
<tr><td>B-3-(1)</td><td>다른 환자에게 조제</td><td rowspan="7">환자 안전 보고 현황</td><td>3</td><td>4</td><td>1</td><td>12.00</td><td></td></tr>
<tr><td>B-3-(2)</td><td>다른 약을 조제</td><td>4</td><td>4</td><td>1</td><td>16.00</td><td></td></tr>
<tr><td>B-3-(3)</td><td>다른 용량으로 조제</td><td>3</td><td>3</td><td>1</td><td>9.00</td><td></td></tr>
<tr><td>B-3-(4)</td><td>라벨 확인 오류</td><td>4</td><td>3</td><td>1</td><td>12.00</td><td></td></tr>
<tr><td>B-3-(5)</td><td>약을 다른 장소로 불출</td><td>3</td><td>1</td><td>1</td><td>3.00</td><td></td></tr>
<tr><td>B-3-(6)</td><td>잘못 희석하거나 혼합</td><td>2</td><td>4</td><td>1</td><td>8.00</td><td></td></tr>
<tr><td>B-3-(7)</td><td>조제 누락</td><td>1</td><td>1</td><td>1</td><td>1.00</td><td></td></tr>
</table>

그림 6-8 환자안전 위험사정의 예

출처: D병원 자료.

다고 제시하면서 보고의 중요성을 강조하였다.

우리나라 보건복지부(2018. 12)는「환자안전법」제9조에 따른 '환자안전기준' 개정보고서에서 보건의료기관의 시설 · 장비 · 관리체계, 보건의료인의 환자안전을 위한 준수 사항 등 환자안전에 관한 환자안전기준을 제시하였다. 환자안전법 제12조 제1항에 의하면 우리나라 일정규모 이상의 병원급 의료기관은 환자안전 및 의료 질 향상에 관한 업무를 전담하여 수행하는 전담인력을 두어야 한다. 전담인력은 환자안전사고의 자율적인 보고를 위한 환경 조성을 위해 환자안전사고의 정보수집 · 분석 등 직무상 알게 된 비밀을 다른 사람에게 누설하거나 직무 외의 목적으로 사용하여서는 안 된다. 이에 보건의료기관의 장과 보건의료인은 환자안전활동 시 환자안전기준을 준수하여야 한다.

의료기관 인증 조사기준에도 환자안전 보고체계 운영에 대한 내용이 포함되어 있으며 환자안전 관련사건의 예방을 위해 보고된 사건의 원인분석 및 개선활동을 시행하여야 한다. 따라서 대부분의 의료기관은 보고체계를 위한 시스템을 도입하여 운영하고 있으며, 의료기관인증평가 기준에 환자안전보고체계와 관련한 조사가 이루어지고 있다(Box 6-2)

진료과정에서 발생한 환자안전 사건에 대한 분석과 결과를 구성원이 함께 공유하고 학습하므로써 환자안전은 향상될 수 있다. 또한 환자안전사건의 보고는 의료인의 태도 및 인식 변화를 유도하고 환자안전에 대한 지식을 향상시킬 수 있다. 환자안전사건의 발생 시 안전사고의 유형을 확인하고 근접오류, 위해사건, 적신호사건 중 등급을 선택한 후 사건의 내용을 입력하여 보고한다(그림 6-9). 보고된 환자안

Box 6-2 3주기 급성기병원 인증평가 기준(2021. 12)

- 의료기관 차원의 환자안전사건 관리절차가 있다.
- 직원은 환자안전사건의 정의를 알고 발생 시 보고한다.
- 보고된 환자안전사건을 분석한다.
- 분석결과에 따라 개선활동을 수행한다.
- 환자안전사건에 대한 결과를 경영진에게 보고하고 관련 직원과 공유한다.
- 적신호사건 발생 시 환자와 보호자에게 관련 정보를 제공한다.
- 환자안전주의 경보 발령 시 관련 직원과 공유한다.

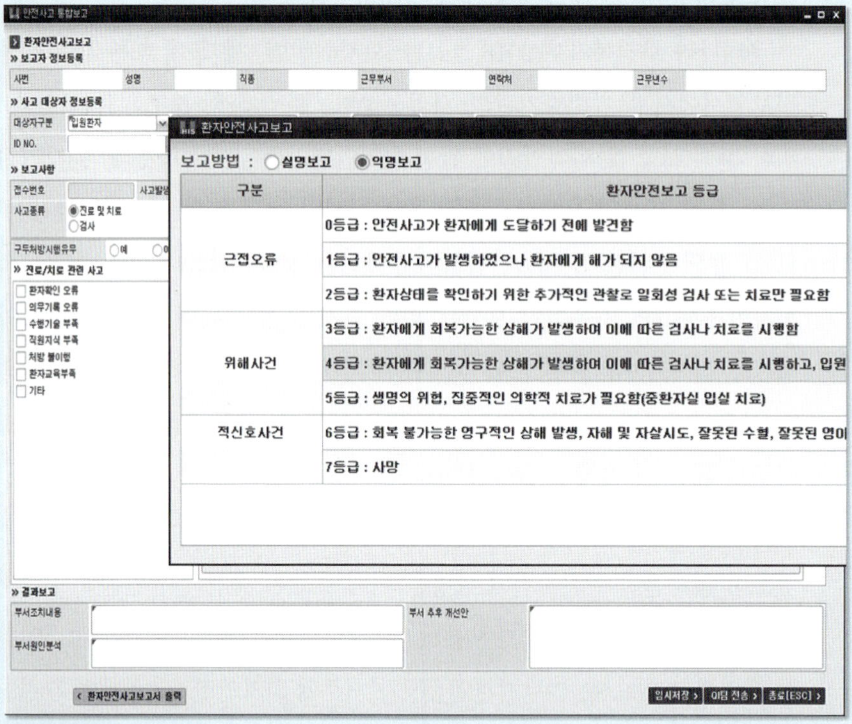

그림 6-9 환자안전사고 보고 화면

출처: D병원 전산 화면.

전사건은 병원에 따라 적정진료실 혹은 QI부서 등 전담부서에서 관리하게 된다.

환자안전 보고학습시스템이란, 환자안전사고의 예방 및 의료 질 향상을 위해 개별 의료기관의 환자안전 전담인력 또는 기관의 장, 보건의료인, 환자 및 보호자 등 보건의료서비스를 제공하거나 제공받는 사람이 인지한 환자안전사고 내용을 보고학습시스템 운영기관에 보고하는 것이다. 보고된 환자안전사고 중, 환자안전에 중대한 위해가 발생할 우려가 있는 환자안전사고 등 주의경보발령 대상사건을 관리하고 주의경보 발령 절차에 따라 주의경보를 발령하고, 빠르게 전파하여 추후 해당 사고의 예방대책을 공유할 수 있다. 나아가 환자안전사고의 예방 및 의료 질 향상을 위한 환자안전사고 관리의 척도로써 개별 의료기관 및 환자안전사고 실태를 반영하여 환자안전기준 및 환자안전지표를 개발하는 업무에 활용한다.

세계보건기구(WHO)는 'World Alliance for patient Safety'를 발족하여 환자안

전을 위한 노력을 촉구하고 있다. 환자안전사고를 자율적으로 보고하는 문화, 사건의 내용과 분석결과를 공유하고 교육과 학습이 시행되는 환자안전문화의 구축이 필요하다.

7 의사소통지원시스템

1) 부서 간 의사소통지원

새로운 산업의 발전은 의료환경에도 큰 변화를 주어 병원 내 간호사의 근무환경을 변화시켰다. 간호사들의 간호문서와 기록의 전산화뿐만 아니라 직원들 간의 의사소통까지도 컴퓨터상에서 가능하다. 의사소통(communication)은 개인 간, 집단 간 또는 개인과 집단 간에 정보나 의미를 주고받는 과정이다. 조직 내의 의사소통은 업무정보의 교환, 동기부여, 통제의 기능도 있어서 조직의 성과에 영향을 미친다. 또한 인간의 생명을 다루는 의료기관 내에서의 의사소통은 매우 중요하다. 최근 대부분 병원에서 업무의 전산화와 더불어 조직 내 원활한 의사소통을 위한 지원시스템의 활용이 보편화되고 있다.

의사소통지원시스템은 조직 구성원 간 공유할 수 있는 프로그램을 연결하고, 다양한 응용프로그램을 활용하여 부서 간 네트워크를 통해 결재 및 회의 등 의사소통이 원활하게 이루어질 수 있도록 지원하는 시스템이다. 전자우편, 게시판, 전자결재, 문서관리뿐 아니라 환자의 상태에 대한 협의나 알림이 필요할 때도 전산의 의사소통지원시스템을 활용한다. 부서의 회의 형태도 변화하여 구성원이 공유할 수 있는 전산 프로그램으로 서로를 연결하고, 이를 통해 결재와 회의가 이루어지기도 한다. 의사소통지원시스템은 의료기관 내의 직원들뿐 아니라 환자나 가족이 병원 이외의 지역에서 인터넷을 통해 개인의 전자 차트에 건강상의 변화나 건강 상태에 영향을 준 일들에 대한 정보를 입력하여 의사에게 정보를 전달할 수 있고, 검사나 처치 일정에 대한 메시지를 확인할 수도 있다. 부서 간 의사소통 시스템은 의료기관 내의 정보시스템에서 제공되는 통신망에 의해 이루어진다. 최근 의료기관의 처방화면에서 다양한 형태로 의료진 간 의사소통이 가능하여 각 처방에

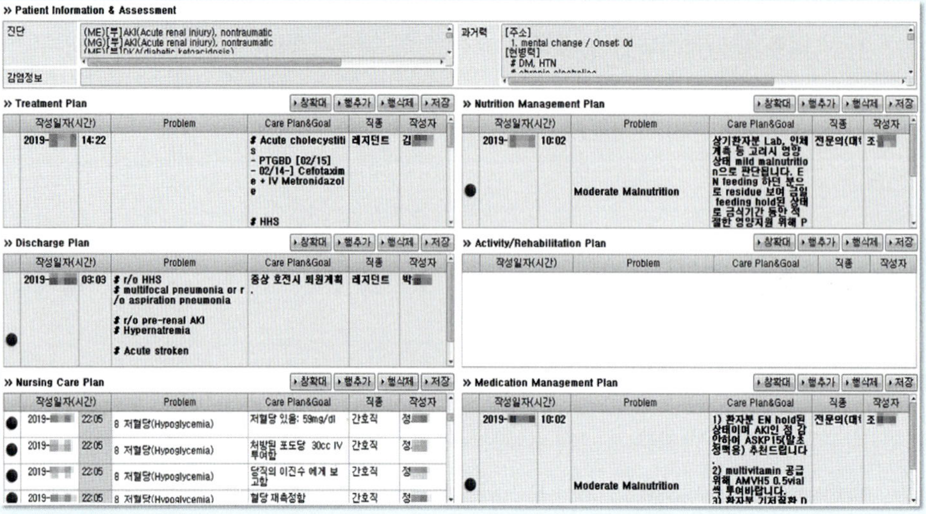

그림 6-10 치료계획의 의사소통 화면

출처: D병원 전산 화면.

대해 의사와 간호사가 코멘트를 작성하여 간호 및 진료지원 등에 대해 의사소통하거나 문자 메시지를 통해 의견을 교환할 수 있다. 그림 6-10은 의사소통지원시스템 화면의 예이다. 임상과 통합된 의사소통 시스템은 실시간 접근을 가능하게 함으로써 보건의료팀, 환자, 가족들 간의 상호작용을 촉진하고 보건의료 조직 내 의사소통의 흐름을 원활하게 하며 용이한 정보 교환으로 치료 및 간호에 도움을 줄 뿐만 아니라 의료서비스에 대한 만족도를 향상시켜 질 향상에도 기여할 수 있다.

2) 정보 공유 및 관리 지원

의료진들이 사용하는 전자의무기록(electronic medical record, EMR) 화면에 의료진 간 정보공유가 필요한 감염정보, 낙상 고위험, 사생활보호, 임산부, 약물부작용, 이중유형 등에 대해 표시하고 있다. 유선소통을 대신하여 EMR 화면을 통해 의사소통하고 처방(항생제 처방 등)에 대한 가이드라인과 혼합 불가한 약품에 대한 정보, 용량계산, 보험급여 관련정보, 중증관련정보 등에 대한 가이드를 제공함에 따라 안전한 처방과 수행으로 의료의 질을 향상시키고, 전자결재 시스템의 도입으로 원무행정에 대한 편의를 향상시키는 역할을 하고 있다(그림 6-11~그림 6-16).

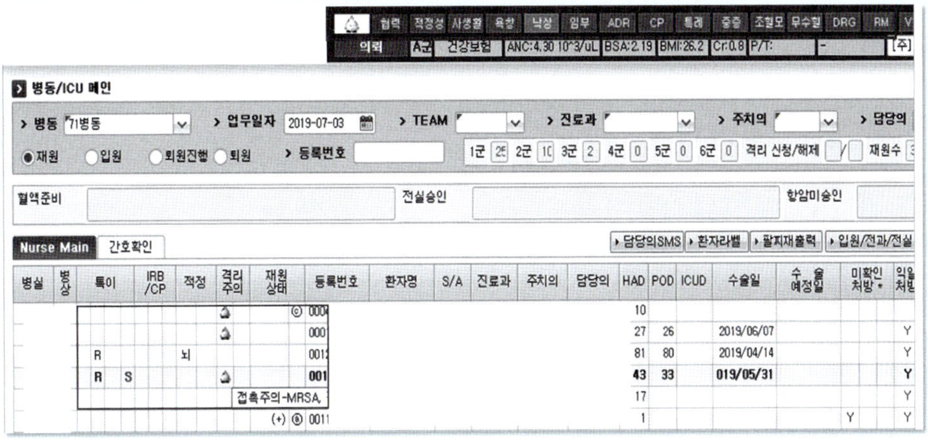

그림 6-11 환자정보공유 간호메인 화면

출처: D병원 전산 화면.

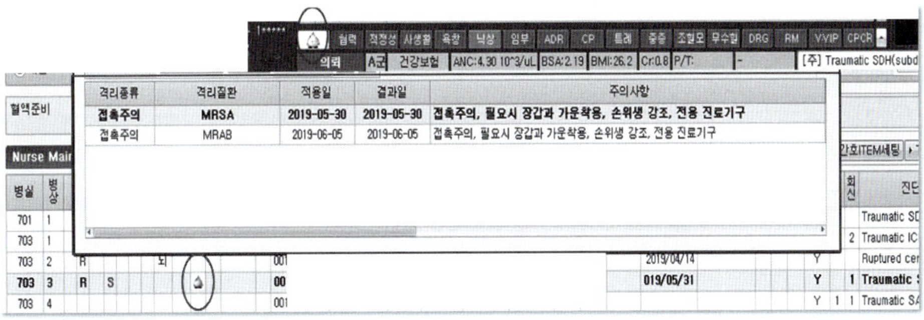

그림 6-12 격리 주의표식과 상세내용

출처: D병원 전산 화면.

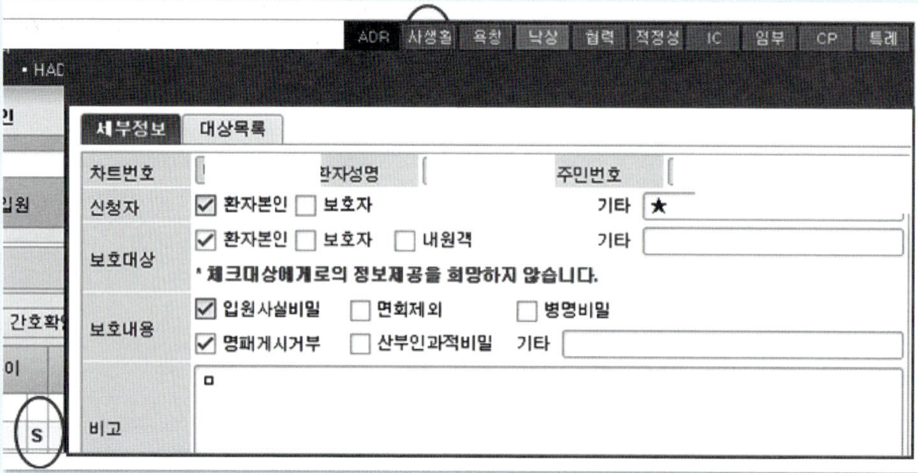

그림 6-13 사생활보호 요청과 상세내역

출처: D병원 전산 화면.

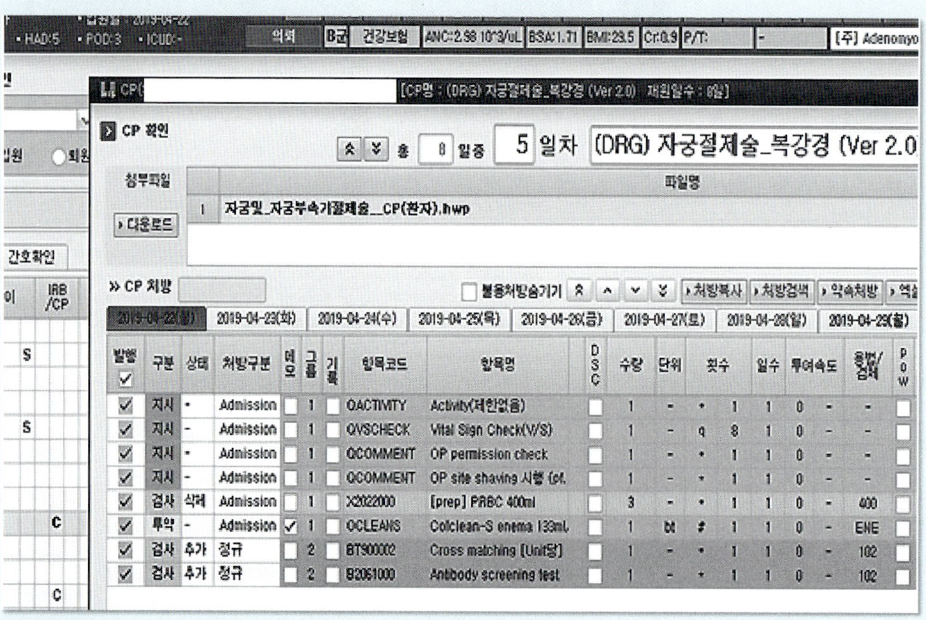

그림 6-14 CP 등록 표식과 상세내역

출처: D병원 전산 화면.

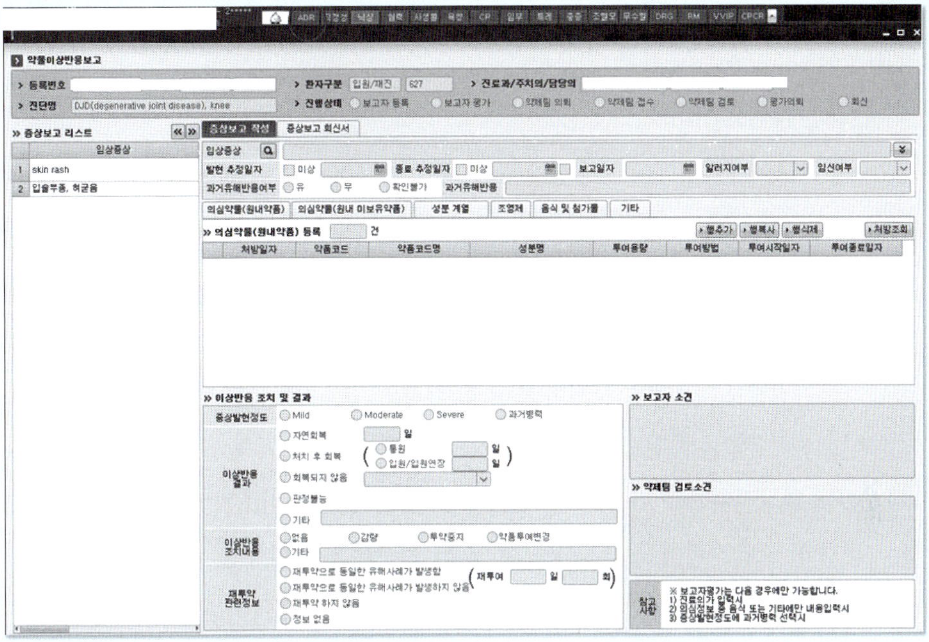

그림 6-15 약물부작용 등록과 상세내역조회

출처: D병원 전산 화면.

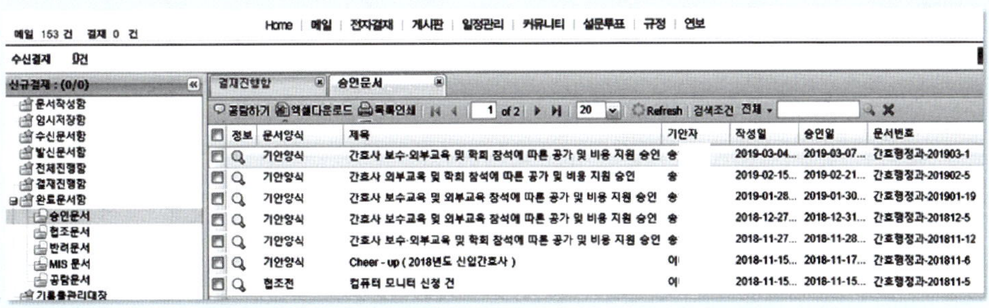

그림 6-16 전자결재 시스템 화면

출처: D병원 전산 화면.

8 중증도·간호필요도 평가

1) 간호간병통합서비스

간호간병통합서비스는 보호자나 간병인이 병실에 상주할 필요 없이, 간호팀(간호사, 간호조무사, 간병지원인력)이 포괄적 전문간호서비스를 제공하는 입원모형으로, 정부가 국민의 간병 부담 경감 및 환자안전 등 입원서비스의 질 향상을 위해 2015년부터 건강보험으로 시범사업을 추진하였다.

국민건강보험공단은 간병이 필요한 환자의 간호간병통합서비스 접근성을 높이기 위해, 지역본부 전담조직 및 간호간병통합서비스를 제공 중인 기관의 간호부서장 등 현장전문가로 팀을 구성하여 지방 등 사업 참여 저조지역 및 사업 참여를 고민 중인 요양기관을 중점 대상으로 '찾아가는 현장 컨설팅'을 지원하였다. 또한 간호간병통합서비스 사업 참여 확산 및 간호인력 처우개선을 유도하는 등 보상의 선순환 계기를 마련하고 환자 중증도 · 간호필요도 평가도구 개정으로 간호필요도에 근거한 인력배치 적정성 평가 및 보상방식 도입 기반을 마련하였고, 제공기관 모니터링 체계 보완 · 개선으로 서비스 질관리 기반을 강화하였다.

2) 중증도 · 간호필요도 평가

중증도 · 간호필요도(severity · nursing care needs)는 입원환자의 임상적 상태와 관련한 중증도 및 일상생활능력과 관련한 의존도를 측정하기 위한 평가도구로, 간호간병통합서비스 병동의 적정 간호인력 배치 등에 활용되고 있다. 간호사의 적정 배치를 위해서는 간호간병통합서비스 병동(이하 통합병동) 재원 환자의 간호필요도를 정확히 측정하고, 측정한 간호필요도에 근거하여 배치수준을 결정하는 것이 필수적이다. 통합병동 환자의 간호필요도 측정을 위해 국민건강보험은 간호간병통합서비스 중증도 · 간호필요도(이하 간호필요도)를 개발하고, 몇 차례의 개정과정을 통해 2019년 7월 현재 간호활동과 일상생활수행능력(activities of daily living, ADL)을 2가지 영역별로 항목을 구성하여 사용하고 있다(국민건강보험공단, 2021). 통합병동에서는 모든 환자의 중증도 · 간호필요도 평가 시 기본원칙과 적용 기준에 따라 평가한다. 매일 0시~24시 기준으로 평가하며 간호활동 시행여부에 따라 0점 또는 1점을 부여하고 인공호흡기 사용과 일부 전문치료 항목 등에 부분적으로 2점을 부여하는 방식으로 간호필요도를 평가하고 있다(그림 6-17).

중증도 · 간호필요도 일일평가표는 간호간병통합서비스 중증도 간호필요도 신고서식(엑셀파일)에 ① 병동코드, ② 작성일자, ③ 환자정보, ④ 측정항목_간호활동, ⑤ 측정항목_ADL, ⑥ 추가정보 등을 작성요령에 따라 평가하여 입력한다(그림 6-18, 그림 6-19). 서비스 제공기관은 매월 정기적으로 국민건강보험공단 요양기관정보마당(https://medicare.nhis.or.kr/portal/index.do)의 중증도 · 간호필요도 신고화면에 접속하여 평가한 자료(엑셀파일)를 업로드하여 신고한다. 국민건강보험공단은 간호간병통합서비스 제공기관이 제출한 간호필요도 현황을 분석하여 인력배치의 적정성을 평가하고 있다(국민건강보험공단, 2021).

기본 원칙

- 평가는 24시간(0~24시까지)의 기록과 관찰을 근거로 하고 추측하지 않는다.
- 간호간병통합서비스 병동 내에서 실시한 간호활동과 일상생활수행능력만 평가한다.
  (응급실, 수술실, 투석실, 검사실 등 통합병동 외에서 일어난 행위는 포함하지 않음)
- 각 항목 간 중복 평가하지 않는다.
  (예; 전문치료 항목에 해당하는 약제는 정맥 내 투여 항목에서 투약 횟수 산정 제외)
- 전문치료 약제는 적용기준에 명시된 목적으로 투약하는 경우에만 평가한다.
- 일상생활수행능력(activities of daily living, ADL)의 평가는 보조기(의수, 의족 등)를 사용하는 경우, 보조기를 적용한 상태에서 평가한다.
- 평가 중 환자의 상태가 변경되었을 경우, 수행정도가 낮은 ADL 평과결과를 적용한다.
- 일상생활수행능력을 '일부 도움', '전부 도움'으로 평가 시 환자의 수행정도와 도움 제공에 관한 기록이 있어야 한다.

(● 적용기준 해당함)

<table>
<tr><th rowspan="2">구분</th><th rowspan="2" colspan="2">측정항목</th><th colspan="3">점수</th></tr>
<tr><th>0점</th><th>1점</th><th>2점</th></tr>
<tr><td rowspan="15">간호활동</td><td colspan="2">지속적 심전도 모니터링</td><td rowspan="15">적용기준
해당없음</td><td>●</td><td></td></tr>
<tr><td rowspan="3">호흡간호*</td><td>기관 내 흡인간호</td><td>●</td><td></td></tr>
<tr><td>인공호흡기 사용</td><td></td><td>●</td></tr>
<tr><td>비침습적 산소투여</td><td>●</td><td></td></tr>
<tr><td colspan="2">정맥 내 투약</td><td>●</td><td></td></tr>
<tr><td colspan="2">배액관 보유</td><td>●</td><td></td></tr>
<tr><td colspan="2">위험행동 관리</td><td>●</td><td></td></tr>
<tr><td colspan="2">수혈</td><td>●</td><td></td></tr>
<tr><td rowspan="7">전문치료*</td><td>마약제(주사제)</td><td>●</td><td></td></tr>
<tr><td>항암치료제(주사제)</td><td></td><td>●</td></tr>
<tr><td>항암치료제(경구제)</td><td>●</td><td></td></tr>
<tr><td>승압제(주사제)</td><td></td><td>●</td></tr>
<tr><td>항부정맥제(주사제)</td><td></td><td>●</td></tr>
<tr><td>면역억제제(주사제, 경구제)</td><td>●</td><td></td></tr>
<tr><td>항혈전제(정맥주사제)</td><td></td><td>●</td></tr>
<tr><td rowspan="4">일상생활
수행능력</td><td colspan="2">ADL_체위변경</td><td rowspan="4">도움 없음</td><td rowspan="4">일부 도움</td><td rowspan="4">전부 도움</td></tr>
<tr><td colspan="2">ADL_침상 밖으로 이동</td></tr>
<tr><td colspan="2">ADL_식사섭취</td></tr>
<tr><td colspan="2">ADL_배변 · 배뇨</td></tr>
</table>

* 호흡간호와 전문치료 시행의 최대 점수는 각각 2점임

그림 6-17 중증도 · 간호필요도 평가 기본원칙과 적용 기준

출처: 중증도 · 간호필요도 사이버교육 홈페이지.

간호간병통합서비스 병동 중증도 · 간호필요도 일일평가표							
요양기관 기호		요양기관명		종별		① 병동코드	
작성자 성명		작성자 부서		작성자 연락처	전화		
					팩스		
					이메일		

연번	② 작성일자	③ 환자정보							④ 측정항목_간호활동																	⑤ 측정항목_ADL				⑥ 추가정보	
										호흡간호							전문치료													
		환자등록번호	가입자구분	입퇴원여부	생년월일	성별	상병코드	당일수술여부	지속적심전도모니터링	기관내흡인간호	인공호흡기사용	비침습적산소투여	정맥내투약	배액관보유	위험행동관리	수혈	마약제(주사제)	항암치료제(주사제)	항암치료제(경구제)	승압제(주사제)	항부정맥제(주사제)	면역억제제(주사·경구제)	항혈전제(정맥내투여)	체위변경	침상밖으로이동	식사섭취	배변배뇨	낙상발생장소	욕창단계
1																														
2																														

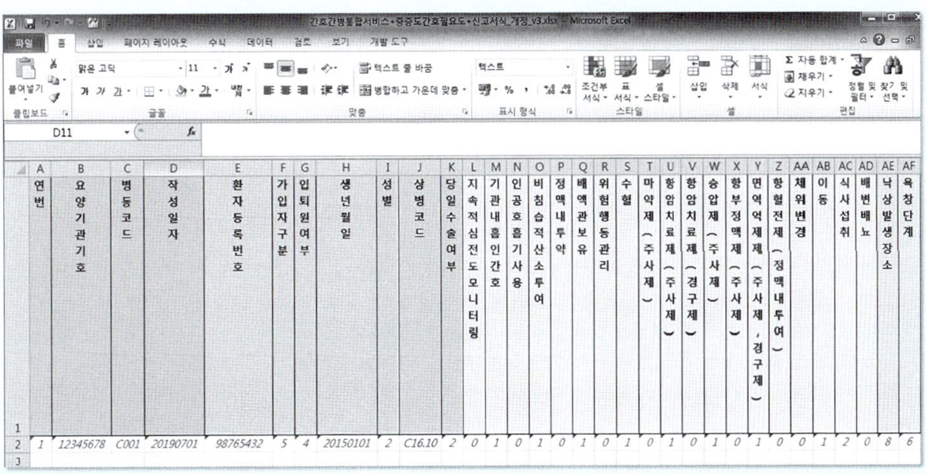

A	B	C	D	E	F	G	H	I	J	K	L	M	N	O	P	Q	R	S	T	U	V	W	X	Y	Z	AA	AB	AC	AD	AE	AF
연번	요양기관기호	병동코드	작성일자	환자등록번호	가입자구분	입퇴원여부	생년월일	성별	상병코드	당일수술여부	지속적심전도모니터링	기관내흡인간호	인공호흡기사용	비침습적산소투여	정맥내투약	배액관보유	위험행동관리	수혈	마약제(주사제)	항암치료제(주사제)	항암치료제(경구제)	승압제(주사제)	항부정맥제(주사제)	면역억제제(주사제, 경구제)	항혈전제(정맥내투여)	체위변경	이동	식사섭취	배변배뇨	낙상발생장소	욕창단계
1	12345678	C001	20190701	98765432	5	4	20150101	2	C16.10	2	0	1	0	1	0	1	0	1	0	1	0	1	0	1	0	0	1	2	0	8	6

그림 6-18 중증도 · 간호필요도 일일평가표와 작성 서식(엑셀)

출처: 중증도 · 간호필요도 사이버교육 평가교육 교재.

[간호간병통합서비스 병동 중증도 간호필요도 일일평가표 작성요령]

① 병동코드: "간호간병통합서비스 병동 병상 운영현황(별제 제3호 서식)"의 ②병동코드를 기재(예: C001)

② 작성일자: 환자 평가일을 YYYYMMDD 형식으로 기재(예: 20190701)

③ 환자정보
- 환자등록번호: 병원에서 관리하는 환자등록번호 기재
- 가입자 구분(코드번호로 기재) 1: 건강보험, 2: 의료급여, 3: 산재보험, 4: 자동차보험, 5: 기타
- 입퇴원 여부(코드번호로 기재) 1: 재원, 2: 입원(전입), 3: 퇴원, 4: 전출, 5: 당일입퇴원, 6: 외박(0시부터 24시까지 부재 시)
- 생년월일: YYYYMMDD 형식으로 기재(예: 20150101)
- 성별(코드번호로 기재): 1: 남성, 2: 여성
- 상병코드: 주진단명에 해당하는 "한국표준질병 · 사인분류"의 분류기호를 1개만 기재(예: C16.10)
  ※삼단분류까지 필수 기재(오단분류까지 기재 가능)
- 당일수술여부(코드번호로 기재) 1: 수술 실시(수술 당일만), 2: 수술 미실시
  ※수술은 '건강보험 행위 급여 · 비급여 목록표 및 급여 상대가치 점수' 제9장, 제10장, 제18장의 항목 중 수술에 해당하는 분류항목

[측정항목] "간호간병통합서비스 병동 중증도 · 간호필요도 평가 세부설명(별첨1)"을 반드시 참고하여 평가

④ 간호활동(코드번호로 기재): 0: 적용기준 해당없음, 1: 적용기준 해당함
- 지속적심전도모니터링: 지속적으로 심전도를 모니터링하고, 심전도 평가 기록이 있는 경우
- 기관 내 흡인간호: T-cannula, E-tube 등 기관 내 삽관을 통한 흡인간호를 실시한 경우
- 인공호흡기 사용: 인공호흡기 사용, NPPV 또는 가온 가습 고유량 비강캐뉼라 요법을 실시한 경우
- 비침습적산소투여: 비침습적 산소투여(비강캐뉼라, 산소마스크 등)를 시행한 경우
- 정맥 내 투약: 정맥 내를 통해 투여하는 약품별 투여횟수의 합이 6회 이상/1일인 경우
- 배액관 보유: 2개 이상 배액관을 보유 또는 흉관, 뇌실배액관, 지속적요추지주막하배액관 1개 이상 보유
- 위험행동 관리: 치매, 섬망 등으로 위험행동 발생가능성이 높아 집중적인 관찰이 필요한 경우
- 수혈: 수혈을 실시한 경우
- 마약제(주사제): 통증 조절을 목적으로 마약제(주사제)를 투여한 경우
- 항암치료제(주사제): 악성 종양 세포의 치료를 위해 항암치료제(주사제)를 투여한 경우
- 항암치료제(경구제): 악성 종양 세포의 치료를 위해 항암치료제(경구제)를 투여한 경우
- 승압제(주사제): 쇼크, 저혈압, 순환허탈환자의 혈압을 상승시키기 위해 승압제(주사제)를 투여한 경우
- 항부정맥제(주사제): 부정맥 발생을 억제하기 위해 항부정맥제(주사제)를 투여한 경우
- 면역억제제(주사제, 경구제): 거부반응방지를 위해 면역억제제(주사제, 경구제)를 투여한 경우
- 항혈전제(정맥내투약): 혈전 · 색전증 발생 환자를 치료하기 위해 항혈전제를 정맥 내 투여한 경우

⑤ 일상생활수행능력(코드번호로 기재): 0: 도움 없음, 1: 일부 도움, 2: 전부 도움
- 체위변경: 스스로 앙와위에서 측와위로 변경할 수 있는지 평가
- 침상 밖으로 이동: 스스로 침상 내에서 침상 밖으로 이동이 가능한지 평가
- 식사섭취: 스스로 식사 섭취가 가능한지 평가
- 배변 · 배뇨: 스스로 배변 · 배뇨를 위한 일련의 행위를 할 수 있는지 평가

⑥ 추가정보
- 낙상 발생장소(코드번호로 기재): 낙상이 발생한 당일 장소를 기재
  0: 발생하지 않음, 1: 1인실 병실 내, 2: 2인실 병실 내, 3: 3인실 병실 내, 4: 4인실 이상 병실 내,
  5: 화장실 및 샤워실, 6: 복도, 7: 검사실 및 치료실, 8: 기타(병원 로비 등)
- 욕창 단계(코드번호로 기재): 욕창 단계를 기재(2개 이상일 경우, 가장 높은 단계)
  0: 발생하지 않음, 1: stage1, 2: stage2, 3: stage3, 4: stage4, 5: 단계측정불가, 6: 예상되어지는 심부조직 손상단계

그림 6-19 중증도 · 간호필요도 일일평가표 작성요령

출처: 중증도 · 간호필요도 사이버교육 평가교육 교재.

체험해보기

- Matron 시스템 스케줄링 프로그램(www.matron.co.kr)을 이용하여 근무표를 작성해봅시다.

근무기준
- 근무자 수: 수간호사를 포함한 10명
- 낮번(D) 3명, 초번(E) 2명, 밤번(N) 2명, 비번(off) 3명

참고문헌

간호간병통합서비스 간호필요도 평가 기본교육 사이버연수원 홈페이지. https://www.nursingneeds.or.kr

국민건강보험공단(2021.4). 간호필요도 평가 사이버교육 자료. http://nursingneeds.myedu.or.kr

국민건강보험공단 요양기관 정보마당. https://medicare.nhis.or.kr/portal/index.do

김미란(2011). 환자안전(patient safety) 개념분석. 한국간호과학회. 41(1), 1-8.

김미정 · 최준영 · 김선희(2015). 보건의료정보학 입문. 수문사.

김복남 · 김지인 · 송미라 · 장혜정 · 김인숙(2015). 간호정보학 워크북. 현문사.

대한의료정보학회(2014). 보건의료정보학 3판. 현문사.

대한환자안전학회(2016). 환자안전 개념과 적용. 박영사.

박현애 · 조인숙 · 김영아 · 김은영 · 김정아 · 김정은 외(2014). 최신 간호정보학. 현문사.

병원간호사회(2014).『한국형 중환자간호 분류도구(KPCSC) 개발』보고서.

보건복지부 · 의료기관평가인증원(2018. 12.). 3주기 급성기병원 인증기준.

보건복지부(2018. 12.)「환자안전법」제9조에 따른 '환자안전기준' 개정. 보건복지부 공고 제2018-795호.

보건산업진흥원. 3차년도 보건의료정보화를 위한 진료정보교류 기반 구축 및 활성화연구보고서-2017년 보건의료정보화 현황조사. 2018.4.24. 보건산업진흥원 홈페이지 게시. https://www.khidi.or.kr/board/view?pageNum=1&rowCnt=10&no1=739&linkId=48713586&refMenuId=MENU00085&menuId=MENU01621&maxIndex=00487449639998&minIndex=00001822939998&schType=0&schText=&schStartDate=&schEndDate=&boardStyle=&categoryId=&continent=&country=

서문경애 외(2016). 간호정보학 3판. 포널스출판사.

송경자 · 김은혜 · 유정숙 · 박혜옥 · 박광옥(2009). 간호요구 정도에 기초한 한국형 환자분류도구(KPCS)의 개발, 임상간호연구, 15(1), 5~17.

유선주 · 최경숙 · 김현영(2013). 인력기준법 제도 개선방안 연구. 한국보건산업진흥원.

유정숙 · 김금순(2013). 간호요구도에 따른 중환자간호 분류도구 개발. 임상간호연구, 제19권 제1호, 33~44.

유정숙 · 심미영 · 최은하(2015). 한국형 중환자간호 분류도구 개발. 임상간호연구, 21(3).

이은주 외(2016). 간호정보학. 학지사메디컬.

이혜자 외(2018). 알기 쉬운 간호정보학. 계축문화사.

의료분쟁 · 조정중재원(2018.4.). 2017 의료분쟁 조정 · 중재 통계연보.

정면숙 외(2018). 간호관리학 제3판. 현문사.

주인중 · 서유정 · 장주희(2011). 직무분석 활용실태 및 분석기법 연구. 한국직업능력개발원.

중증도 · 간호필요도 사이버교육 홈페이지

조성현 외(2020.9.). 간호간병통합서비스 병동 환자의 중증도 · 간호필요도에 따른 기대 간호시간 추정과 실제 간호시간과의 비교. 한국간호행정학회, 26(4), 365~377, https://doi.org/10.11111/jkana.2020.26.4.365

천희란 · 신은희(2016.11.). 보건의료관련 학과에서 환자안전 교육에 대한 고찰. 대한보건연구, 42(4), 45~58.

최종태(2011). 인사관리론. 무역경영사.

최준영(2009). 병원정보시스템의 운영성과에 관한 비교 연구-PACS와 EMR시스템을 중심으로-. 원광대학교 대학원, 보건행정학과 박사학위 논문.

최준영 · 고민석(2011). 의료정보관리학. 현문사.

한국의료정보교육협회(2013). 보건의료정보학 2판. 에듀팩토리.

홍준현(2012). 의무기록정보관리학 8판. 고문사.

환자안전보고학습시스템 홈페이지. https://www.kops.or.kr/portal/kops/study/reference.page

Abdella, F. G. & Levine, E. . Better Patient Care Through Nursing Research. New York: Macmillan Company. 1979.

Anderson, Janet E., Naonori Kodate, Rhiannon Walters, and Anneliese Dodds. Can incident reporting improve safety? Healthcare practitioners' views of the effectiveness of incident reporting. International Journal for Quality in Health Care, 25(2), 141-50, 2013. doi: 10.1093/intqhc/mzs081

Department of Health Government of western Australia. Clinical Risk Management Guidelines for the Western Australian Health System. Availe at: http://ww2.health.wa.gov.au/~/media/Files/Corporate/general%20documents/Quality/PDF/ Clinical_risk_man_guidelines_wa.ashx 2005. (Accessed October 15, 2016).

Gillies, D. A. . Determining Staffing Needs. Nursing Management; A System Approach, Philadelphia: W. B. Sander CO. 1982.

https://www.jointcommission.org/assets/1/6/Speak_up_about_your_care_Infographic_2018_8.5x11_NEW.pdf

Institute of Medicine (US) Committee on Quality of Health Care in America. Crossing the Quality Chasm: A New Health System for the 21st Century. Washington (DC): National Academies Press (US); 2001. https://www.ncbi.nlm.nih.gov/pubmed/25057539

Institute of Medicine. To err is human: building a safer health system. Washington, DC: National Academy Press, 2000.

Patricia S. Yoder-Wise Leading and Managing in Nursing, 6th Edition, Mosby. 2015.

Vincent, C. The essentials of patient safety. Available at: http://www.chfg.org/wp-content/uploads/2012/03/Vincent-Essentials-of-patient-Safety-2012.pdf 2011. (Accessed June 30, 2016).

Wachter, R. M. Understanding Patient Safety, 2nd ed., New York: McGraw Hill. 2012.

World Health Organization. Building Srandard-Based Nursing Infomation Systems, Geneva(swiss) WHO. 2000.

World Health Organization. WHO draft guidelines for adverse event reporting and learning systems. From Information to action. Geneva: World Health Organization. 2005.

www.matron.co.kr

CHAPTER 7

물류 및 약품관리 시스템

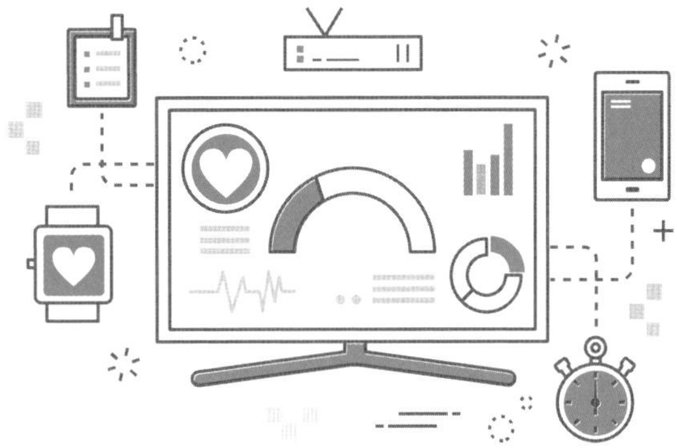

학습목표

1. 물류관리시스템을 이해한다.
2. 물류청구업무 시스템을 설명할 수 있다.
3. 의약품관리체계를 이해한다.
4. 의약품 부작용 모니터링 및 관리체계를 이해한다.

핵심용어

- **물류**(distribution): 필요한 물품이 생산자와 공급자, 관리부서 및 사용부서 간의 유기적인 관계를 통하여 청구, 구매, 사용, 관리, 처분되는 일련의 과정
- **병원 물류**(hospital logistics): 환자진료와 이를 지원하는데 사용하는 모든 물자의 선정, 구매, 검수, 공급, 재고관리 및 폐기를 종합적으로 관리하는 것
- **물류관리시스템**(supply chain management): 고객 요구에 부응할 목적으로 생산지에서 소비자까지 제품의 재고와 서비스 및 기타 관련 정보에 대한 효율적이고 효과적인 흐름을 계획하고 실행하고 통제하는 과정(Cooper, Lambert, & Pagh, 1997)
- **고위험약물**(high risk drug): 투약 오류 발생 시 환자와 직원의 안전에 치명적인 위해 또는 잠재적으로 높은 위험을 초래할 가능성이 있거나 치료영역이 좁아서 부작용이 발현될 위험성이 높아, '처방, 보관, 조제, 이송, 투여, 폐기' 시 특별한 주의를 요하는 의약품

1 병원 물류관리

병원 물류관리는 물자계획, 물품을 구매하는 구매관리, 재고물품을 검수, 저장, 불출하는 재고관리, 구매된 물품의 유지, 보수, 반납, 매각, 폐기를 관리하는 자산관리 등으로 나누어 볼 수 있다. 물류관리는 궁극적으로 환자에게 적절하고 효율적인 방법으로 서비스를 하는 것으로, 물류관리의 목적은 올바른 품목을 적절한 양으로 필요한 장소에 최저비용으로 적기에 제공하는 데 있으며, 이로 인하여 전체 조직의 서비스품질과 수익성을 달성하려는 것이다.

1) 물류관리시스템

물류관리시스템(supply chain management, SCM)은 1980년대 초, 올리버와 웨버(Oliver & Webber, 1982)에 의해 원재료 공급자로부터 고객에 이르기까지의 전 과정에 있는 물류, 정보, 자금의 흐름을 통합한 가상 기업을 만들어 전체적인 입장에서 관리하여 물류비용의 절감, 업무 효율성의 증대, 고객만족 극대화 등을 제공하기 위한 프로세스를 말한다.

물류 공급의 전산화는 배송전담요원 및 자동화 공급설비 등에 의해 물품을 사용부서로 직접 공급함으로써 진료 및 진료지원부서 고유 업무에 전념할 수 있게 한다. 또한 발주량 자동 산정 및 확정처리로 업무의 단순화 및 효율성을 향상시키고, 발주누락 및 중복발주를 최소화하고, 부서 간 불출기능을 전제로 할 때 발주량을 최적화할 수 있다.

전산화를 통한 청구 및 불출 방법은 다음과 같이 다양하다(그림 7-1).

- 물품청구공급방법(requisition and delivery system): 사용단위에서 사용이 끝난 후 보충수량을 청구하여 그 청구량을 공급하는 방법
- 정량보충방법(par level transfer system): 사용단위에서 품목별 표준량을 물류관리 부서에서 일정기간 사용할 수 있는 물량을 설정하고 사용부서에 주 1회 이상 직원이 순회하면서 그 동안 소비된 물량만큼 보충해주는 방법
- 물품차 교환방법(exchange cart system): 사전에 각 사용부서별로 설정한 멸균기재를 수납한 반송 보관 창고와 사용하던 반송 보관고를 정기적으로 교환

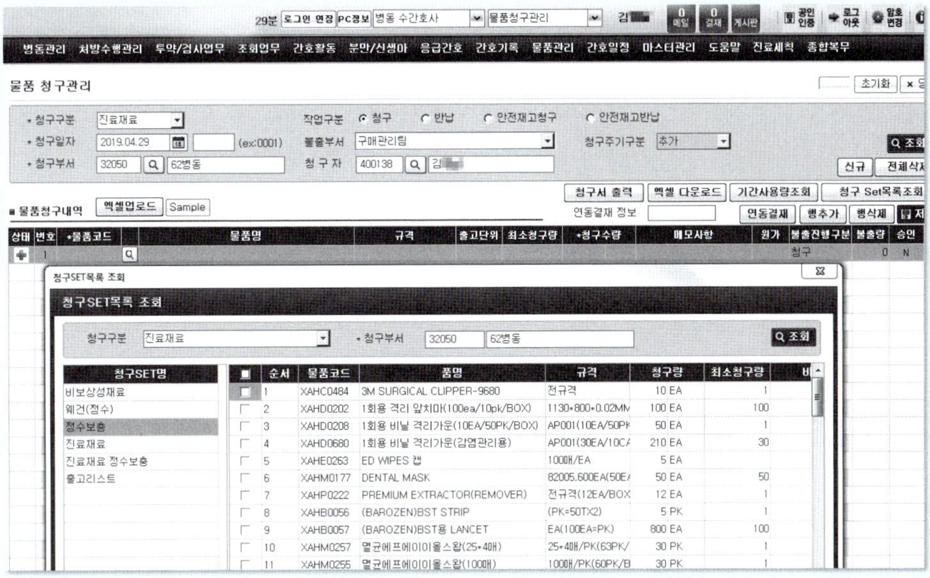

그림 7-1 병동 물품청구관리 전산 화면

출처: I병원 전산 화면.

하는 방법

- 케이스카트 배당방법(case cart system): 중앙창고에서 진료재료나 수술기구 등을 공급하기 위해 그날의 스케줄에 의하여 진료사용별, 각 수술별로 케이스 카트에 수술 시 사용하는 모든 기재를 세트로 하여 사용부서에 공급한 후, 수술이 끝나면 같은 카트를 기구 회수차로서 이용하는 시스템
- 종합적 물품관리시스템(supply, processing, distribution, SPD): 구매관리, 재고관리, 재생관리, 공급, 반송관리에 관한 업무, 공간, 정보를 한 곳에 통합하여 종합적으로 관리하는 것이다. 물품관리기능을 일원화하여 모든 공급물품의 반입, 처리, 재생, 보관, 발송에 철저히 집중하여 행함으로서 여러 종류의 물품을 공급센터에 집합하여 사용부문으로부터 각 부서에 일괄적으로 물품을 공급함으로서 물품관리에 대한 낭비요소를 제거하는 관리기법

MRP시스템(물품소요계획: material requirement planning)은 진료일정을 기초로 하여 제 진료에 필요한 제 물품의 소요량 및 소요기간을 역산 후 물품조달계획을 수립하여 진료일정관리와 함께 효율적인 재고관리를 하는 방법이다. 경제적

주문량과 재주문점을 기초로 하는 전통적인 재고관리기법의 제약점을 보완한 최근에 개발된 재고관리기법이다. 여기서 재고자산은 원재료(raw materials), 제공품(work in process), 완제품(finished goods)을 총칭한 개념이다. 병원의 재고자산으로는 약품, 진료재료, 의료소모품, 전산소모품, 시약, 급식자재 등이 있다. 이러한 형태의 재고자산은 총자산 대비 약 5~6%이지만, 전체 의료비용 중에서 약 40% 내외에 이르고 있다.

병원의 진료재료는 처방전달시스템(OCS)과 필수적으로 공유되어야 하므로 전산시스템 도입은 필수적이다. 이러한 물품 구매 및 재고관리를 위한 전산시스템을 구축하는 데 있어 우선 선행되어야 하는 내용은 물품명의 표준화와 코드화/구매, 청구, 검수, 입고, 불출, 매입에 대한 문제점 도출/당일 입출고에 따른 재고현황 조회 기능/바코드시스템을 위한 바코드 등록 및 바코드 기능/문서 바코드 기능/물류시스템과 처방전달시스템 연계 기능/안전재고관리 기능/정량공급 설정 및 자동보충 시스템 기능/Back Order(자동 재청구) 설정/물류코드와 수가코드, 처방코드, EDI코드의 Mapping 작업/적정재고량 설정 기능/사용부서재고 공유 및 통합재고관리/물품 사용단위의 표준화 등이다.

물류관리시스템은 다음과 같은 공통적 특징을 갖는다.

- 물류관리시스템은 가장 기본적인 원자재를 공급하는 공급사로부터 최종적인 소비자에 이르기까지 전 과정을 포괄한다. 따라서 SCM은 조직 내부 및 조직과 조직 간의 관계에 있어서 여러 단계에 걸친 통합을 통하여 이루어진다.
- 물류관리시스템은 다양한 별개의 기업들이 대상이 되기 때문에 조직 내부와 조직 간의 관계를 관리하는 것이다.
- 물류관리시스템은 제품, 정보 및 관련된 관리활동과 현장 작업의 쌍방향적인 흐름을 포함한다.
- 물류관리시스템은 자원의 적절한 활용을 통하여 고객에게 높은 가치를 제공하고, 경쟁우위를 달성하고자 한다.

2) 물품위치추적시스템

병원에서는 의료진, 환자, 장비, 물품에 무선인식 혹은 비콘(beacon) 등을 부착

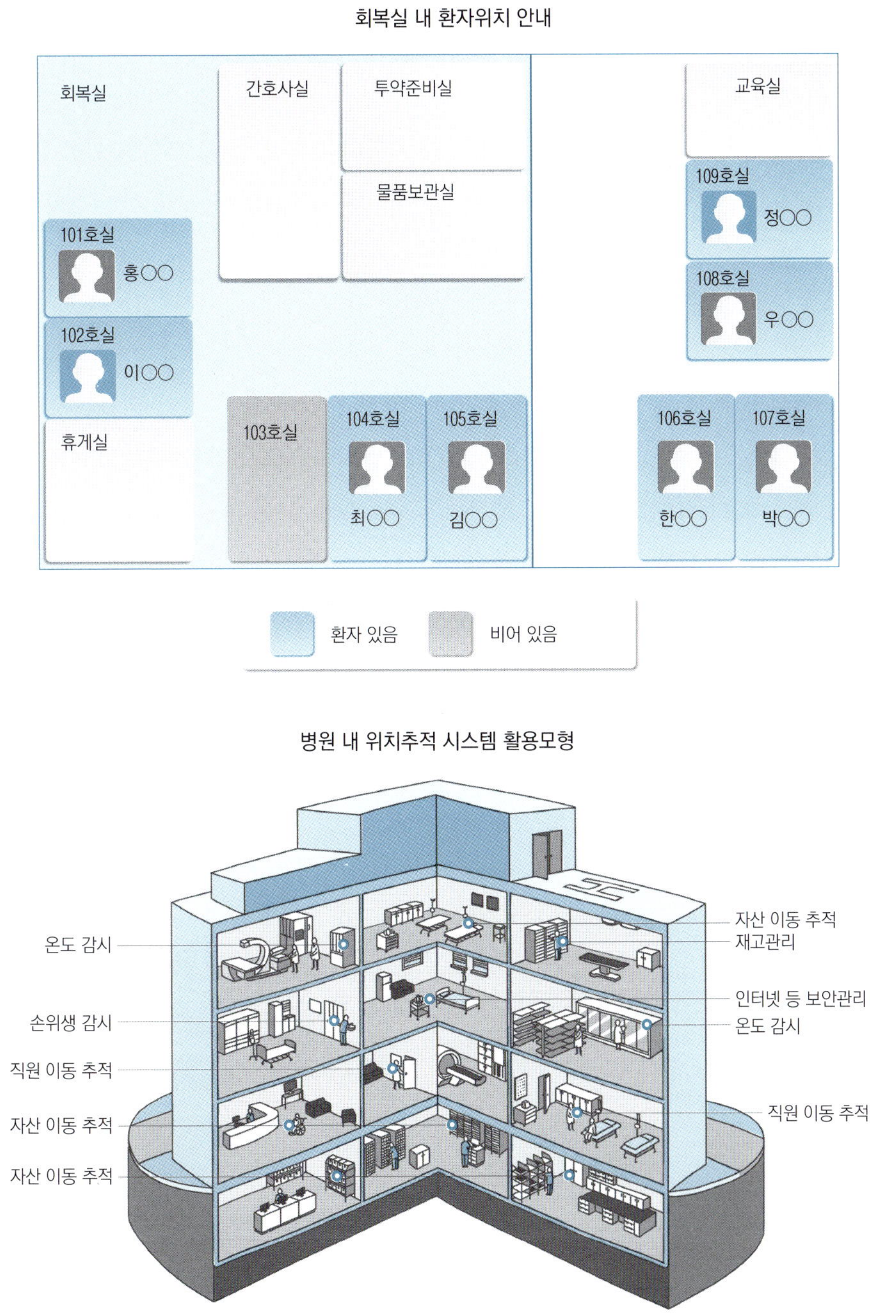

그림 7-2 물품위치추적시스템

하여 컴퓨터에서 대상의 위치를 파악할 수 있는 물품위치추적시스템(real-time location system)이 적용되고 있다. 국내의 한 병원에서도 주입펌프(infusion pump)에 비콘을 부착하여 병동 내 해당물품의 위치를 전산에 가시적으로 보여줌으로써 간호사가 하는 물품확인 등의 간접간호 업무를 감소시킬 수 있었다. 수술실의 경우, 보호자 대기실 모니터에 환자의 위치 안내(수술실 입실, 회복실 입실 등)를 제공함으로써 대기 중인 보호자들이 환자의 위치를 파악할 수 있도록 한다(그림 7-2).

(1) 무선인식시스템

병원에서 재고를 관리해야 하는 물품은 지속적으로 다양화되고 증가되고 있다. 업무의 복잡성, 부정확성, 비효율성, 행정력 낭비 등을 막기 위하여 전자태그를 기반으로 물품관리의 정확성과 효율성, 투명성의 극대화 등을 위해 도입된 전자태그물품관리시스템을 말한다. 무선인식(radio frequency identificaton, RFID)시스템은 안테나와 칩으로 구성된 무선인식 태그에 사용 목적에 알맞은 정보를 저장하고, 적용대상에 부착한 후 판독기를 통하여 정보를 인식하고 처리하는 기술이다. 전자태그 물품관리시스템은 전파식별 표지와 리더기를 이용하여 물품정보를 기록 · 보관 · 활용할 수 있도록 지방자치단체장이 구축한 물품관리 전자업무처리시스템이다. 물품의 취득에서 폐기까지 Life-Cycle로 관

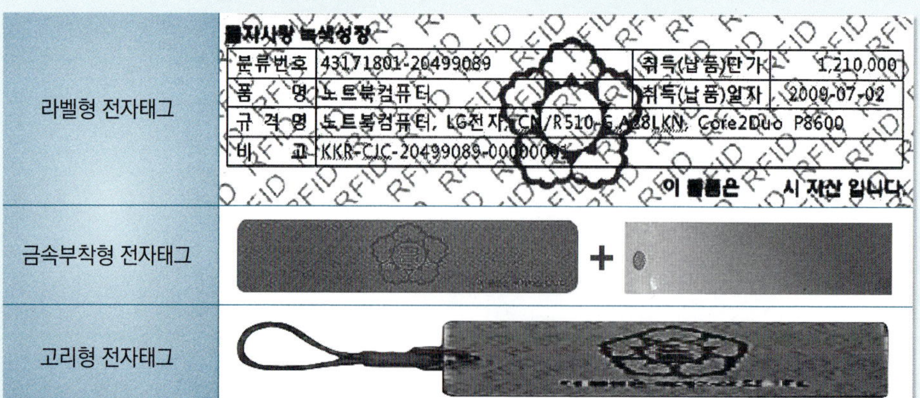

그림 7-3 전자태그 사례

출처: 행정안전부(2018). 지방자치단체 물품관리 운영기준. 행정안전부.

리하고, 전자태그 기반의 자동화 및 실물 위주 물품관리에 의해 예산을 절감한다. 또한 전자태그를 이용하여 물품자동인식 및 물품관리시스템 도입으로 업무의 생산성을 높이며, 정확한 물품통계 정보를 제공함으로서 의사결정을 지원한다.

전자태그는 자체 재질이나 부착 대상의 재질에 따라 분류하고, 전자태그 종류로는 라벨형 전자태그, 금속부착형 전자태그, 고리형(액세서리형) 전자태그 등으로 구분한다(그림 7-3).

그동안 무선인식을 이용한 세탁물 검색 및 분류, 관리시스템에 관한 특허와 세탁물태그, 트랜스폰더, 라벨에 대한 특허가 상용화되어 왔어도, 태그 신뢰성 · 경제성에 기인하여 시장의 활용도는 기대보다 낮았다. 세탁 분야의 RFID 적용에 있어 세탁물 재고 및 분류 등의 관리시스템 구현 이외에 의류 및 직물 부착태그의 반복 세탁과정에서 태그 신뢰성과 성능유지가 관건이다. 세탁용 태그를 표방하는 상용화제품이 계속 출시되고 있으나, 대개의 경우 가혹환경에 대비한 일반 태그의 변형 수준으로 삽입보다 부착이 용이한 수준에 가깝거나 견고성만을 강조하여 고가이거나, 저가인 경우 기대수명이나 견고성이 부족하다. 세탁용으로 1회용 및 반복 사용태그의 선택과정에 대한 의사결정 기준으로 태그 단품으로서의 기술적 성능뿐만 아니라 프로젝트의 경제성 기준도 부각되고 있다.

(2) 블루투스 비콘 기반 시스템

최근에는 iOS, Android 등의 모바일 운영체제를 통해 물품을 관리하기 위한 기반 기술로 안드로이드 NFC기술을 이용하거나, 블루투스 스캐너와 스마트폰의 연계 기술을 이용하고 있다. 그러나 공간 내 대량 물품의 지능적 관리에 한계가 있어 비콘을 이용하여 실시간으로 물품의 위치를 파악하고 물품이 예상범위를 벗어날 경우에도 효과적으로 찾을 수 있도록 위치추적 시스템을 적용하기도 한다(그림 7-2). 비콘이란, 근거리에 있는 스마트 기기를 자동으로 인식하여 필요한 데이터를 전송할 수 있는 무선 통신장치를 말하는데, 블루투스 비콘(Bluetooth Beacon)이라고도 한다.

한편, 최근 부각되고 있는 ICT기술과 사물인터넷 기술을 융합하여 보다 스마트한 물류 추적기능을 탑재한 스마트팩토리 물류관리시스템이 있다. 블루투스 4.0 기반 비콘 태그의 신호강도 값을 근거로 이동경로 및 보관위치를 추적하여 제품의 생산에서부터 출고까지의 모든 과정을 효율적으로 관리하는 사례도 보고되고 있다.

3) 병원 물류 로봇시스템

병원의 물류 환경은 이송할 물건의 종류가 다양하여 한 종류의 로봇으로 모든 업무를 대체하기 힘들며, 중요한 점은 환자들에게 위협을 주지 않고 빠르게 물건을 운반해야 하는 것이다. 그뿐만 아니라 엘리베이터를 이용하여 여러 층의 병동 또는 병실로 물건을 이송해야 한다. 이러한 문제점으로 인해 현재까지는 전동식 이동차량을 사람이 운전하거나, 직접 수레로 운반하는 경우가 대부분이다. 언급한 어려운 점들을 극복하여 병원 내의 물류 작업을 로봇으로 대체할 수 있다면, 다양한 유사 환경에서 적용이 가능하다.

해외의 경우, 병원에서 의약품 및 검체와 같은 저용량 물류 및 식사, 린넨 및 폐기물과 같은 대용량 물류 배송이 가능한 로봇으로 사업화가 진행되고 있으며, 로봇을 이용한 룸서비스를 제공하는 사업 모델이 소개되고 있다. 국내 대형 물류기

Box 7-1 병원 물류 로봇의 주요기능

- 병원 물류 로봇 플랫폼 개발
- 병원 광역 환경 대응 안전자율주행 기술
  - 실내 자연 표식기반 안전자율주행 기술
  - 3D 센서 및 카메라를 이용한 비전기반 네비게이션 기술
  - auto docking 및 자동 충전 기술
- 다중 로봇의 협업을 위한 통합 관제 시스템 기술
  - 멀티로봇 스케줄링 및 관제를 포함한 fleet management system
  - 엘리베이터를 활용한 층간 이동 기술
- 대형병원의 환경에서 물류 로봇 제품 상용화(2종)
  - GoCart(고하중로봇): 병원에서 식사/세탁물 등의 고하중 물건 배달
  - GoCart mini(저하중로봇): 병원 등에서 약품, 의학 샘플, 커피와 음료 배달

출처: 유진로봇(2017. 12). 병원의 광역 환경에 적용 가능한 물류 로봇 시스템 개발. 산업통상자원부.

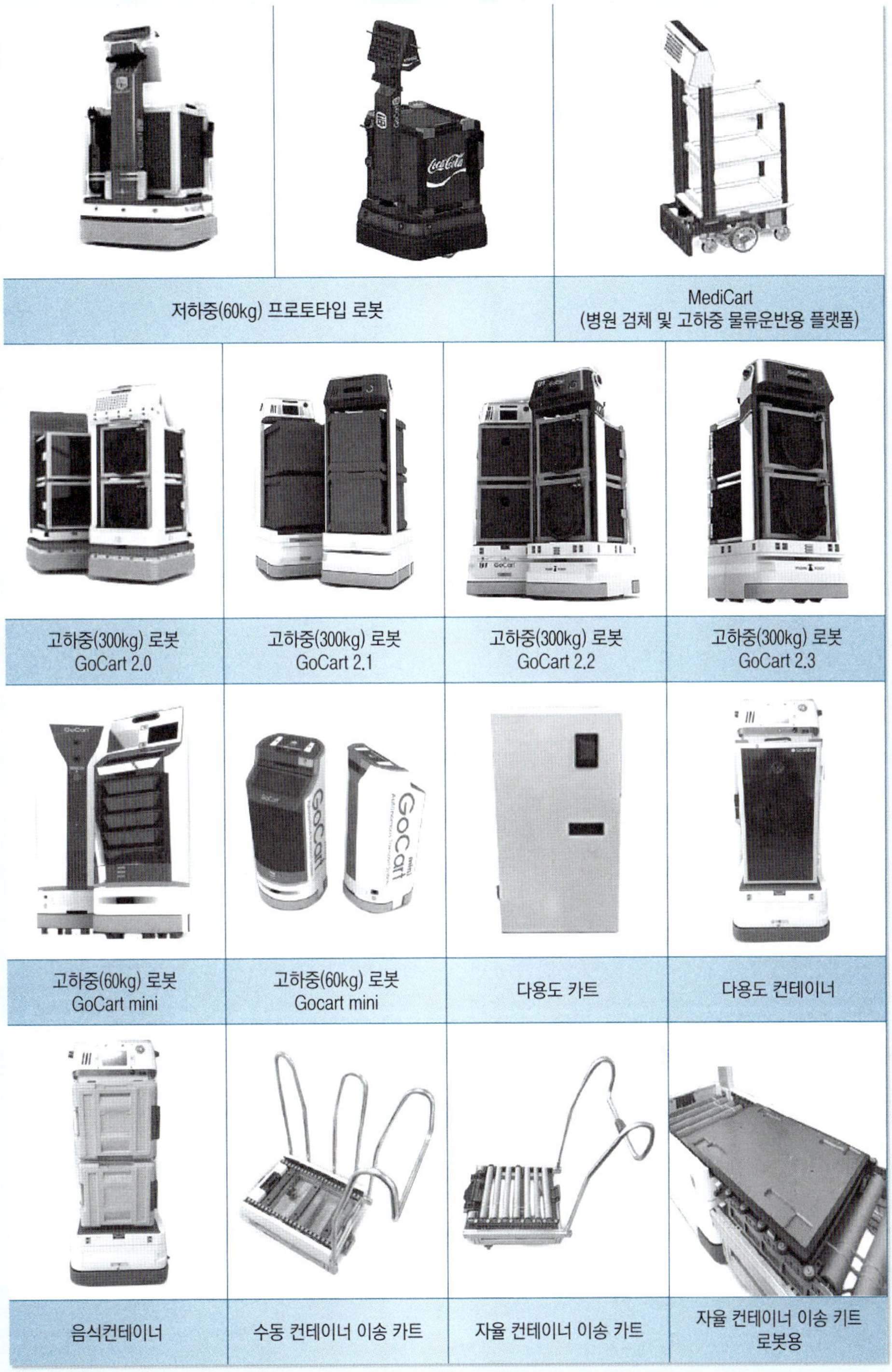

그림 7-4 병원 물류 로봇 제품

출처: 유진로봇(2017.12). 병원의 광역 환경에 적용 가능한 물류 로봇 시스템 개발. 산업통상자원부.

업들 또한 물류 프로세스의 혁신을 위해 물류 로봇 도입을 적극 준비 중이다. 병원이나 요양원을 중심으로 소형(의약품 및 검체), 중대형(식사 및 린넨) 물품 배송을 타겟으로 한 물류이송 로봇 기술이 개발되어 시장 진입 단계에 있다. 2017년에는 산업통상자원부에서 병원 물류 다중 로봇시스템을 개발한 바 있다. 이는 서비스 시나리오에 따라 사용자 인터페이스를 구현한 국내·외 병원 환경의 특성에 최적화하여 스테레오 카메라, 3D 센서, 초음파 센서 등의 기술로 고성능 자율 주행 기능과 정확한 공간 분석을 통해 목표한 위치로 정확하게 배달을 수행하며(Box 7-1), 스스로 엘리베이터를 작동하여 층간 이동이 가능한 로봇 시제품 2종이었다(그림 7-4).

사례 1 자율주행물류배송로봇 '고카트' 시범운영

을지대병원은 2018년 2월 8일 을지홀에서 고카트 도입 설명회를 열고, 국내 의료계 최초로 자율주행물류배송 로봇 '고카트(GoCart)' 운영을 시작하였다. 4차 산업혁명 시대가 도래하면서 지역병원이 이에 발맞춰 자율주행 로봇 운영에 돌입한 것이다.

'고카트'가 을지대병원 2층 종합검진센터 채혈실에서 의료진이 환자로부터 채취한 혈액검체를 싣고 3D 카메라로 위치를 스스로 인식한 후 경사로를 통과하고 장애물들을 피해 엘리베이터로 이동한다. 이어 스스로 엘리베이터를 호출해 탑승한 후 검체를 진단할 병원 5층 진단검사의학과로 향한다.

고카트를 개발한 유진로봇에 따르면 이 로봇은 자율주행 솔루션을 탑재해 정확한 공간 분석을 하고, 목적지로 스스로 물건을 배송하는 자율주행로봇이다. 이 로봇은 운영환경 내의 다양한 시스템(엘리베이터, 자동문)과의 연동을 통한 시스템 구축이 가능하다. 고카트로 인해 병원 직원들은 카트 운반과 같은 반복적인 업무를 하지 않고, 본연의 업무에 집중할 수 있다. 그렇기 때문에 병원 직원들은 하루 수천 번에 달하는 운반 업무에서 벗어나게 되어 업무 피로도가 낮아진다. 또 환자와의 대면 시간을 늘릴 수 있어 의료의 질을 높일 수 있다.

고카트는 을지대병원 본관 진단검사의학과 내부를 하루 4회 순회하면서 필요한 검체를 이동한다. 또한 오전 11시와 오후 3시 30분에 건강검진센터로 이동하여 일정한 시간과 경로에 따라 검체와 작은 물건 등의 물류 이동을 수행한다. 더불어 필요시 사용자가 호출하면 같은 건물 내 다른 장소, 다른 건물로 이동해 물류배송 서비스를 제공한다. 을지대병원은 현재 2대를 시범 운영 중이며, 시범 운영을 마치는대로 로봇의 수를 더 늘릴 계획이다. 을지대병원 관계자는 "현재 2대를 시범 운영 중"이라며 "시범 운영을 마치는 대로 추가 도입을 검토할 예정"이라고 말했다.

출처: 물류on뉴스(2018.02.09.). 을지대병원, 자율주행물류배송로봇 '고카트' 시범운영. 국내 의료계 최초 도입.

사례 2 스마트물류 등 스마트병원 구축 사업

KT와 서울아산병원, 현대로보틱스는 스마트병원 솔루션 공동 개발 및 사업화를 위한 업무협약을 체결했다고 밝혔다.

3사는 이번 협약을 토대로 병원 내 물품 · 자산 관리를 로봇기반으로 자동화하는 스마트 물류관리 솔루션, 영상솔루션을 통해 선별 진료소 방문환자와 병원 진료실을 연결하는 원내 감염관리 언택트 진료, 웨어러블 디바이스 · IoT센서 · 의료전용 영상솔루션으로 입원환자 위치와 건강상태를 파악해 의료 서비스를 제공하는 비대면 실시간 케어(스마트환자관리) 개발 등에 협력할 예정이다.

KT는 5G, AI, 클라우드 등 ICT 역량을 활용한 의료 DX 플랫폼과 솔루션 개발을 주도하고, 현대로보틱스는 로봇으로 자동화 설비를 구축한다. 서울아산병원은 의료산업 현장의 지식과 경험을 바탕으로 스마트병원 구현에 앞장선다. 산업간 협력으로 병원 내 감염병 접촉을 최소화해 코로나 재확산에 대비한 효율적인 감염관리가 가능해질 것으로 기대된다. 또한 서울아산병원에서 스마트병원 솔루션 실증사업(PoC)을 추진하고, 이를 바탕으로 언택트 진료 솔루션이 필요한 의료현장에 디지털트랜스포메이션(Digital Transformation, DX) 사업을 진행할 계획이다.

현대로보틱스 서유성 대표는 "현대로보틱스가 보유한 세계적 수준의 로봇 및 제어, 물류자동화 기술과 KT의 AI 및 ICT기술이 결합함으로써 의료 분야에서도 한층 더 진화한 스마트 의료 솔루션을 제공할 수 있을 것"이라고 말했다.

출처: 월간 물류매거진(2020.07.02.). 서울아산병원, KT · 현대로보틱스와 스마트물류 등 스마트병원 구축 나선다.

2 약품관리

약물의 안전한 투여는 협의의 개념으로 처방, 조제, 투약, 효과 및 부작용 모니터링의 과정으로 볼 수 있다. 의사가 컴퓨터로 약 처방을 입력하면, 약 처방 내용은 처방전달시스템을 통해 약사와 간호사에게 전달된다. 약사는 처방된 약물의 안전성을 확인하여 과용량, 중복처방, 처방된 약물 간 상호작용 등을 감사한 후 약을 조제한다. 한편, 간호사는 약물 조제가 진행되는 중이라도 전산으로 의사의 처방을 확인하고 약 처방의 적절성을 확인하며, 필요시 의사, 약사와 의사소통한다. 간호사는 약사가 조제한 약(대부분 경구약물) 또는 간호사가 직접 준비한 약(대부분 주사제 약물)을 환자에게 투여하고 효과와 부작용 등을 확인한다. 이 과정에서 약사, 간호사, 환자 및 보호자는 안전한 투약이라는 공동의 목표를 가지고 관여하지만, 한 직종의 업무가 다른 직종의 업무에 연속적으로 영향을 줄 수 있어 병원정보시스템에는 안전한 투약을 지원하는 다양한 시스템이 적용되고 있다.

모든 병원은 안전하고 효율적인 의약품 관리체계를 운영해야 하며, 의약품 선정, 안전한 보관, 올바른 처방 및 조제, 안전한 투여, 의약품 부작용 모니터링 및 관리가 요구된다. 이에 있어 간호사는 약물 투여를 위해 제공된 의약품 정보를 활용하고, 의약품 재고가 없는 경우를 위한 절차 및 필요한 의약품을 확보하는 절차를 준수하여야 한다. 간호 영역에서 주요하게 다루고 있는 병원 의약품관리 업무에 대한 정보화 현황은 다음과 같다.

1) 투약지원시스템

(1) 의약품 보관

의약품은 보관방법(냉광, 차광 등) 준수, 유효기간, 목록의 수량 일치여부 등을 확인하고, 불량 및 파손 의약품, 유효기간이 경과된 의약품의 회수 등을 하여야 하며, 응급의약품의 보관은 약물의 유효기간, 미개봉 여부, 목록의 수량 일치 여부 등을 표지 또는 체크리스트 등을 이용하여 보관하고 보충상태를 점검한다. 특히 마약류 보관, 고위험의약품 보관, 주의를 요하는 의약품 보관은 환자 안전을 위하여 보다 세밀한 관리가 필요하다. 의료기관에서 안전의 이유 등으로 회수가 결정된 의약품은 회수공문을 접수하며, 보유량 확인 및 처방받은 환자 의약품의 반품처리를 하고, 반품 의약품 관리 기록부를 작성하고 있다.

고위험약물이란 투약 오류 발생 시 환자와 직원의 안전에 치명적인 위해 또는 잠재적으로 높은 위험을 초래할 가능성이 있거나 치료역이 좁아 부작용이 발현될 위험성이 높아, '처방, 보관, 조제, 이송, 투여, 폐기' 시 특별한 주의를 요하는 의약품을 말한다. 이러한 종류로는 중등도 진정 의약품, 항암제, 고농도 전해질 제제, 주사용 항혈전제, 주사용 인슐린 제제, 조영제 등으로 의료기관에서 정하고 있다. 이러한 약물의 보관방법은 다른 의약품과 분리보관 및 고위험 표시, 유효기간 표시가 되어야 하며, 고농도전해질 제제 보관장소에는 '반드시 희석 후 사용'이라는 라벨링이 있어야 하며, 개봉한 약제는 의약품명, 개봉일자, 유효기간을 포함하여 라벨링해야 한다(그림 7-5).

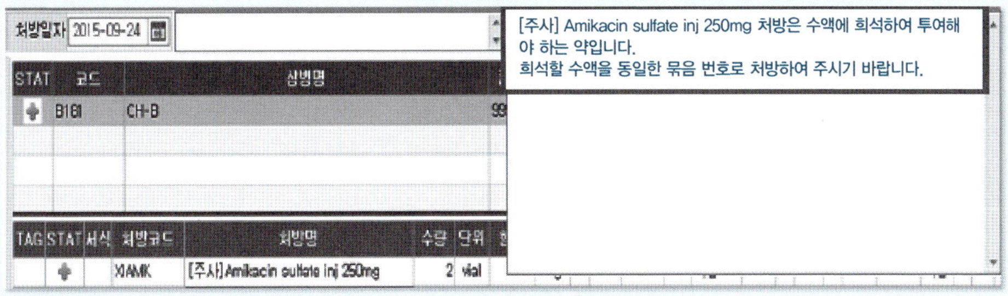

그림 7-5 고위험약물 관리 전산 화면

출처: I병원 전산 화면.

※ 희석해서 투여해야 하는 약품으로 관리되는 약품은 희석하는 수액과 같이 묶음번호로 처방하도록 안내가 나오고 있다.

주의를 요하는 의약품이란, 환자에게 처방, 조제, 투약 업무수행 시 잠재적으로 오류발생 가능성이 높은 의약품을 말한다. 의료기관에서는 주의를 요하는 의약품 목록을 선정하여 관리하고 그 정보를 공유하여야 한다(그림 7-6, 7-7). 그러한 약물을 보관하는데 있어 냉장보관이 필요한 의약품(개봉 전후 의약품 포함)은 보관온도의 적합성(2~8°C), 적정온도 유지 모니터링, 정전 등 냉장온도가 유지되지 않을 때의 대처방법 등을 강구하여야 하며, 차광이 필요한 의약품, 유사외관이나 유사발음 등 투약오류 가능성이 높은 의약품을 별도 관리하고, 백신은 상시 안전한 온도가 유지되는 장소에 보관해야 한다.

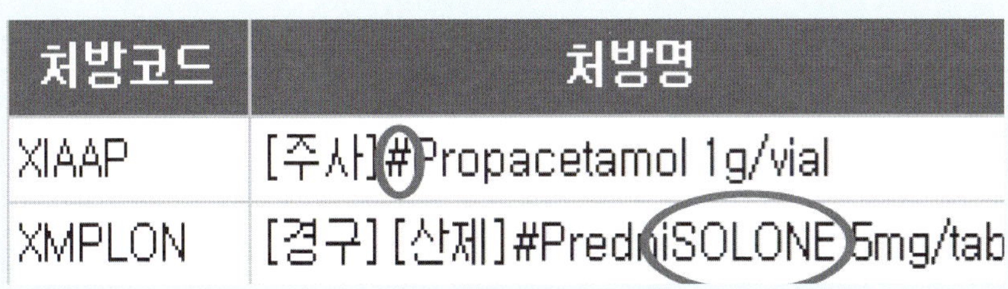

처방코드	처방명
XIAAP	[주사]#Propacetamol 1g/vial
XMPLON	[경구][산제]#PredniSOLONE 5mg/tab

그림 7-6 주의를 요하는 의약품 관리(1)

출처: I병원 전산 화면.

※ 유사 모양, 유사 코드, 유사 이름의 의약품을 혼동하지 않도록 처방명에 별도 표시를 한다(#, 대소문자 혼용 등).

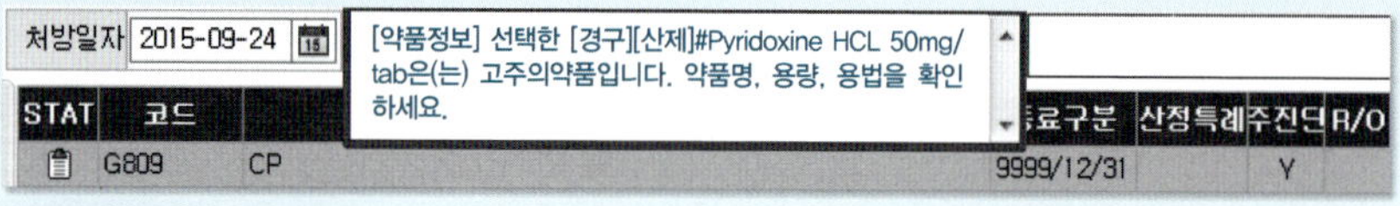

그림 7-7 주의를 요하는 의약품 관리(2)

출처: I병원 전산 화면.

※ 고주의 약품(유사 모양, 유사 이름의 의약품)임을 다시 한 번 알리고, 알림 메시지를 제공한다.

사례 3 자율주행 'U+약제배송로봇'을 활용한 병원

LG유플러스가 에이치플러스(H+) 양지병원에 통신 네트워크 기반 자율주행 약제배송로봇을 공급했다고 밝혔다.

LG유플러스가 제공한 약제배송로봇은 일반 약품은 물론, 항암제나 마약성 진통제 등 직원이 직접 운반하면 위험한 약품을 1일 2회 배송한다. 이를 통해 직원과 환자 모두에게 안전한 의료 환경을 조성하는데 기여할 수 있으며, 단순 배송업무를 로봇이 대신함으로써 업무 피로도를 낮출 수 있다.

에이치플러스 양지병원에서는 매일 2번 약제배송 업무에 직원 5명을 투입해왔으나, 이번에 로봇을 투입함으로써 배송 횟수를 늘리고 인력을 효율적으로 운영할 수 있게 됐다. 또한 사람이 약품을 직접 배송하며 발생할 수 있는 병원 내 2차 감염을 차단할 수 있다는 것도 큰 장점이다.

이번에 양지병원에서 가동되는 약제배송로봇은 4층 약제부에서 출발하여 엘리베이터를 타고 5~8층 간호실로 이동하는데 관제 웹으로 호출, 이동 명령을 내릴 수 있다. 또한 로봇 서랍은 잠금 장치로 암호를 입력해야 열 수 있어 약제 분실의 위험도도 낮췄다.

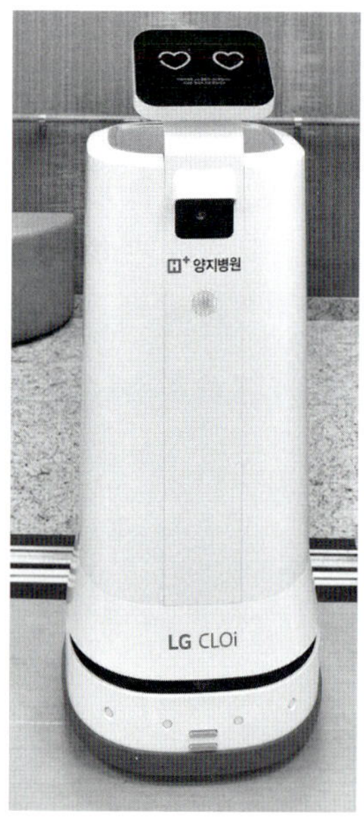

U+약제배송로봇

이번 도입 사례를 시작으로 LG유플러스는 폐기물 운반 로봇, 살균/소독이 가능한 UV살균 로봇, 홍보가능한 사이니지 로봇, 위급 상황이 발생했을 때 실시간 통화가 가능한 로봇 등 다양한 로봇 서비스를 선보일 예정이다.

출처: 월간 물류매거진(2021.11.03.), "LG유플러스, 자율주행 'U+약제배송로봇' H+양지병원 적용".

(2) 의약품 조제 및 투약

① 의약품 자동 조제기

약사는 의사의 처방을 감시하고 처방된 약품을 조제한다. 의약품을 안전하고 청결하게 조제함에 있어 주사용 의약품 취급의 감염 및 안전관리를 준수해야 한다. 약품의 조제과정에 지원되는 정보시스템으로는 의약품 자동조제기(automatic tablet counter & automated dispensing cabinet, ATC & ADC), 항암제 조제 로봇 등이 있다(그림 7-8, 그림 7-9).

자동조제시스템(automated medication dispensing system)은 의사의 처방과 연결이 되어 있어, 연결된 바코드 스캐너로 환자 ID를 스캔하면 해당 환자의 서랍이 열린다. 이후 해당시간에 투여할 약의 뚜껑이 열리는데, 이를 통해 간호사는 정확한 환자에게 정확한 시간에 투약할 수 있다(그림 7-8).

국내에서는 한미약품그룹 계열사인 ㈜JVM의 INTIPharm(이하 인티팜) 약품 관리 자동화 시스템은 현재 병원을 포함한 다수의 종합병원에 도입되어 있으며, 항암제 무균조제 로봇은 삼성의료원에서 국내 최초 도입(2015.8월) 후 2, 3호기도 추가도입된 바 있다. 미국은 안전한 의약품 처방협회(Institute for Safe Medication Practices, ISMP)의 권고에 따라 2007년까지 병원의 80% 이상이 ADC를 도입했고, 그 결과 간호사의 약품에 대한 접근성

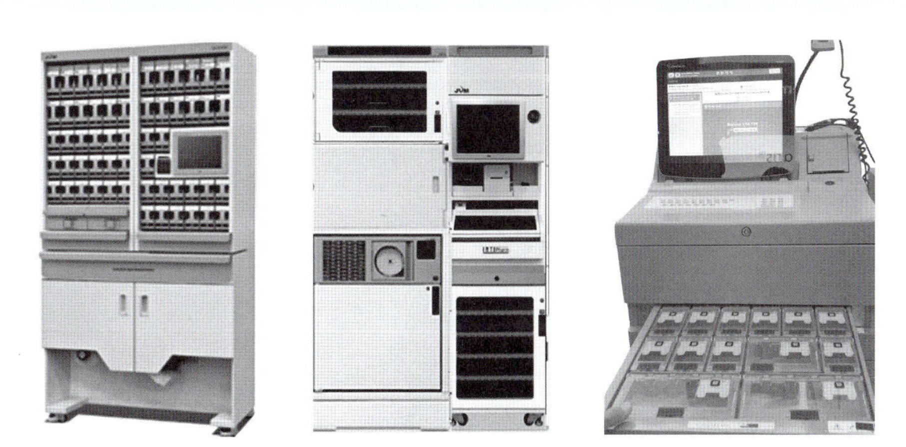

그림 7-8 의약품 자동조제기(ATC & ADC)

과 효과적인 약품 청구와 재고관리, 보안관리 그리고 잠재적인 의약품 사용 과오의 감소 효과를 보고했다.

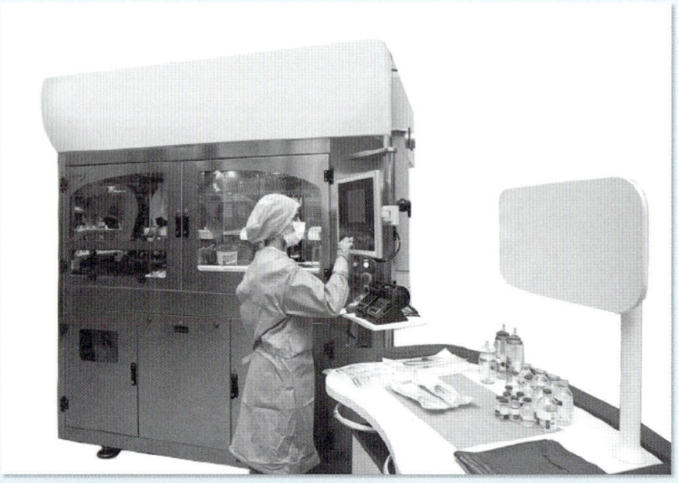

그림 7-9 항암제 조제 로봇

출처: http://www.irobotnews.com/news/articleView.html?idxno=14621

사례 4 JVM인티팜 도입으로 약제-간호업무 선진화

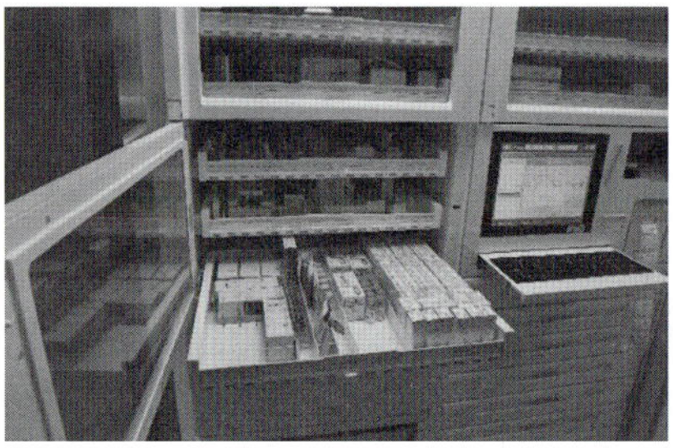

인티팜

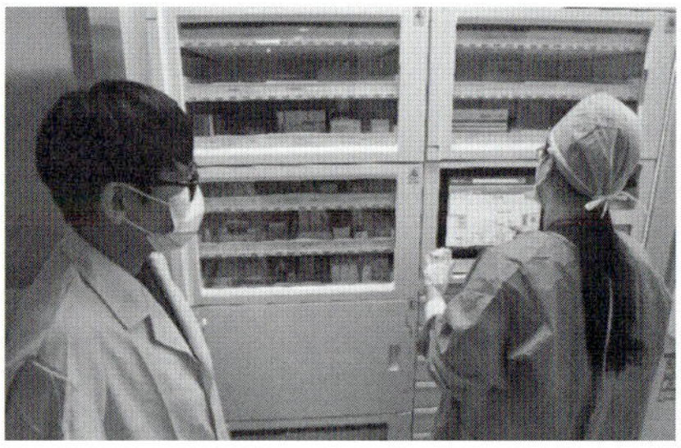

인티팜을 사용 중인 의료진

의약품의 처방부터 조제, 불출, 투여 단계까지 병원 내 의약품의 안전한 사용은 환자 안전 관리로도 직결된다. 지난 20년동안 관련 자동화 기술 개발도 지속적으로 이루어져 왔다.

의약품 자동 분배 시스템(Automated drug Dispensing Cabinet, ADC)은 병동 상비의약품의 보관 장소를 대체하고자 하는 의도에서 고안됐다. 의약품의 보관뿐만 아니라 원내에 분산된 형태의 의약품 공급 및 관리 체계를 정립하게 되는 계기가 된 시스템이다. 인티팜은 처방 후 약제부에서 조제, 감사된 의약품을 보관, 관리하며 처방에 의해 약품을 배출하는 시스템으로, 전산 연

사례 4 JVM인티팜 도입으로 약제-간호업무 선진화(계속)

동을 통해 각 병원의 업무 프로세스에 맞추어 적정 시스템을 제공한다.

인천성모병원 임○○ 약제팀장은 "아직 원 내 3개 구역에만 도입이 된 상태로 약제팀에서 느끼는 변화가 크지는 않지만, 추후 도입 구역을 늘려갈수록 그 영향은 커질 것으로 판단된다."며 "인티팜 도입 후 해당 병동에 약을 빠르게 공급해야 한다는 부담이 매우 줄어든 것은 사실"이라고 말했다.

임 팀장은 인티팜 도입 후 가장 큰 변화로 응급-수시 약품들을 원내약국에서 직접 병동으로 공급해야 하는 업무 구조로 인한 시간적 압박의 해소를 꼽았다.

이 외에도 기존에는 수기 장부 관리나 조제 및 검수가 끝난 약품을 공급해주는 이송업무 등 약품관리 관련 지원 업무가 많았는데 이와 관련한 기술적인 부분에서도 도움을 받고 있다고 말했다.

인티팜 도입으로 "긴급 처방 등 의약품 불출 관련 업무의 상당 부분이 간소화되고, 유효기간 등 각종 데이터를 전산으로 관리할 수 있게 됐을 뿐만 아니라 의약품 추적관리가 간편해짐에 따라 환자 안전관리와 특수 약물 검수 등에 더 많은 시간을 쓸 수 있게 됐다."며 약제팀의 약사직능 확대가 가능해졌음을 강조했다. 그뿐만 아니라, "우리는 인티팜을 통해 원 내 의약품 안전관리의 수준이 한층 더 높아졌음을 느낄 수 있었다"고 말했다.

앰플이나 바이알 같은 주사제의 경우 자동모듈을 통해 약품별 보관 박스에 보관이 되고, 고위험 약품은 자동 잠금 장치가 되어 있는 개별 저장공간에서 안전하게 분리 보관할 수 있다. 이렇게 안전하게 보관된 약품이 사전에 등록된 담당자(의료인)의 지정맥 인증을 통해서만 처방전에 따라 배출되다 보니 약품의 보관에서 투약까지의 전 과정 정확성과 안전성이 확보된다.

실제 병동에서 사용해 본 실무 간호사들은 인티팜 도입 후 약품 보관의 편리성 증대, 배출 및 투약의 정확성 증대 그리고 비치의약품 관리나 약제팀과의 상호확인에 소요되는 시간의 감소 등의 효과가 있었다고 설명하며, "새로운 시스템에 적응하는 시간이 필요하지만, 환자 케어에 보다 더 집중할 수 있게 됐다"며 긍정적인 답변을 주었다. 응급의료센터에서 근무하는 김민경 파트장은 응급실의 경우 업무 효율에 있어서 변화가 더 크게 느껴졌음을 강조했다. "가장 먼저 약을 신속하게 배출할 수 있다는 장점이 있다. 기존엔 응급 절차를 밟더라도 20분가량 걸렸는데, 처방 즉시 인티팜을 통해 배출함으로서 환자에게 바로 투여가 가능하게 되었다."고 전했다. 또한 "이전에는 100여 가지가 넘는 의약품의 약품명, 용량, 유효기간 등 의약품 관련 업무의 인수인계를 위해 한 시간씩 일찍 출근했으나, 현재는 인수인계 시간이 약 5분 이내로 감소된 점이 실무자에게 느껴지는 가장 큰 변화"라고 설명했다.

미국 등 해외에서는 환자 안전관리에 집중하여 ADC 시스템 도입이 증가하고 있으며, 한국도 이러한 추세를 따라가며, 인티팜과 같은 ADC시스템에 대한 관심이 증가하고 있다. 미국은 안전의약품처방협회(Institute for Safe Medication Practices, ISMP)의 권고에 따라 2007년까지 병원의 80% 이상이 ADC를 도입했고, 그 결과 간호사의 약품에 대한 접근성과 효과적인 약품 청구와 재고관리, 보안관리, 그리고 잠재적인 의약품 사용과오의 감소 효과를 보고했다. 이에 따라 ADC의 도입이 확대되면 각 부서에 어떤 변화가 있을지에 대한 질문을 던져보았다.

출처: 팜뉴스(2021.1.18.). "JVM인티팜 도입… 약제-간호업무 선진화로 효율 높아져". http://www.pharmnews.com

② 안전한 투약을 위한 라벨링

조제된 의약품은 라벨링을 하고 안전하게 운반되어야 한다. 라벨링은 환자명, 의약품명, 용량 및 투여경로, 용법(투여횟수) 등을 포함한다. 의약품 운반 시에는 냉장, 차광 등의 운반방법, 파손 및 분실예방을 고려한 운반용기를 사용하며 약물투여 전까지 냉장보관이 필요한 경우, 별도보관방법을 명기한다(그림 7-10, 그림 7-11).

투약은 적격한 자가 정확한 환자에게 투약하며, 투약 전에는 처방형태(응급, 정규 등), 의약품, 용량, 빈도, 투약경로의 적절성, 중복처방 여부, 알레르기, 상호작용, 병용금기, 체중 및 검사결과에 의존하는 소아환자, 인슐린 및 헤파린 등의 의약품인 경우, 이에 대한 검토를 해야 한다. 특히, 고위험 의약품 투여 시에는 의약품 특성과 오류 예방을 위한 주의사항(그림 7-12, 그림 7-13), 의약품 주입기 사용 시 지속적인 주입상태 및 주입량 확인 등 부작용 발생 시 대처방안을 수행해야 한다. 입원 및 외래환자에게 항응고제 및 항혈전제, 항암화학요법, 면역억제제, 인슐린 제제, 소아 천식 치료제, 항

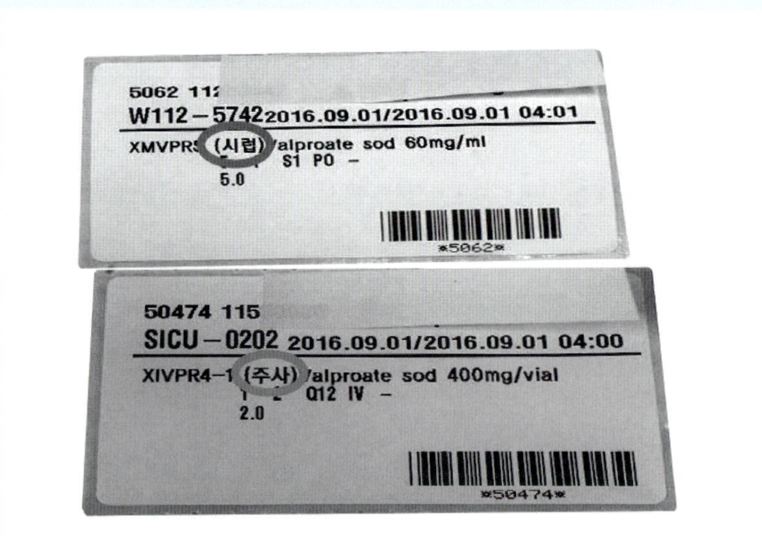

그림 7-10 약품 불출 라벨 사례

출처: I병원 자료.

※ 약제팀에서 약품 불출시 사용하는 포장 라벨에 시럽과 주사를 표시.

결핵제 등의 약물에 대해 효능, 부작용, 용법, 주의사항 등을 설명하여야 한다. 이렇듯 올바른 투약을 위하여 다양한 전산화 방법을 활용하고 있다.

Potassium CHLOride 40mEq
/20ml/amp

1 amp DR IVF

2017.12.15. 00:00

+

Potassium CHLOride 40mEq
/20ml/amp

반드시 수액에 희석 사용
(MIX시 간호사 2인 확인)

2개의 라벨이 같이 출력됨.

그림 7-11 고농도 전해질 주사제제 투약 라벨 사례

출처: I병원 자료.

※ 고농도 전해질의 안전한 투약을 위해 투약라벨 출력 시 '반드시 수액에 희석사용(MIX시 간호사 2인 확인)' 주의 문구 라벨이 함께 출력됨.

처방코드	처방명
XIWNFC18	[수액] Winuf(★CENtral) inj 1,820ml/ba
XIWNFP20	[수액] Winuf(peripheral) inj 2,020ml/b:

5642 서금 014
Winuf(★CENtral) inj 1
,820ml/bag 1

2016,06,07 1/1

그림 7-12 투약(투여경로) 오류 예방 전산화면 및 투약라벨

출처: I병원 자료.

※ 동일 영양제가 말초정맥용과 중심정맥용이 있는 경우, 혼용을 예방하기 위해 중심정맥용 영양제는 처방명에 색을 표시하고, 특수기호 및 대소문자를 혼합하여 쉽게 구분할 수 있도록 표기한다.

Furosemide	Digoxin	Propranolol
박기* Furosemide 40mg/tab 1 tab MEPC *PO* 2018.05.28. 08:00 18:00	박기* Digoxin 0.25mg/tab 1 tab M1PC *PO* 2018.05.28. 08:00	박기* #Propranolol GCl 40mg/tab 1 tab MEPC *PO* 2018.05.28. 08:00 18:00
+	+	+
Furosemide 40mg/tab 반드시 투약 전 혈압 확인	Digoxin 0.25mg/tab 반드시 투약 전 맥박 확인	#Propranolol HCl 40mg/tab 반드시 투약 전 맥박 확인

그림 7-13 사정항목 필요약물 투약라벨

출처: I병원 자료.

※ 투약 전 사정이 필요한 약물의 안전한 투약을 위해 투약라벨에 주의 문구가 함께 출력된다.

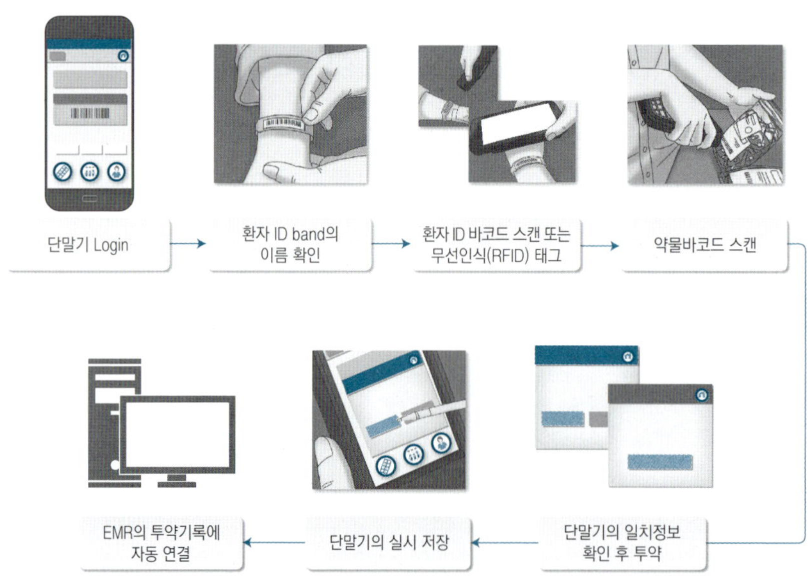

그림 7-14 바코드를 이용한 환자확인 시스템 적용 시 투약절차

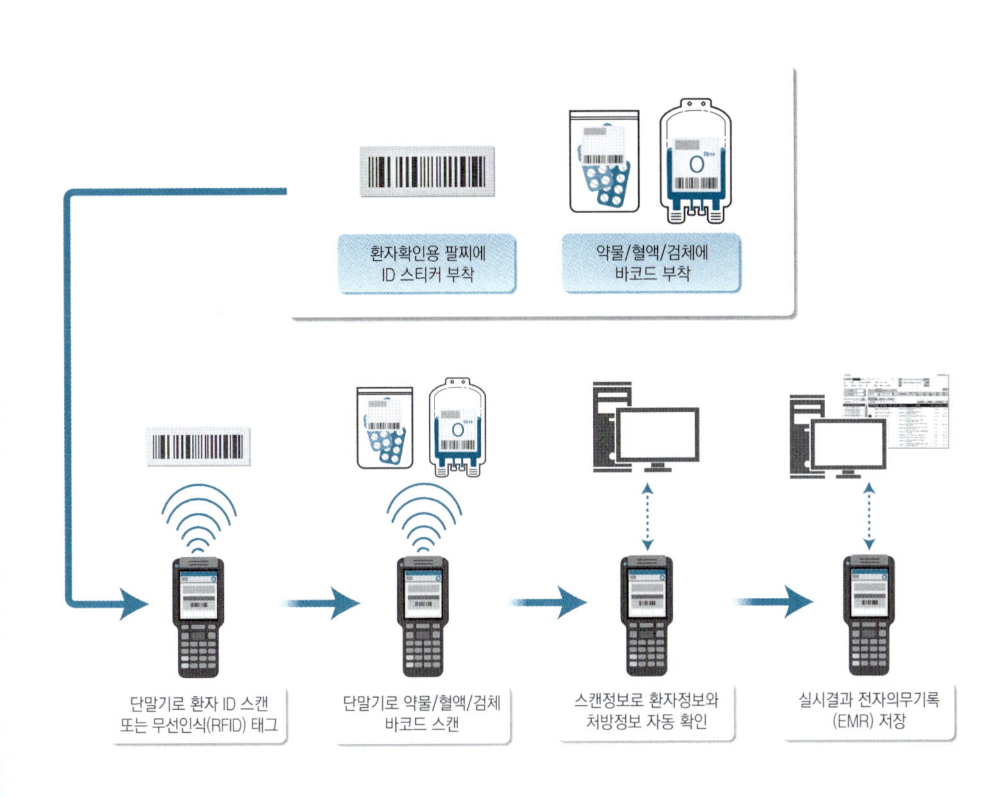

그림 7-15 바코드를 이용한 환자확인 시스템 적용 시 전산업무 흐름도

③ 바코드를 이용한 환자확인 시스템

최근 병원에서는 바코드를 이용한 환자확인 시스템(barcode point of care, BPOC)을 바코드에 등록된 정보를 이용하여 환자정보 및 처방정보와 약물 · 혈액 · 검체의 정보를 비교 · 확인할 수 있도록 개발하고 있다. 바코드 인식이 가능한 단말기를 이용하여 환자 ID(identification) 바코드와 약물, 혈액, 검체 바코드를 인식(스캔 또는 태그)하여 정보의 일치 여부를 확인한다(그림 7-14, 그림 7-15).

④ 지참약 관리 시스템

환자가 내원 시 외부에서 가져온 지참약은 별도의 관리가 필요하다. 환자 입원 시에는 지참약의 지참 여부를 확인하고, 해당 의약품의 식별을 거친다.

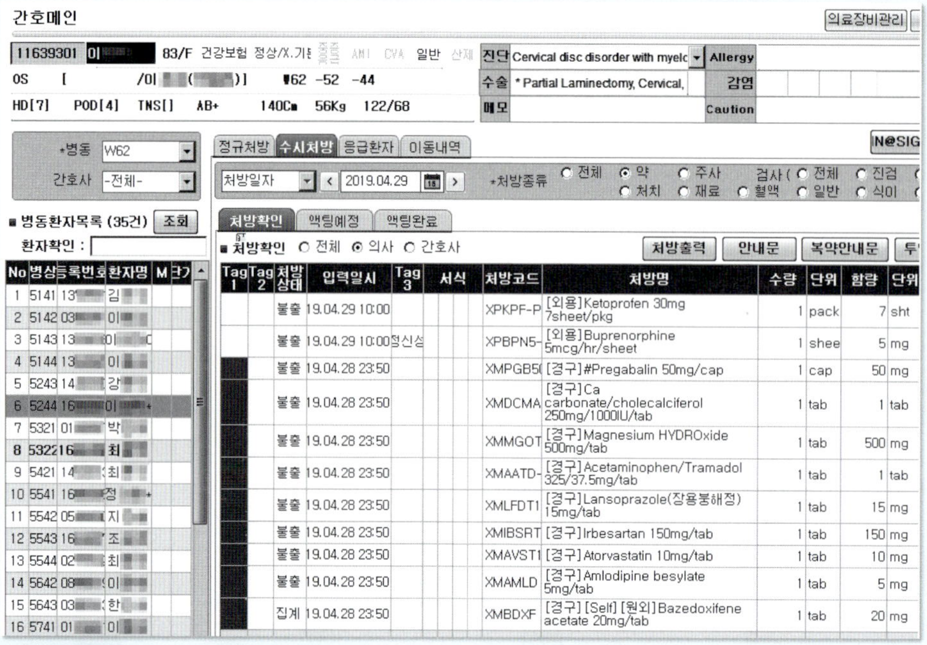

그림 7-16 지참약 관리 전산 화면

출처: I병원 전산 화면.

지참약의 처방 원칙에 의해 투약여부를 결정하고, 등록절차에 따라 의약품명, 용량, 투여경로, 투여횟수 등을 등록한다. 지참약 보관 방법에 따라 보관하고, 환자 및 보호자에게 해당 내용을 교육해야 한다. 만약, 지참약을 허용하지 않는 의료기관은 환자가 자의로 지참약을 복용하지 않도록 관리하는 절차를 전산화하여 활용하고 있다(그림 7-16).

⑤ 자동약물투여시스템

간호사의 투약업무를 지원하는 시스템으로는 약물투여용량의 원칙 적용 시스템, 스마트 정맥주입펌프시스템(Smart Infusion Pump System), 자동조제 시스템 등이 있다.

약물 투여용량의 원칙 적용시스템은 헤파린(heparin), 인슐린(insulin) 등 환자의 검사결과에 따라 정해진 척도에 맞추어 투여용량을 수시로 변경해야 하는 경우, 처방의 원칙을 전산에 적용하여 해당 약물 처방 시 필요한

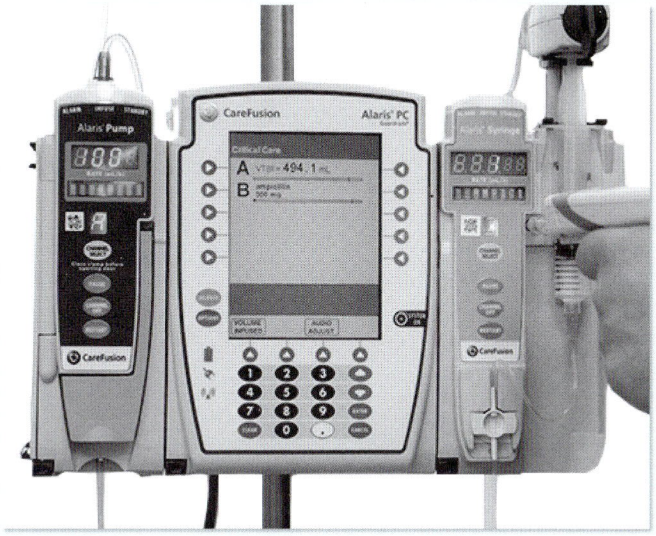

그림 7-17 스마트 정맥주입펌프

검사결과를 입력하면 투여용량을 자동으로 계산하여 처방을 발행시키는 시스템이다.

스마트 정맥주입펌프시스템은 의사의 처방부터 조제, 투여, 투여기록 및 섭취량 · 배설량 프로그램까지 연동되는 시스템이다. 의사의 처방과 정맥주입펌프(infusion pump)가 연동되어 의사의 처방에 따른 약물을 준비 후 해당 정맥주입펌프에 연결하면 정맥주입펌프가 자동으로 의사가 처방한 속도대로 약물을 투여한다. 정맥주입펌프와 떨어진 다른 장소에서도 전산기기를 통해 투여현황과 잔량을 확인할 수 있고, 이는 섭취량 · 배설량 프로그램과 연동된다. 약사가 주사제 조제를 담당하는 외국의 경우에는 해당 약물의 투여량을 조제실에서도 확인할 수 있어, 잔량에 따른 추가 주사제 조제 시간을 예측할 수 있다(그림 7-17).

2) 의약품부작용 모니터링 및 관리

의료기관에서는 의약품 사용 오류를 감소시키기 위하여 의약품 부작용을 모니터링 · 분석 · 보고 · 공유 · 개선하고 있다. 의약품부작용 모니터링 체계란 의약품부작용 사례 발견 또는 보고, 모니터링, 평가, 보고(환자정보, 대상의약품, 진료과 조치사항 및 의견, 약제부서 검토의견, 인과성 평가, 개선방향(원외보고, 원내 프로세서 개선, 종결) 등이 포함된다. 의약품부작용 발생 시 처리 절차를 마련하며, 결과의 분석 및 경영진에 보고하고, 분석결과를 관련 직원과 공유하는 체계를 말한다.

약물이상반응에 대한 부담을 최소화하기 위하여 의약품 사용과정에서의 안전을 위한 시스템으로 임상의사결정지원시스템, 그와 연동되는 전산처방입력시스템(computerized physician order entry system, CPOE system) 혹은 처방전달시스템, 의약품사용의 적정성 평가를 위한 의약품사용평가(DUR)시스템, 투약오류 예방을 위한 바코드시스템 등이 있다.

(1) 임상의사결정지원시스템

임상의사결정지원시스템(clinical decision support system, CDSS)은 의료기관의 방대한 진료기록, 검사데이터, 임상지식 등의 진료기록데이터를 토대로 의사의 진단과 치료계획 등의 임상결정을 지원하는 시스템이다. 의료진들의 투약의사결정 전에 관련된 정보를 제공하여 올바른 의사결정을 할 수 있도록 지원하는 시스템이다. 임상의사결정지원시스템의 활용사례로는 약물 상호작용 경고시스템, 감염관리시스템, 적절한 항생제 처방가이드시스템, 고혈압환자의 처방관리시스템, 우울증관리시스템 등 다양하다(그림 7-18).

임상의사결정지원시스템의 예를 들면, 의사가 전산으로 처방을 입력할 경우, 처방자동검토를 통해 그 처방에 대한 임상적 정보가 즉시 피드백되어 처방의 결정을 도와주는 실시간 약물경고메시지가 있다(그림 7-19~그림 7-23). 전산처방입력시스템과 연동되어 의료기관에서 의약품 사용의 오류를 55%까지 감소시키는 것으로 보고된 바 있다.

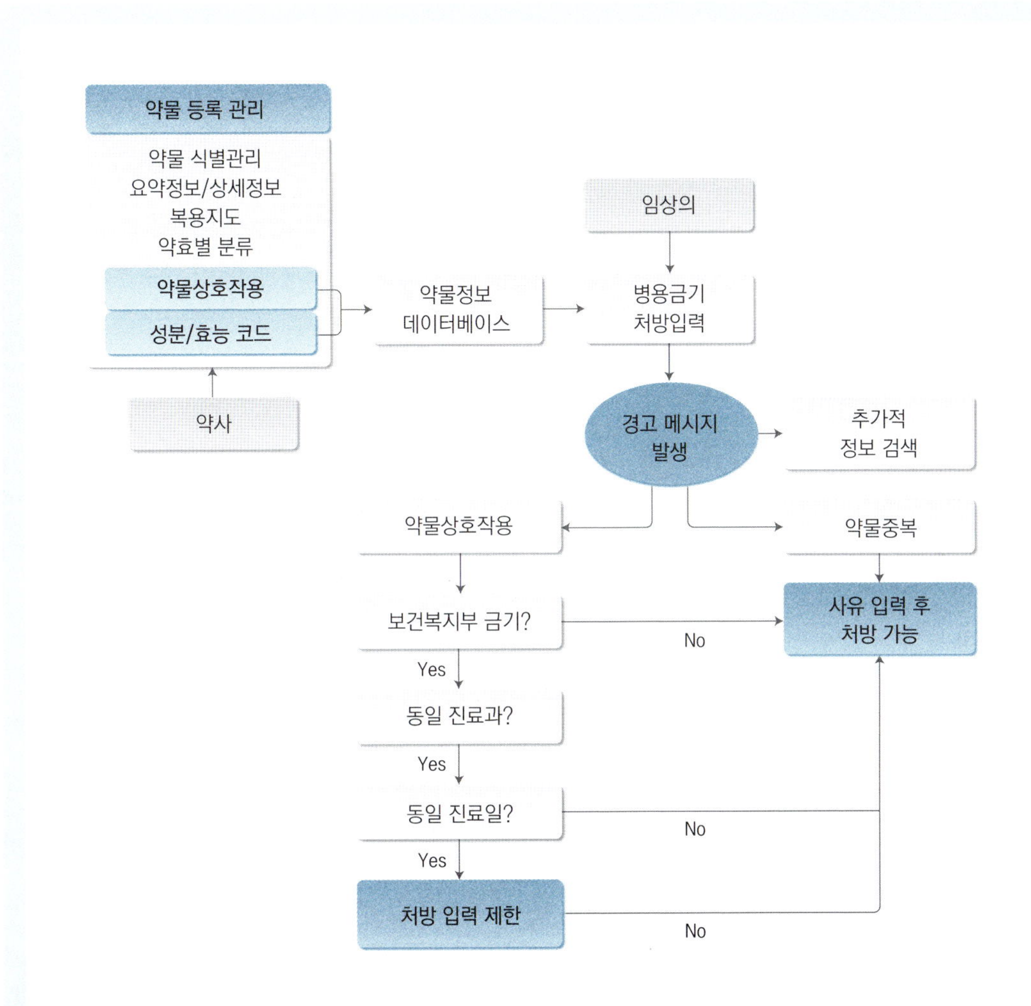

그림 7-18 CDSS-CPOE 시스템의 개요

출처: 김가은 · 이재현 · 정선영 · 인용원 · 손기호(2007). 의약품 지식기반을 활용한 전산처방입력시스템의 도입과 평가. 병원약사회지, 제24권 제1호.

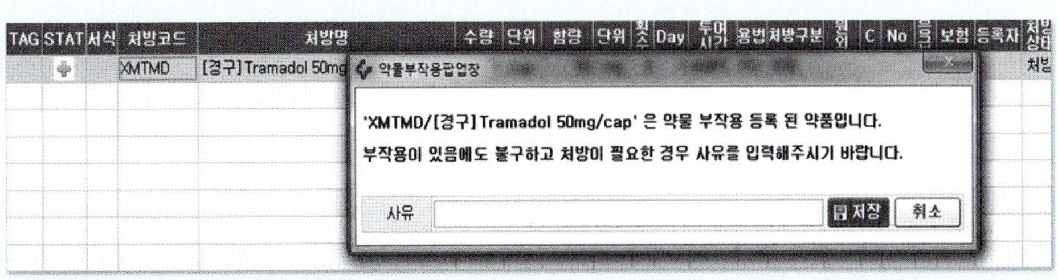

그림 7-19 약물부작용 알림/처방제한 기능 전산 화면

출처: I병원 전산 화면.

※ 부작용 등록이 되어 있는 약품 처방을 제한하는 화면이다. 다른 약품으로 변경하여 입력하고, 부득이하게 사용해야 하는 경우는 사유를 입력하고 처방이 가능하다.

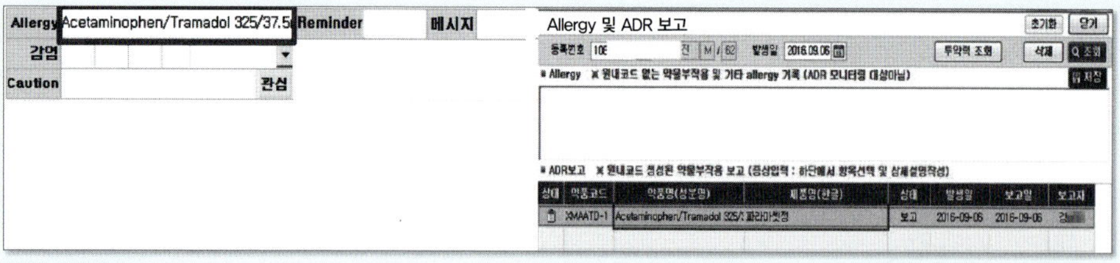

그림 7-20 알레르기 정보등록 및 공유 전산 화면

출처: I병원 전산 화면.

※ 알레르기를 등록해야 하는 경우 약품 선택 후 증상을 입력한다. 선택한 환자의 입력된 내용은 공유됨. 예를 들면, 수술환자 확인화면에서 알레르기 화면에 등록된 내용이 함께 조회된다.

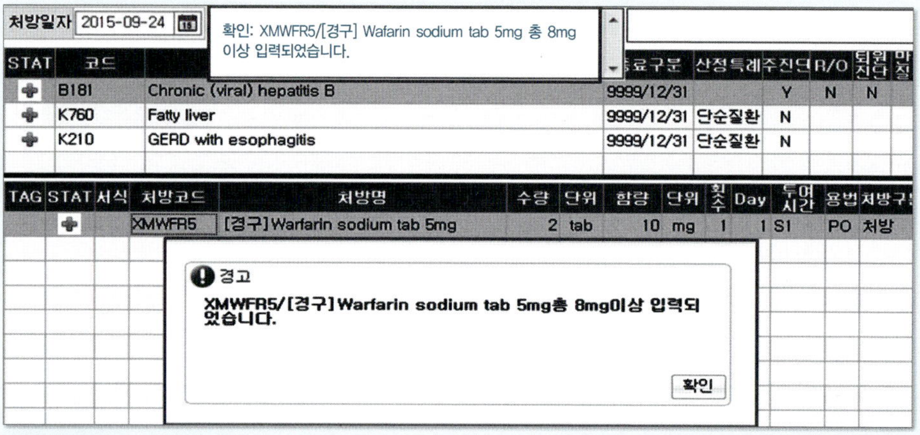

그림 7-21 고용량 처방제한 전산 화면

출처: I병원 전산 화면.

※ 고용량 와파린(warfarin) 투여를 방지하기 위해 8mg 이상 처방 시 용량 확인 기능을 제공한다.

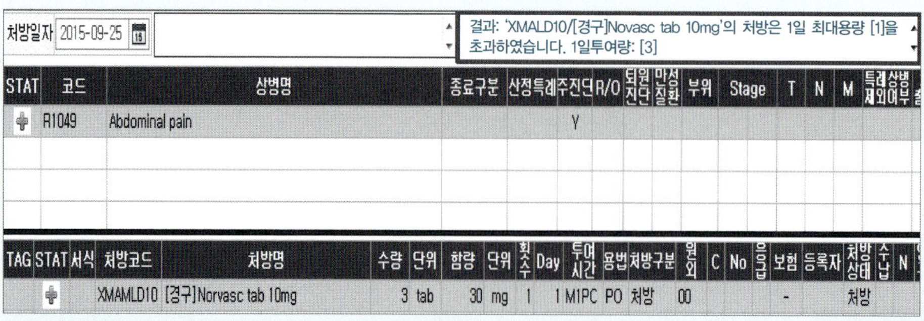

그림 7-22 1일 최대용량 이상 처방 제한 전산 화면

출처: I병원 전산 화면.

※ 약/주사 처방 시 1일 최대용량 이상 처방되지 않도록 알림을 제공하고 처방입력을 제한한다.

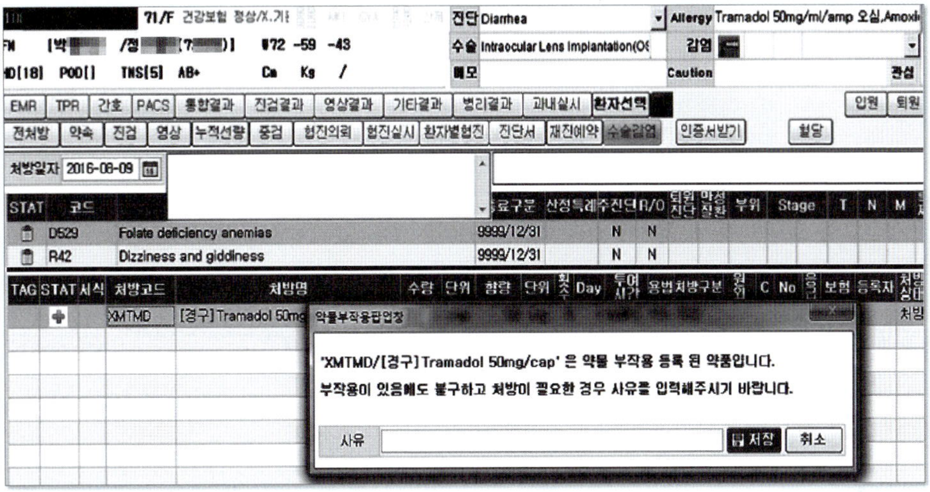

그림 7-23 병용금기약물 팝업 전산 화면

출처: I병원 전산 화면.

(2) 의약품사용평가시스템

의약품사용평가(drug utilization review, DUR)시스템은 환자가 여러 의사에게 진료받을 경우 의사와 약사는 환자가 복용하고 있는 약을 알지 못하고 처방 · 조제하여 환자가 약물 부작용에 노출될 가능성이 있어 의약품 처방 · 조제 시 병용금기 등 의약품 안전성 관련 정보를 실시간으로 제공하여 부적절한 약물사용을 사전에 점검할 수 있도록 의사 및 약사에게 의약품 안전 정보를 제공하는 시스템(그림 7-24)으로 'DUR' 또는 '의약품안전사용서비스'라고 부른다.

건강보험심사평가원은 DUR 전산 프로그램을 개발하여 '의약품안심서비스'라고 명명하고 2010년부터 무상공급하였으며, 전국으로 확대시켰다(그림 7-24). 건강보험심사평가원의 의약품안전사용서비스(DUR)의 활용도가 2019년 3월부터 더욱 확대되어, 'DUR알리미'를 통해 약국 등 요양기관에 대한 '환자안전 주의경보 발령'을 처음 진행했다. 현재 제공되는 기능은 다음과 같다.

- 병용금기 의약품: 함께 투여하면 안 되는 의약품에 대해 처방전 내 및 처방전 간 점검 실시하거나 금기약 임에도 불구하고 처방 · 조제 시 예외사유를 기재하여 전송
- 특정 연령대 금기 의약품: 특정 연령대에 투여하면 안 되는 의약품에 대해

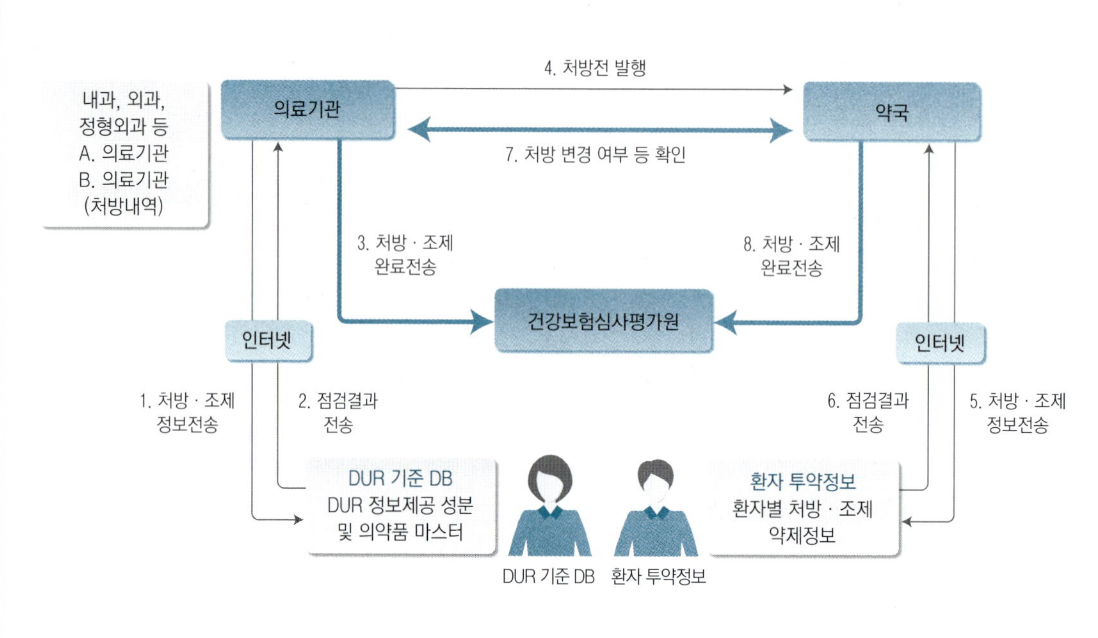

그림 7-24 건강보험심사평가원의 의약품안심서비스 처리절차

출처: 건강보험심사평가원(http://www.hira.or.kr/dummy.do?pgmid=HIRAA030029000000).

처방전 내 점검 실시

- 임부금기 의약품: 보건복지부 고시 및 식품의약품안전청 공고에 의거 임부에게 투여하면 안 되는 의약품 점검
- 안전성 관련 급여(사용)중지 의약품: 식품의약품안전청의 안전성 속보(서한) 및 행정처분 등으로 급여 또는 사용 중지되는 의약품에 대한 처방전 내 점검을 실시하고 급여(사용)중지 사유별로 메시지 제공
- 저함량 배수처방 · 조제의약품: 보건복지부 고시에 의거 동일한 제조업자(수입자)가 제조(수입)한 동일 성분, 동일 제형이지만 함량이 다른 의약품이 유통되고 있는 경우, 1회 투약량을 기준으로 처방전 내 점검 실시
- 동일성분 중복처방의약품: '동일성분의약품'은 '약제급여목록 및 급여상한금액표'상의 주성분 코드를 기준으로 동일한 성분끼리 처방전 간 점검하고, 동일의사 처방은 31일 이상 중복일 경우, 다른 의사 간의 처방은 1일 이상 중복 시 팝업 제공

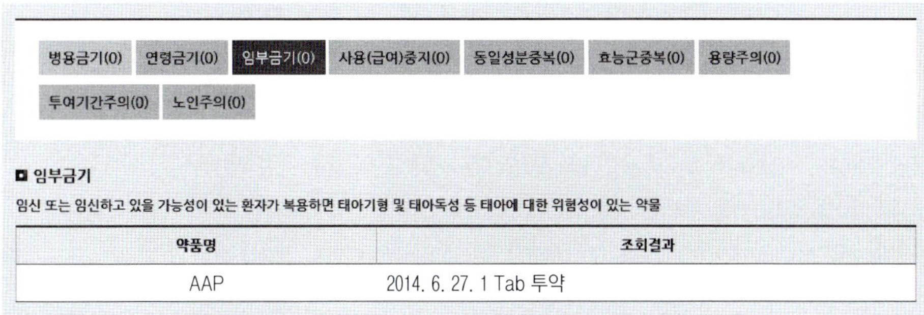

그림 7-25 내가 먹는 약 알아보기

출처: 건강보험심사평가원 의약품안전사용서비스(DUR). http://www.hira.or.kr/rg/dur/form.do?pgmid=HI-RAA030029000000

- 비급여의약품: 비급여의약품에 대한 정보 제공
- 기 조제 완료 처방전 점검: 수신자 주민등록번호, 처방전 발행기관기호, 처방전 교부번호가 동일한 경우, 약국명칭 및 연락처와 함께 조제된 처방전이라는 내용의 메시지 제공

의료기관에서는 자체적인 전자의무기록이나 처방전달시스템에 연계하여 내부 처방과 투약조제관리 과정에서도 사전에 의약품의 정보를 점검할 수 있도록 프로그램을 개발하여 사용하고 있다. 한편, 일반 민간정보시스템업체에도 사전 약물처방 감시를 위한 점검시스템이 상품화되어 서비스되고 있다. DUR은 의약품 지식기반으로서의 전산화된 데이터베이스와 병원 전산시스템과 연동하여 약물중복, 약물–약물 상호작용, 약물–음식 상호작용, 알레르기 기왕력, 약물–질병 상호작용, 임신/수유부 금기약물 및 기타 부적절한 처방용량 등에 대하여 적용되고 있다. 또한 국민 누구나 자신이 먹는 약을 확인할 수 있도록 서비스를 제공하고 있다(그림 7-25).

의료기관평가인증원은 환자안전사고 자율보고에 대해 주의경보지를 작성하여 복지부에 보고하고, 환자안전 주의경보 발령을 내림과 동시에 이를 건강보험심사평가원에 통보하는데, 이때 건강보험심사평가원은 곧바로 DUR알리미를 적용하게 된다. 나아가 주의경보 내용을 '건강보험심사평가원 요양기관업무' 포털 내 배너로 게시하게 된다. 이러한 DUR의 실시간 정보교류 특성을 이용한 유관기관과의 정보연계를 통해 공익가치를 실현할 것으로 기대된다.

참고문헌

국민건강보험공단 일산병원(2018). Patient Safety Alert System 매뉴얼.

김가은 · 이재현 · 정선영 · 인용원 · 손기호(2007). 의약품 지식기반을 활용한 전산처방입력시스템의 도입과 평가. 병원약사회지, 제24권 제1호.

김복남 · 김지인 · 송미라 · 장혜정 · 김인숙(2015). 간호정보학 워크북. 현문사.

네오디안테크놀로지. 간호 카트를 이용한 간호정보관리시스템 및 방법(특허).

물류on뉴스(2018.02.09.). 을지대병원, 자율주행물류배송로봇 '고카트' 시범운영. 국내 의료계 최초 도입.

박종만(2011). RFID 시스템을 이용한 세탁물 관리 기술. 한국과학기술정보연구원.

신해정(2009). 중소 종합병원의 물류 구매 및 재고관리 실태에 관한 연구: 수도권소재 중소 종합병원을 중심으로. 경희대학교 석사학위논문.

오암석(2015). 블루투스 비콘 기반 실내위치추적기술을 활용한 스마트 팩토리 물류관리시스템.

월간 물류매거진(2020.07.02.). 서울아산병원, KT · 현대로보틱스와 스마트물류 등 스마트병원 구축 나선다.

팜뉴스(2021.01.18.). "JVM인티팜 도입… 약제-간호업무 선진화로 효율 높아져". http://www.pharm-news.com

한국정보통신학회논문지, Vol. 19, No. 11, pp. 2677-2682.

유진로봇(2017.12.). 병원의 광역 환경에 적용 가능한 물류 로봇 시스템 개발. 산업통상자원부

의료기관평가인증원(2021.10.). 4주기 급성기병원 인증기준. 보건복지부, 의료기관평가인증원.

조문숙(2012). 병원 물류 성과 예측모형-물류시스템(SCM)을 중심으로-. 중앙대학교 박사학위논문.

행정안전부(2018). 지방자치단체 물품관리 운영기준. 행정안전부.

4

PART

정보학의 간호교육 적용

CHAPTER 08

소비자건강정보학과 환자교육

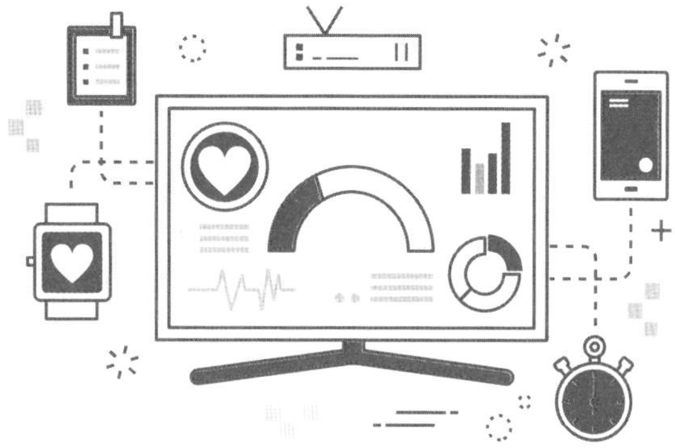

학습목표

1. 소비자건강정보학에 대한 개념을 설명한다.
2. 환자의 교육을 위한 다양한 활용 사례를 설명한다.
3. 소비자건강정보학의 발전 방안에 대해 설명한다.

핵심용어

- **소비자건강정보학**(consumer health informatics, CHI): 의료 소비자의 요구를 분석하여 소비자가 정보를 활용할 수 있는 방법을 연구하고 개발하며, 의료 소비자의 선호도를 분석하여 의료정보시스템 개발에 활용하는 학문 분야
- **소비자 역량**(consumer competencies): 소비자로서의 역할을 수행하기 위해 갖추어야 하는 지식, 태도, 실천의 총체
- **소비자 전문가**(consumer specialist): 의료 소비자가 질병을 앓으면서 살아온 경험과 더불어 정보통신을 이용해서 자신의 증상을 집중적으로 찾아볼 수 있어 자신의 증상에 대해 누구보다 잘 알고 있는 것
- **정보 격차**(digital deviation): 정보가 많은 집단과 정보가 빈약한 집단 사이의 간격

1 소비자건강정보학

1) 소비자건강정보학의 개념

미국 의료정보학회(American Medical Informatics Association, 2019)에서는 소비자건강정보학(consumer health informatics, CHI)에 대해 '다양한 소비자 또는 환자의 관점에서 필요한 정보를 제공하는 분야'라고 규정하였다.

소비자건강정보학은 환자 중심의 정보학, 건강 이해력 및 소비자 교육 등이 포함되며, 소비자의 건강 정보 사용능력, 언어, 개인건강기록(personal health record, PHR), 인터넷 기반 자원 등 소비자가 자신의 건강을 관리할 수 있도록 하는 정보 구조화 및 프로세스를 중요하게 다룬다. 이를 위하여 소비자의 정보요구를 분석하고, 소비자가 정보에 접근할 수 있도록 하는 방법을 연구 · 구현하며, 소비자가 원하는 방향으로 건강정보 시스템을 모델링하고 통합해야 한다.

2) 소비자건강정보학의 도입배경

최근 인구의 고령화와 만성질환의 증가, 개인 건강관리 중요성의 증가, 정보통신의 발달 등으로 인하여 현대 사회의 의료서비스 주체가 공급자에서부터 소비자로 급속하게 변화하였다. 이러한 과정에서 의료 소비자는 다양한 매체를 통해 보건의료에 관한 양적 · 질적 정보를 제공받을 수 있게 되었고, 여러 기관에서도 소비자의 건강욕구 충족을 위해 다양한 건강정보를 개발하여 제공하고 있다. 하지만 이러한 정보에는 상업적이고 중립적이지 못한 건강정보도 많아 신뢰성 · 공정성 측면에서 문제가 제기되고 있다. 또한 새로운 첨단 정보기술로의 접근이 자유로운 사람과 그렇지 못한 사람들 간의 격차로 인해 실제적인 정보를 가진 그룹과 그렇지 못한 그룹 간의 정보 격차(digital deviation)가 나타나고 있다. 물론 이러한 부작용을 보완하기 위하여 정부 차원에서 규제와 법률을 제공하고 있으며, 국내에서는 「국민 건강 증진법 시행령 및 의료 소비자의 기본법」을 통해 소비자의 건강 권리를 강조하고 있다. 또한 정부 주도 하에 공공데이터의 제공 및 이용 활성화에 관한 기본계획[시행 2016.4.7(법률 제13723호, 2016. 1. 6., 일부개정)]을 발표하여 국민, 민간기업 및 단체를 대상으로 정확한 공공데이터를 제공하고, 이를 통해 정확한 건강정보를 소비자에게 제시하고 있다. 그뿐만 아니라 국민건강보험공단에서는 소비자 건강정보 제공을 위한 중장기 전략적 과제를 통하여 국가 중심의 건강 소비자 보호 정책도 추진하고 있다.

현대의 소비자건강정보학, 특히 헬스케어산업은 소비자뿐 아니라 제공자에게도 고부가 가치를 창조하고 있다. 실제로 구글, 애플, 삼성 등의 글로벌 기업이 정보통신기술을 앞세워 심밴드, 애플워치, 헬스킷, 구글핏 등과 같은 제품을 경쟁적으로 개발하였으며, 다양한 형태로 소비자의 만족도를 높이고 있다. 이러한 헬스케어분야의 정보통신기술(ICT) 적용은 환자정보를 독립적으로 관리할 수 있도록 구성된 개인의료정보(Personal Medical Information, PMI)시스템이 1980년대 들어오면서 활용되기 시작하였고, 1990년대 의료정보학(Health Informatics, HI), 2000년대 전자의무기록(EMR), 2010년대 전자건강기록(EHR)시스템을 주축으로 하는 e-Health 그리고 2015년 이후로는 Smart eHealth라는 개인맞춤 건강관리, 홈 모니터링, 지식기반 복합시스템 등으로 발전하고 있다. 또한 WHO의 GOe(Global Observatory for eHealth)에서는 모바일 폰 환자 감시 장치, PDA 및 기타 무선기기 등과 같은 모바일 기기에 의해 지원되는 의료 및 공공보건 실무로 SMS(Short Message Service: 단순 메시지 서비스), GPRS(General Packet Radio Service: 음성만 주고받는 휴대전화와 달리 초고속 인터넷과 일부 영상통신이 가능한 2.5세대 이동전화), 4G/5G 시스템, GPS 및 블루투스 등의 정보통신기술을 활용한 소비자 중심의 건강정보를 정의하여 소비자건강정보학의 무한한 가능성을 제시하였다.

2 소비자건강정보학을 활용한 정보제공 현황

1) 국내 현황

국가건강정보포털은 국민의 수요에 기반하여 검증된 양질의 건강, 질병 정보를 통합적 · 체계적으로 제공한다. 인터넷상에서 범람하고 있는 잘못된 건강 · 의료정보로부터 국민건강을 보호하기 위하여 전문가의 검증을 거친 신뢰성 있는 정보를 제

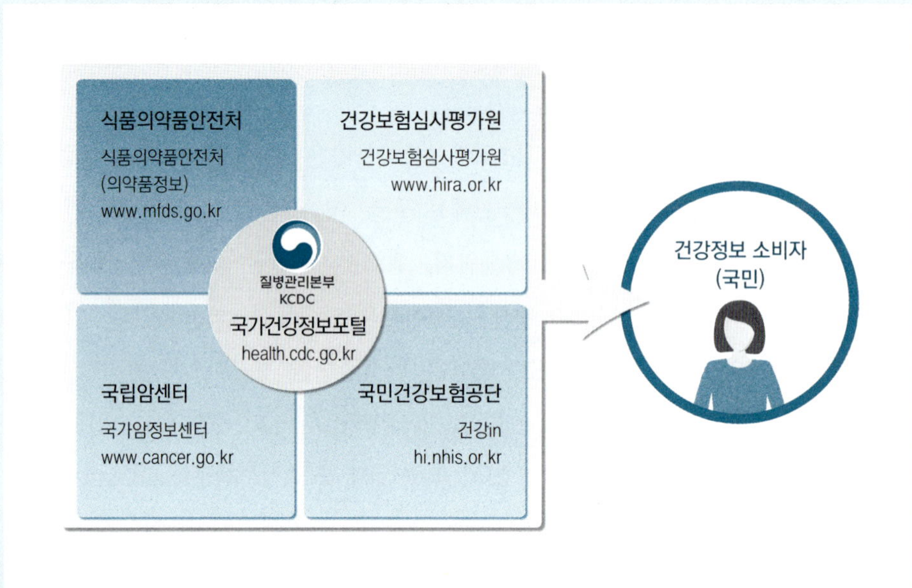

그림 8-1 질병관리청 국가건강정보포털

출처: 질병관리청 국가건강정보포털(https://health.kdca.go.kr/healthinfo)

공하고 있으며 질병 정보, 의료기관 정보, 의약품 정보 등 각 기관별로 분산된 정보를 통합·연계하여 국민들이 건강·의료 관련 필요한 정보를 한 곳에서 얻을 수 있도록 정보제공 채널을 일원화하여 효율성을 높이고 있다(그림 8-1).

국가건강정보포털은 2007년부터 보건복지부와 대한의학회가 함께 소비자 건강 정보제공 사업을 시작으로 2011년 1월부터 사이트를 운영 중이며, 개발한 건강정보 콘텐츠가 현재 1,300여 종으로 국가건강정보포털을 통해 무료로 제공하고 있다. 또한 만성질환자를 포함한 청소년, 노인, 영유아, 여성 등 다양한 주제의 건강증진을 위한 보건 교육자료를 통합적 기획, 관리, 교육 및 평가를 통해 체계적인 건강증진활성화를 목적으로 국민건강증진 종합계획의 목표 달성에 기여하고 있다(그림 8-2).

국가건강정보포털은 2016년부터 health plan 2020에서 제시하고 있는 영역의 세부 지표를 실천하기 위한 건강증진정보, 건강생활습관 정보에 대한 콘텐츠를 개발 중이다. 현재 건강정보포털 콘텐츠의 특징은 의학적 설명 이외에 일러스트레이

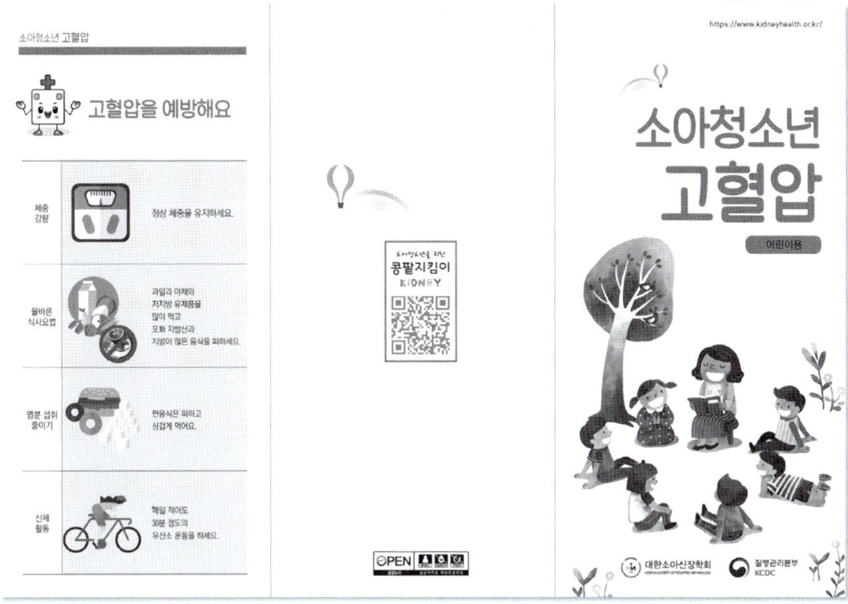

그림 8-2 질병관리청 국가건강정보포털 건강증진교육 자료(사례)

출처: 질병관리청 국가건강정보포털(http://health.cdc.go.kr/).

션, 의학만화, 미디어 자료가 함께 제공되고 있는데, 현재 4000여 종의 일러스트레이션을 포함한 만화와 동영상을 찾아볼 수 있다.

국가건강정보포털은 다양한 컨텐츠를 포함하고 있는 모바일 앱을 보건복지부 산하 9개, 질병관리본부 산하 5개, 기타 산하기관 13개 등을 제공하고 있으며, 무료로 사용이 가능하다(Box 8-1).

국민건강보험공단 '건강iN'에는 국민의 건강을 종합적으로 관리할 수 있도록 전문가의 평가를 거친 다양한 건강 · 질병정보, 병/의원 이용정보, 검진자료를 이용한 다양한 맞춤형 건강정보뿐만 아니라 건강검진 대상자 확인, 문진표 작성, 결과 확인 등 건강검진을 보다 편리하게 받을 수 있도록 다양한 서비스를 제공하고 있다.

건강보험심사평가원(Health Insurance Review and Assessment Service, HIRA)은 '나눔을 통한 건강한 삶, 참여를 통한 행복한 사회'라는 사회공헌 목표를 바탕으로 '나눔과 참여를 통해 이룩하는 건강한 삶, 행복한 사회' 구현을 사회공헌 비전으로 추구하고 있다. 건강보험심사평가원 의료동향지표는 우리나라 보건의료

Box 8-1 국내 인터넷 건강정보 사이트 목록

- 보건복지부 www.mohw.go.kr
- 국민건강보험공단 www.nhis.or.kr
- 질병관리청 www.kdca.go.kr
- 식품의약품안전처 www.mfds.go.kr
- 서울대학교병원 www.snuh.org
- 국립중앙의료원 www.nmc.or.kr
- 한국보건사회연구원 https://www.kihasa.re.kr/
- 한국보건복지인력개발원 https://www.kohi.or.kr
- 한국건강증진개발원 www.khealth.or.kr
- 국가생명윤리정책원 https://www.nibp.kr:5002/
- 국가암정보센터 www.cancer.go.kr
- 대한산업보건협회 www.kiha21.or.kr
- 대한의사협회 www.kma.org
- 대한간호협회 www.koreanurse.or.kr

전반에 대한 규모와 동향을 국민 누구나 알기 쉽게 시각화한 서비스로, 의료기관, 제약기업, 식약처 등으로부터 실시간 수집 · 정제한 범국가적 보건의료빅데이터 기반 최신 정보로 작성되었다. 건강보험심사평가원의 업무 특성을 반영한 '건강과 국민', '건강한 의료문화', '행복한 지역사회', '행복한 대한민국' 4대 핵심 영역별 사회공헌 활동을 실시하고 있다.

2) 국외 현황

(1) ODPHP(미국)

ODPHP(office of disease prevention and health promotion)는 미국 보건후생부에서 건강정보 정책을 주관하는 부서(질병예방건강증진국)로, 주된 활동조직은 prevention policy, clinical preventive services, nutrition policy, health communication, telemedicine이며 3개의 독립된 웹사이트를 통해 health communication에서 건강정보에 대한 정책과 사업을 제공하고 있다(그림 8-3).

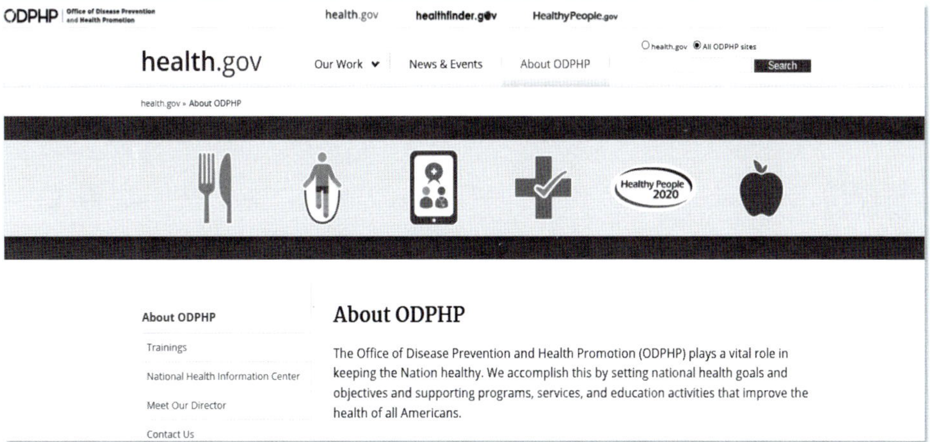

그림 8-3 ODPHP(미국)

출처: https://health.gov/about-us/

- health.gov: ODPHP의 홈페이지, 건강정보에 필수적인 자원을 제공.
- HealthyPeople.gov: Healthy People 2020에 대한 건강 목표를 달성하기 위해 전문가들에게 도구와 자원을 제공.
- healthfinder.gov: 근거기반, 소비자 실천 가능한 건강지침 제공.

또한 ODPHP는 healthy people 2020의 13번째 영역인 헬스 커뮤니케이션과 인터넷 커뮤니케이션 테크놀로지 분야의 목표 수립과 실천과제를 진행 중이며, 이를 위하여 2010년, 'National Action Plan to improve Health literacy'를 수립하고, health literacy의 향상을 위해 다음과 같은 7가지 전략을 제안하며 소비자 중심의 정확하고 유용한 건강정보서비스의 확립에 근거를 마련하였다.

1. 건강과 안전에 관한 정보를 정확하게, 접근 가능하게 그리고 현실적인 비용에 준하여 건강정보를 개발하고 보급한다.
2. 보건의료체계에서의 건강정보 개선, 의사소통, 의사결정과정에서의 정보 그리고 health service의 접근에 대한 변화내용을 홍보한다.
3. 과학기반(근거기반)의 정확하고 표준화된 교육과정을 초등학교(child care)부터 대학 수준까지 진행할 수 있도록 통합한다.
4. 지역사회의 성인교육에 있어서 언어(영어)교육과 문화적 그리고 언어적

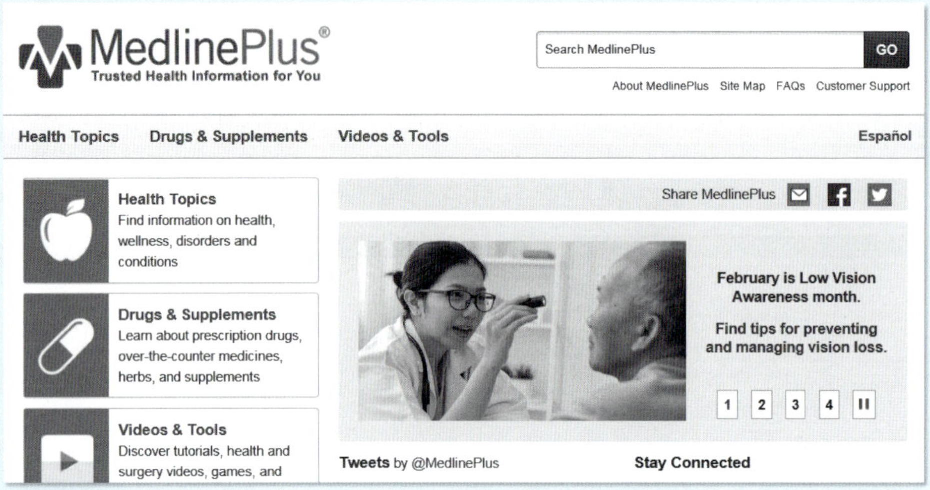

그림 8-4 MedlinePlus(미국)

출처: https://medlineplus.gov/

으로 적절한 건강정보서비스를 제공할 수 있도록 지원을 확장한다.

5. 파트너십을 구축하고 지침을 개발하고 정책을 변화시킨다.
6. 건강정보이해능력을 개선시키기 위한 관련 기초연구를 활성화한다
7. 근거중심의 건강정보이해능력 증진의 프로그램의 보급을 증가시킨다.

(2) MedlinePlus(미국)

MedlinePlus는 미국국립보건원(NIH), 미국 국립의학도서관(National Library of Medicine)에서 운영하는 환자 · 가족을 위한 건강정보 웹사이트로, 건강정보, 약물, 1,000개가 넘는 질병에 대한 광범위한 정보를 제공하고 있다(그림 8-4). 주요 특징은 1,000가지의 질병 관련 정보, 1,000여 개의 기관에서 제공하는 건강정보를 메타정보로 제공, 35,000개의 건강정보 링크, 지속적인 정보의 업데이트로 전문가뿐 아니라 일반인들도 쉽게 접근할 수 있다.

(3) NHS(영국)

NHS(National Health Service) 웹사이트는 영국에서 가장 대표적인 건강 웹사이트로, 한 달에 4,300만 명 이상이 방문하는 건강정보 사이트이다(그림 8-5).

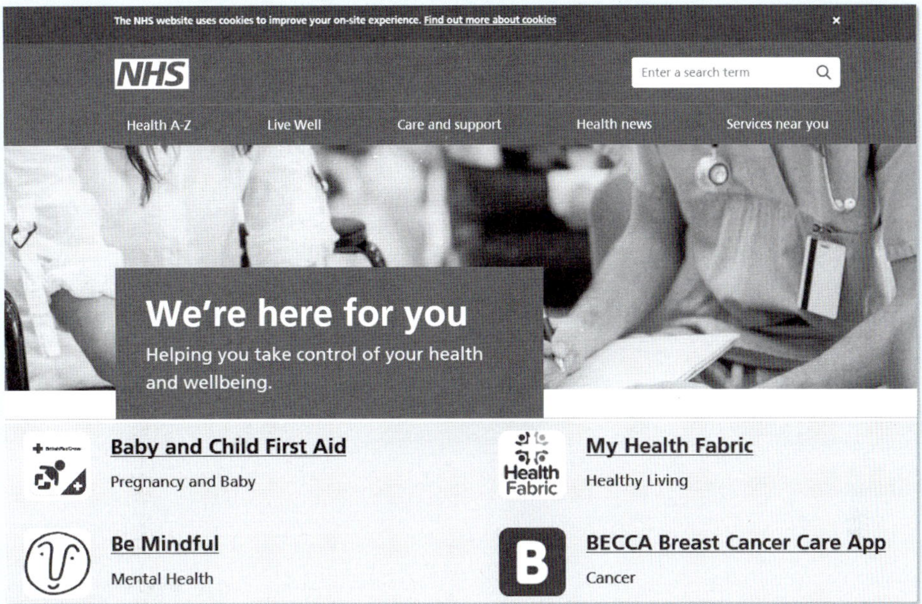

그림 8-5 NHS(영국)

출처: https://www.nhs.uk/

NHS 웹사이트는 건강과 웰빙에 대한 수천 개의 기사, 비디오, 도구와 앱을 무료로 제공하고 있으며, 질병이나 장애로 인한 일상생활에 도움을 주고, 사회보장 서비스를 선택·비교하는데 도움을 준다. 또한 이 사이트는 건강 및 사회보장 서비스 전반에 걸쳐 리뷰와 등급을 발행하고 페이스북, 트위터 등 소셜미디어나 유튜브와 같은 비디오 채널을 통해 손쉽게 이용할 수 있도록 한다. 실제로 매달 수백만 명의 사람들이 웹사이트, 응용 프로그램 및 다른 인터넷 연결 장치를 통해 NHS 콘텐츠에 접속하고 있다.

(4) Healthdirect(호주)

Healthdirect Australia는 정부 소유의 비영리 기관으로 호주인들을 위한 다양한 정보를 제공하여 건강과 웰빙을 관리하고 있다. 이 기관은 호주 국민을 위한 정확한 건강정보에 대한 접근을 개선하기 위해 호주정부협의회(COAG) 협정에 따라 2006년 8월에 National Health Call Centre Network로 설립되었으며(그림 8-6). 설립 목표는 (1) 가장 적절한 건강정보와 조언에 대한 접근성과 공평성

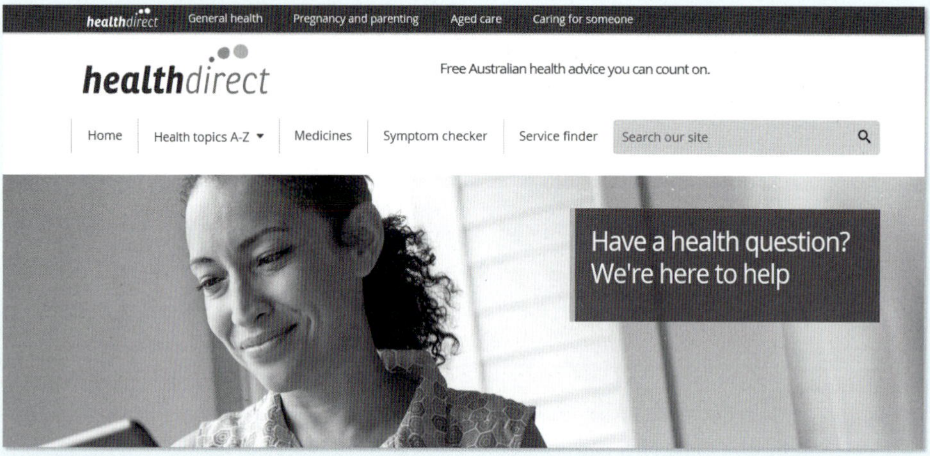

그림 8-6 healthdirect(호주)

출처: https://www.healthdirect.gov.au/

Box 8-2 국외 인터넷 건강정보 사이트 목록

- U. S. Department and Agriculture, Food and Nutrition Service http://www.fns.usda.gov/fns/default.htm
- Food and Drug Administration (FDA) http://www.fda.gov/
- National Council on Disability (NCD) http://www.ncd.gov/
- National Institutes of Health (NIH) http://www.nih.gov/
- Occupational Safety and Health Administration (OSHA) http://www.osha.gov/
- Office of National AIDS Policy http://www.whitehouse.gov/onap/aids.html
- Office of Special Education and Rehabilitative Services (OSERS) http://www.ed.gov/
- Health Resources and Services Administration http://www.hrsa.gov/
- Substance Abuse and Mental Health Services Administration http://www.samhsa.gov/
- New York Online Access to Health(NOAH) http://www.noah-health.org/
- The Grillo Health Information Center in Public Library http://www.onlinehelp.com/grillocenter/index.cfm?content=3
- National Library of Medicine https://www.nlm.nih.gov/
- Health InfoNet of Alabama http://www.healthinfonet.org/Pages/default.aspx
- Improving Health Literacy and Outcomes through Partnership https://www.mdpi.com/1660-4601/14/12/1550/htm
- Community Resource Database of Long Island www.crdli.org/about_crd.html

을 갖추고, (2) 자신의 건강을 관리할 수 있는 자신감과 능력을 키우고, (3) 호주인의 건강상태가 개선되며, (4) 건강서비스 수요를 보다 효율적이고 효과적으로 관리하는 것을 목표로 한다.

3 환자의 교육을 위한 적용 사례

1) Health4U

Health4U는 진료와 처방약을 모바일 기계에서 확인할 수 있으며, 이를 삼성헬스 및 애플의 건강 앱과 연동하여 확인할 수도 있다. 또한 Health4U에서는 스마트 연동기능을 통해 웨어러블과 스마트폰에서 측정하거나 입력한 각종 수치를 의료진이 진료 시에 확인하고, 적정한 권고수치를 입력해 환자가 참고할 수 있다. 이는 환자의 라이프 스타일에 따라 진료가 이루어지고, 진료 결과가 다시 환자의 건강관리로 이어지는 '맞춤형 건강관리 플랫폼'으로의 활용이 가능하다(그림 8-7).

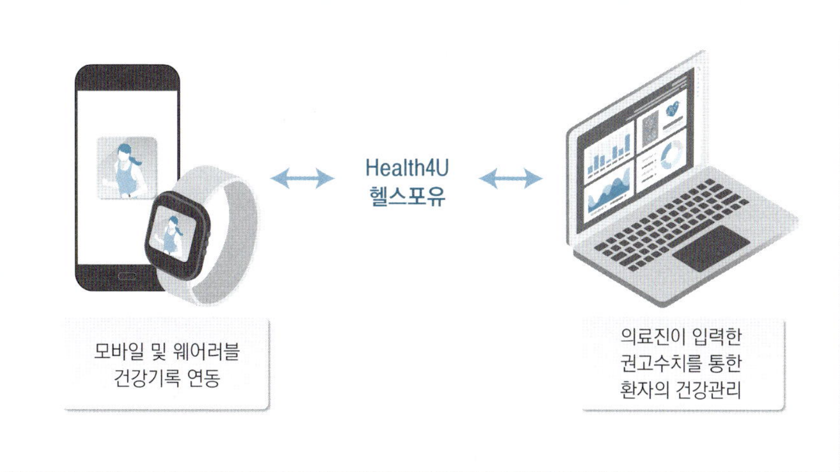

그림 8-7 Health4U

출처: 의협신문(http://www.bosa.co.kr/news/articleView.html?idxno=2077380).

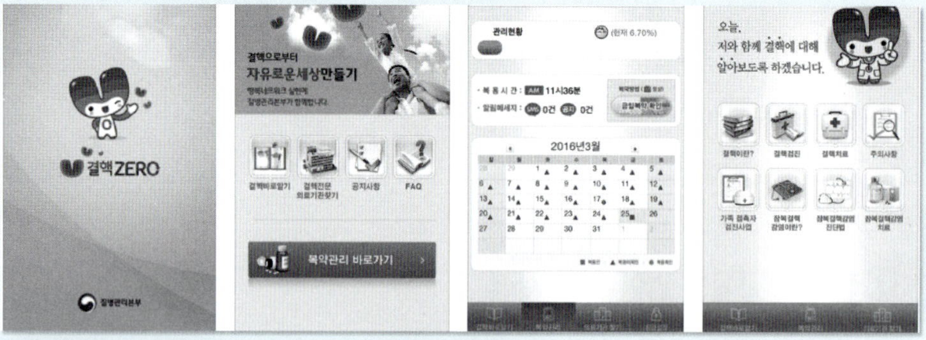

그림 8-8 질병관리본부 결핵 Zero(결핵 관련 모바일 DOT)

출처: http://tbzero.cdc.go.kr/tbzero/main.do?pageEvent=N

2) 결핵 ZERO

질병관리본부에서는 2022년까지 결핵 발생률을 절반 수준(2016년 대비)으로 감소시키기 위해 국가 결핵관리 및 공공의료기관, 민간 의료기관과 함께 감염 예방사업 및 발병 예방사업을 실시하고 있다. 특히, 환자 스스로 결핵을 예방하고 관리하기 위한 지속적인 전략을 제시하고 있다. 특히 대상자의 이해도를 높이기 위한 웹툰, 약제내성결핵 예방치료(Directly Observed Therapy, DOT)를 강화하기 위한 Zero 어플리케이션 활용 등 생활 속에서 편리하고 쉽게 활용할 수 있는 방안들이 제공되어 결핵관리의 효율성을 높이고 있다(그림 8-8).

3) 암정보 교육사업

국립암정보센터에서는 다양한 온라인 채널을 통해 신뢰할 수 있는 암정보를 제공하고 있다. 특히, 콘텐츠 제공 및 소비의 플랫폼이 다양해진 시대에 맞는 사용자 친화적인 미디어 교육자료를 개발하여 대상과 증상에 따른 세분화되고 다양화된 암정보 미디어 콘텐츠를 시리즈로 제공하고 있다. 또한 암환자와 가족들은 물론 일반인들도 쉽고 재미있게 올바른 정보를 습득할 수 있도록 애니메이션, 그림동화, 카툰(cartoon), 인포그래픽 등 다양한 형식으로 웹, 모바일 환경에서도 콘텐츠의 접근이 가능하도록 하였다.

4) Carrot rewards

캐나다 연방정부(보건부)에서는 'Carrot rewards'라는 이름의 'National healthy living platform 구축' 계획을 발표하였다. 이에 캐나다 연방보건부, British Colombia 주정부 보건부 그리고 다양한 NGO 및 민간부문 관련 기관들이 참여하여 공동으로 운영하게 되었으며, 연방정부와 BC주정부에서 각 500만 달러와 250만 달러를 출연하는 등 총 1,500만 달러의 운영기금을 확보하였다. 'Carrot rewards'는 2016년 4월부터 캐나다 BC주 지역 주민을 대상으로 시범서비스가 운영되어 현재까지 40,000명 이상이 서비스를 이용하고 있으며 캐나다 전역으로 서비스되고 있다. 앱 프로그램은 스마트폰에 다운로드 받을 수 있고, 이 서비스에서 권고하는 건강관련 행태를 실천하거나 퀴즈이벤트에 응모할 때마다 소정의 포인트를 부여받

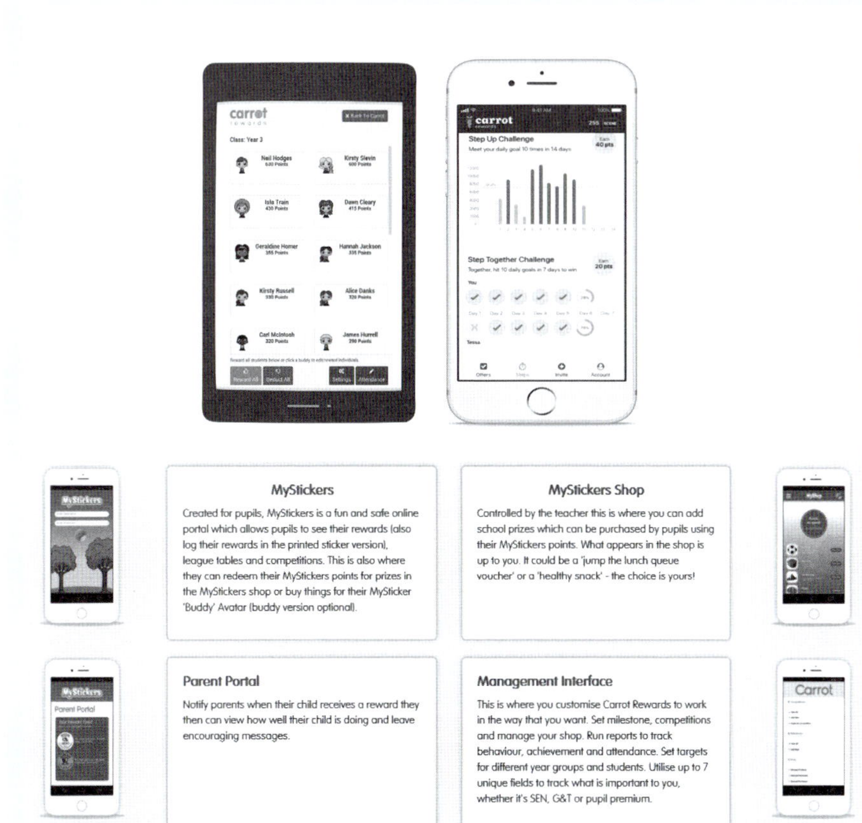

그림 8-9 Carrot rewards

출처: https://www.iphoneincanada.ca/app-store/carrot-rewards-app-step-together/

게 된다. Carrot rewards 포인트는 캐나다 국민들이 가장 선호하는 4가지 상업포인트(항공마일리지, 주유 포인트, 포털 포인트, 시네마 포인트) 중 본인이 선호하는 종류로 통합 적립할 수 있다(그림 8-9).

5) Health Avatar

Health Avatar란 미래창조과학부와 서울대가 주관하는 개인건강기록 플랫폼과 모바일을 통해 연계하는 사업으로 바이오 유전체, 개인의료기록, 라이프로그 등의 개인의 데이터를 통합한 아바타가 개인의 맞춤, 예방, 예측, 참여 의학을 돕는 모바일 환경과 플랫폼을 설계하고 구현하는 것이다. 즉, Health Avatar란, 개인의 데이터를 모바일 기기로 조회나 검색을 통해 평생 개인이 받은 진료 기록과 건강관리 기록 등을 실시간 활용하도록 한 것이다. Health Avatar는 2014년 10월 유방암 환자의 Pink Avatar로 시작하여 2015년에 투석환자를 위한 Avata Beans을 개발하였다.

Health Avatar는 환자뿐 아니라 의료진에게도 도움이 되며 컴퓨터 없이 환자의 상태를 확인할 수 있고, 간호사의 업무 프로세스도 점검할 수 있다. 또한 대규모 다기관 임상연구를 할 수 있는 것은 물론, 복잡한 건강보험심사평가원 평가자료와 국제적인 혈액투석 평가기준(dialysis outcomes and practice patterns Study, DOPPS) 평가결과도 자동으로 획득할 수 있다. 또한 혈액투석 치료를 받는 진료의 형태를 실시간으로 분석하여 의료기록 분석 없이 환자를 위한 기초자료를 마련할 수도 있다. 또한 환자는 자신의 건강 상태를 실시간 확인할 수 있으며, 의료진과의 원활한 의사소통이 가능하다(그림 8-10).

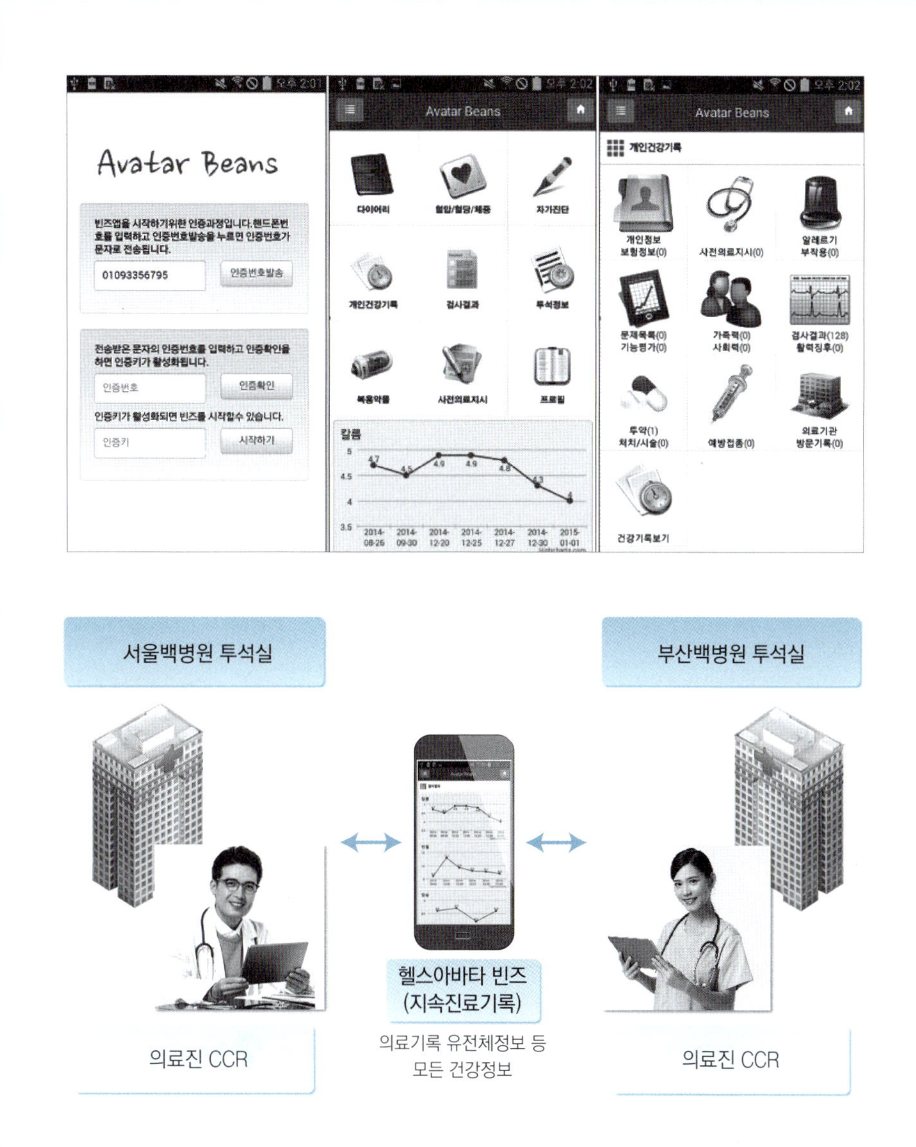

그림 8-10 Health Avatar

출처: 인제대학교 백병원 블로그(https://blog.naver.com/paikinje77/220316634610)

4 개인건강기록 관리

「공공보건의료에 관한 법률」이 개정(2013년)되면서 공공보건의료를 "국민의 보편적 의료이용 보장"이라는 기능적 개념으로 정의하였다. 이러한 기능은 최근 발달된 IT 기술로 보편적 의료이용의 보장이라는 개념의 주체를 의료 제공자에서 소비자로 옮겨 갔다. 이러한 흐름 속에서 환자는 물론 건강한 사람까지 스마트폰, 건강 측정기기 등 스마트한 IT기기를 활용하여 자신의 건강을 스스로 관리하고 질환을 예방하는 것이 보편화되었고, 이러한 변화로 개인건강기록에 대한 관심도 증가하였다.

개인건강기록(personal health record, PHR)은 전자의무기록(electronic medical record, EMR)이나 전자건강기록(electronic health record, EHR)과 유사한 개념으로, 전자의무기록은 단일 의료기관 내에 생성되어 활용되며, 전자건강기록은 국가 표준을 준수하며 여러 의료기관에서 활용 가능한 의료정보이다(그림 8-11). 대표적인 민간 개인건강기록 서비스는 애플의 모바일 기기에 자신의 건강정보를 저장하고 관리할 수 있는 개발프레임워크인 HealthKit로, 개인건강기록은 바이탈 사인, 검사결과, 영양, 피트니스, 신체정보, 생리 주기 등이며 지속적인 업데이트를 통해 늘려가고 있다.

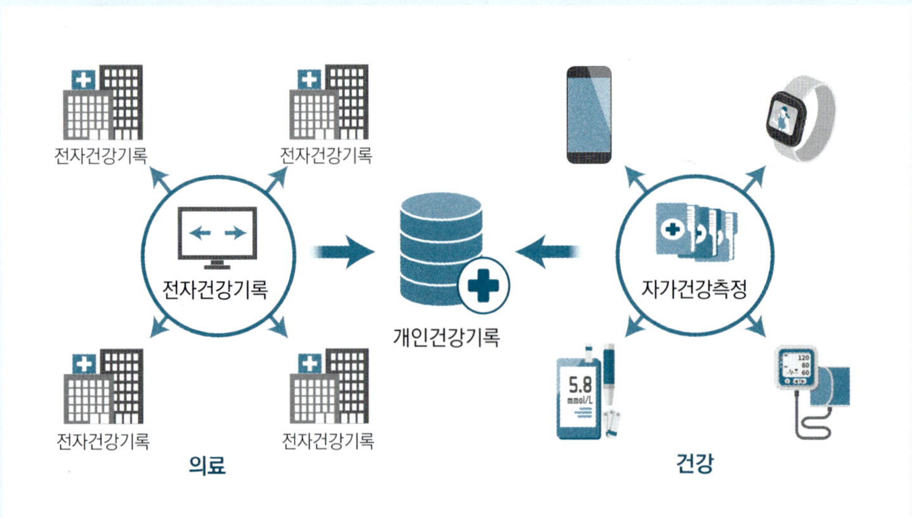

그림 8-11 개인건강기록과 전자의무기록, 전자건강기록

출처: 정국상 · 안선주(2016). 건강기록(PHR) 산업, 표준 및 정책 동향. 한국정보통신기술협회. http://www.itfind.or.kr/publication/regular/periodical/read.do?selectedId=02-001-160408-000015

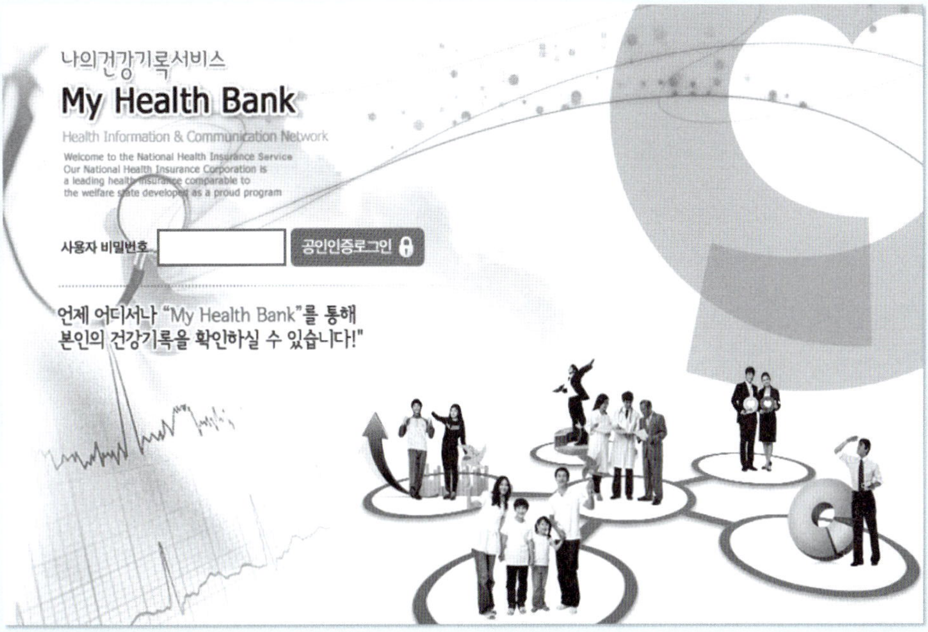

그림 8-12 My Health Bank

출처: 국민건강보험공단(https://sis.nhis.or.kr/jsp/o/f/ggof010m00.jsp).

마이크로소프트사는 이미 2007년에 'HealthVault' 개인건강기록 플랫폼을 출시하여 피트니스 트래커를 포함한 혈당 및 혈압측정기, 체중계 등 211개의 개인건강기기와 123개의 피트니스 및 질환관리 앱과 연동되어 있다. S전자도 'S헬스'라는 개인건강기록 플랫폼을 제공하고 이와 연동되는 파트너앱스 및 액세서리를 통해 에코시스템을 적극적으로 구축하고 있으며 현재 피트니스, 다이어트, 혈당관리, 산소포화도 등 파트너 앱과 심박측정기, 체중계, 혈당측정기 등 액세서리 기기가 S헬스와 연동되어 있다.

공공부분 개인건강기록은 2013년 정부와 공공기관이 보유한 정보를 적극적으로 개방 및 공유하고 국민 맞춤형 서비스를 제공하는 정부3.0 비전을 선포한 이후, 더욱 발전하였다. 국민건강보험공단은 지난 최근 5년간 건강검진 내역, 최근 1년간의 병원진료 내역, 약물복용 정보, 빅데이터 기반 국민건강 주의 알람, 맞춤형 건강정보 등 대국민 개인건강기록 서비스인 'My Health Bank'를 2012년부터 제공하고 있으며, 이용 건수는 2014년에 약 270만 건에서 2015년에는 약 430만 건으로 해마다 증가하고 있다(그림 8-12).

국내 개인건강기록 사업은 다양한 형태로 진행되고 있다. 대표적인 국내 개인건강기록 사업자는 헤셀, 오픈잇, 헬스 맥스, 누스코, 유비케어, inPHR, 라이프시맨틱스, 서울아산병원, 분당서울대병원, 가천대길병원, 강동경희한방병원, 국민건강보험공단 등이며, 이 중 병원 및 국민건강보험공단은 현재 수익 모델이 없이 운영되고 있다(그림 8-12).

5 인터넷 건강정보의 질관리

현재 국내에서는 「국민 건강 증진법 시행령 및 의료 소비자의 기본법」을 통해 소비자의 건강권리를 규정하고 있으며 정부기관, 연구기관, 학교, 병 · 의원, 건강관련 기업 등을 포함한 많은 웹사이트에서 건강과 보건에 관련된 정보를 제공하고 있다. 하지만 이러한 발전과 더불어 웹사이트나 모바일로 제공되는 건강과 보건에 관한 정보를 검증하는 절차나 방법은 국내에서 논의 중이다. 따라서 잘못된 정보로 인한 국민들의 피해를 예방하기 위해서는 관련 정보의 신뢰성을 보장하고 검증하기 위한 방법 또한 시급히 마련되어야 할 중요한 부분이다.

국외에서는 다양한 방법으로 인터넷건강정보를 관리하고 있다.

- 유럽연합의 건강사이트 품질기준인 'EC Quality Criteria for Health Related Websites'는 유럽연합(EU) 회원 국가들을 대상으로 하는 건강관련 웹사이트의 질 관리 지침이다. 평가항목은 크게 투명성과 정직성(trans-parency and honesty), 권위성, 개인정보보호(privacy and data protection), 정보의 갱신(updating of information), 책임성(account-ability), 접근성(accessibility)으로 구성되어 있다.
- Health On the Net Foundation(HON)은 건강정보를 제공하는 웹사이트에 대한 행동규약을 홍보하고, 준수자에게 인증서를 제공하며 지침의 권위, 상호보완성, 기밀성, 적절한 속성, 정보정당성 및 의료 조언과 정보의 유효성을 평가한다. 현재 온라인 건강 정보의 가장 오래되고 가장 가치 있는 품질 지표가 되었으며 현재 8,000여 개 웹사이트에서 채택된 비영리 국제 재단이자, 비정부기구이다(그림 8-13).

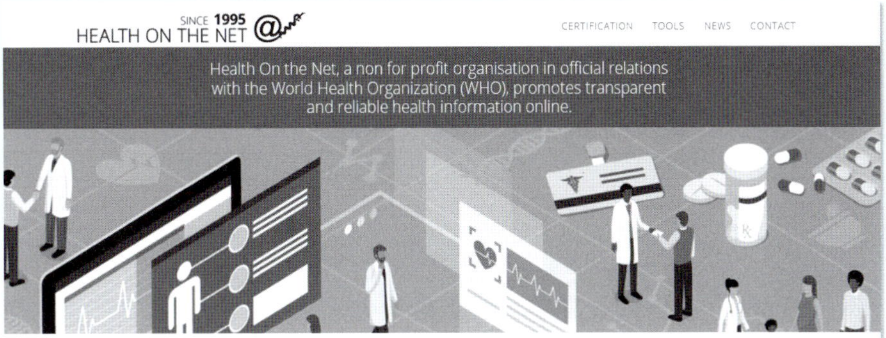

HON CODE 영역

- Information must be authoritative 정보의 권위성
- Complementarity/Mission/Assistance 상호보완성
- Privacy – Confidentiality 개인정보의 기밀성
- Information must be documented: Referenced anddated 정보의 출처
- Justification of claims 정보의 정당성
- Web-site contact details 저자의 투명성
- Disclosure of funding sources 후원의 투명성
- Advertising policy 광고의 적정성 및 규정

그림 8-13 Health on the NET

출처: https://www.hon.ch/en/

- 'eHealth Code of Ethics'는 비영리기관으로 소비자 및 제공자 교육과 자율규제 그리고 윤리적이며 질 높은 보건의료정보와 서비스를 촉진하기 위한 온라인 커뮤니티를 형성하여 인터넷보건의료 자원의 질을 향상시키는 것을 목적으로 한다. 이 기관은 전 세계의 건강 관련 정보, 제품, 서비스 등을 온라인상으로 제공하는 인터넷 건강서비스 관계자를 대상으로 한 지침을 개발하였다. 평가항목은 솔직함(candor), 정직함(honesty), 질, 사전동의(informed consent), 개인정보보호, 온라인 치료에 대한 전문성(professionalism in online health care) 후원기관 명시, 책임성 등의 내용을 포함하고 있으며, 6개 언어로 번역되어 사용되고 있다.
- Hi-Ethics(Health Internet Ethics)는 미국의 건강 관련 인터넷 사업을 하는 회사들로 구성된 비영리 단체로, 2000년 5월에 시작되었다. 미국 내에 있는 상업

적인 건강관련 웹사이트를 대상으로 하며, 인터넷에서 제공되는 건강정보가 신뢰성 있고 최신의 정보가 될 수 있도록 질과 윤리성에 대한 기준을 제공하여 Hi-Ethics 원칙을 따르는 온라인 건강서비스를 소비자가 선별할 수 있도록 도와주고 있다. 자율규제가 일차적인 평가방법이며, 웹사이트 인증을 위한 프로그램을 통하여 제3자 인증방법으로 관리한다. Hi-Ethics의 평가항목은 개인정보보호정책, 건강 관련 개인정보보호, 제3자와의 관계에서 소비자 개인정보보호, 소유 및 재정지원에 대한 공개, 광고와 제3자로부터의 후원 여부, 판촉 · 환불 · 무료 · 할인항목 및 서비스, 건강정보내용의 질, 저작권 및 책임성, 평가도구에 대한 자료원 및 유형 공개, 전문성, 자격, 상호관계의 투명성 · 신뢰성, 제한점의 공개, 피드백을 위한 기전 등으로 구성되었다.

- 미국의학협회(American Medical Association, AMA)의 지침은 출판물과 관련 웹사이트의 질관리를 목적으로 개발하여 미국의학협회 웹사이트, 정보제공자, 정보이용자 등을 대상으로 하며, 콘텐츠, 광고와 후원, 개인정보 보호 및 비밀유지, 전자상거래 등 4가지 영역으로 구분하여 기준을 제시하고 있다.

6 디지털 격차해소

지능정보사회는 우리의 삶을 획기적으로 변화시킬 것으로 기대되는 반면, 지능정보기술에 익숙하지 않은 취약계층에게는 지능정보사회의 혜택을 누리지 못하는 정보 불평등을 초래할 수 있으며, 이러한 정보 불평등은 사회적 · 경제적 불평등으로 이어질 수도 있다. 정보통신전략위원회(2018)에는 지능정보사회 구현을 위한 제6차 국가 정보화 기본계획의 비전으로 지능화로 함께 잘 사는 대한민국을 내세웠다(그림 8-14). 따라서 의료의 디지털 격차 해소를 위하여 다음과 같은 노력이 필요하다.

- 지능정보기술을 활용한 지능형 보건복지 서비스 개발: 보건복지 분야에서는 지능정보기술을 활용한 다양한 지능형 보건복지서비스 상담 및 신청 개발을 통해 국민이 원하는 보건복지서비스를 찾아내 대화형으로 제공하는 개인 비서 서비스나 챗봇 또는 음성봇 기술을 활용하여 보건복지서비스에 대한 상담 및 신청 서비스 등 다양한 지능형보건복지 민원행정서비스를 제공하고 있다. 행정 안전부의 국민비서

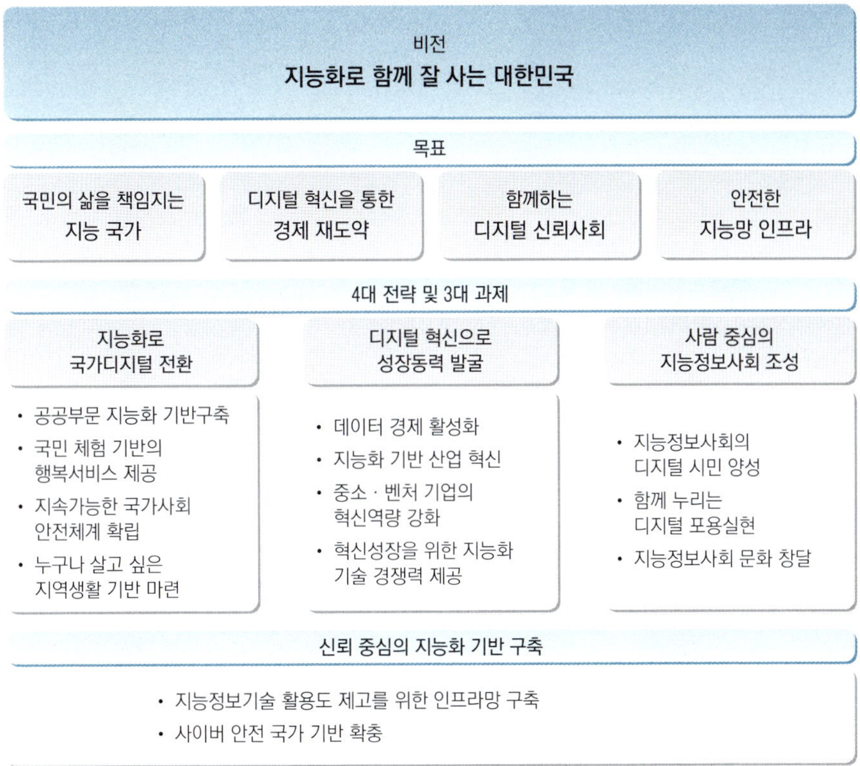

그림 8-14 제6차 국가 정보화 기본계획

출처: 정보통신전략위원회(2018). 지능정보사회 구현을 위한 제6차 국가정보화 기본계획(2018~2022년).

서비스는 2019년 디지털 정부혁신 추진계획의 중점 과제로 선정되어 2021년 서비스를 개시하였다. 특히 건강검진 안내, 질병관리본부의 코로나-19 예방접종 사전 안내 서비스를 포함한 다양한 알림형 서비스를 민간앱(네이버, 카카오, 토스)과 연계하여 제공하고 있다(그림 8-15).

- 다양한 온라인서비스 채널을 통한 보건복지서비스 제공: 2017년 다보스 포럼에서는 정부에 도움이 되는 증강현실(AR) 활용 서비스로 전자정부-시민 참여 및 전자서비스(E-governance: citizen engagement and e-service), 자산 관리 및 유지 · 보수서비스(asset management and maintenance), 공중안전 및 응급서비스(public safety and emergency services), 공중보건과 웰니스 및 지속가능성(public health, wellness and sustainability), 교통 및 도시 이동(transportation and

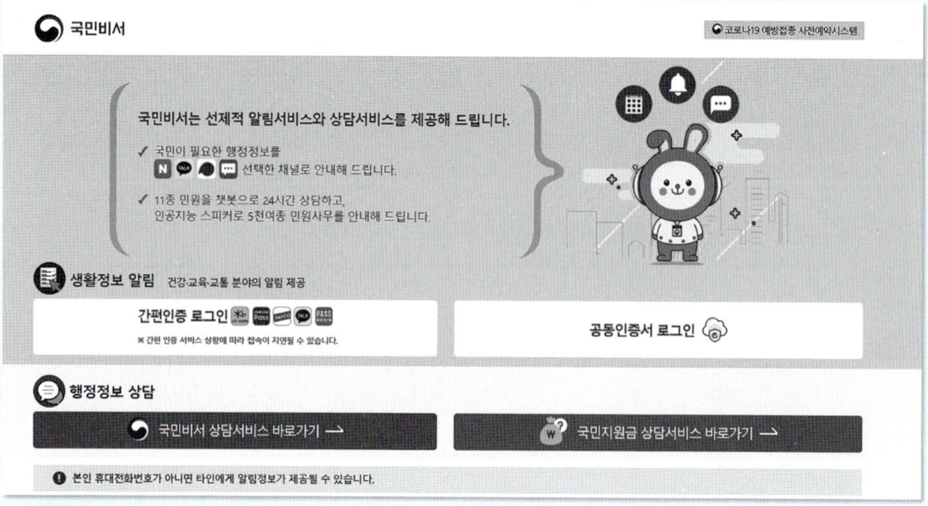

그림 8-15 국민비서 홈페이지

출처: https://www.ips.go.kr/pot/forwardMain.do

urban mobility), 문화유산 및 관광 서비스(culture, heritage and tourism) 등의 6가지 서비스를 발표하였다. 여기에 힘입어 오랫동안 단순한 무인정보단말기 수준에 머물러 있던 키오스크(kiosk)는 인공지능(AI)과 결합하여 다양한 분야에서 개인 맞춤형 서비스를 처리하는 수준으로까지 발전하여 활용되고 사용범위가 더욱 확대될 것으로 기대된다. 과학기술정보통신부 주관으로 개발된 배리어프리 키오스크는 음성 인식 및 음성안내, 자동높이 조절, 점자, 수어 아바타 제공, 비접촉 에어터치 열화상 체온 측정 등의 기능을 업그레이드하고 있다(그림 8-16).

- 취약계층을 위한 디지털 정보화 교육지원: 취약계층의 디지털 정보 격차는 사회적 · 경제적 격차로 확대될 수 있고, 디지털 역량 및 활용 수준이 보건복지서비스 이용 수준에도 영향을 미칠 수 있기 때문에 보건복지 분야에서도 취약계층을 위한 디지털 정보화 교육에 더 많은 지원을 할 필요가 있다. 취약계층의 접근성 제고를 위해 취약계층이 주로 이용하는 사회복지관 및 사회복지시설 등을 활용한 디지털 정보화 교육 강화, 거동이 불편한 장애인 및 노인 등을 위한 맞춤형 디지털 정보화 교육 개발, 취약계층의 일상생활 및 보건복지서비스 이용에 실제로 도움이 되는 디지털 정보화 교육 개발 지원 등이 필요할 것이다. 이를 위하여 정부의 디지털 뉴

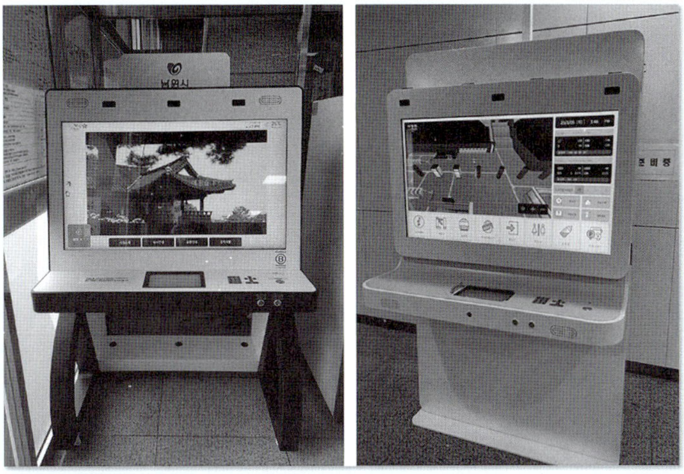

그림 8-16 배리어프리 키오스크

출처: https://www.dotincorp.com/kr/page/31?gbn2=%ED%82%A4%EC%98%A4%EC%8A%A4%ED%81%AC

딜 정책에 따라 주민센터, 도서관 등 생활 SOC를 활용하여 연간 1,000개소의 디지털 배움터를 운영하고 스마트폰 활용, 키오스크 사용법, SW 기초 코딩 교육 등을 지원하고 있다. 또한 '효돌'과 같은 홀몸 어르신 돌봄 AI 반려 로봇 등을 활용하였다(그림 8-17). 이는 터치, 음성 인식 상호작용이 가능하며 건강관리, 말벗, 활동

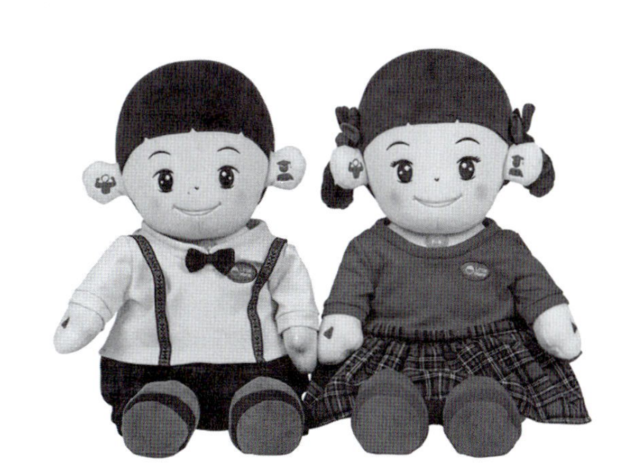

그림 8-17 AI 반려 로봇

출처: https://hyodol.com/

모니터링, 안전 관리 등 다양한 기능을 제공하고 자녀의 모바일 앱과 연동하여 부모님의 활동을 모니터 할 수도 있다. 또한 서울시에서는 화면이 크고 가벼운 어르신 맞춤형 스마트폰을 월 2만 원 이하의 맞춤형 요금제로 제공하고 가평군에서는 취약계층 학생 태블릿 PC를 지원하는 등 다양한 노력을 하고 있다.

7 소비자 건강정보학의 발전 방안

현대의 자본주의 사회에서는 수익이 분명한 사업에 비해 '헬스케어는 위험한 사업'이라는 인식이 있었다. 그러나 수십 년간의 연구와 모바일 기술의 기하급수적인 성장을 통해, 소비자들은 점점 더 개인건강정보를 통제하고 시간과 공간에 걸쳐 자신의 건강을 조절할 수 있게 되었다. 따라서 국내에서는 구체적이며 다양한 방법을 통하여 국민의 Health Literacy에 대한 표준 확립이 필요하다.

따라서 소비자 중심의 건강정보가 더욱 발전하기 위해서 다음의 몇 가지가 반드시 이루어져야 한다.

- 건강정보 체계의 효과적이고 형평성 있는 제공을 위하여 건강정보 개발, 운영 및 질 관리에 대한 국가 차원의 법안이 필요하며, 각 부처 및 민간의 지속적인 협력을 유지한다.
- 국민들의 Health Literacy를 높이기 위한 규제와 지표가 필요하다. 이것은 국민들에게 양질의 건강정보 제공을 보장하기 위한 것이다. 미국의 경우, 미국 HHS 산하 ODPHP는 National Quality Health Website Survey(매년 100개의 건강 관련 웹사이트 추출, 2명의 전문가 평가, 3개 이상 기준을 통과하는 사이트 수를 향상시키는 것이 목적)를 수행 중이다.
- 현대 사회는 데이터의 양에 비해 수혜를 누리는 사람과 그렇지 못한 사람의 정보 격차가 존재한다. 이러한 정보 격차를 줄이는 것이 Health Literacy를 높이는 것이며, 이를 위하여 정보통신기술의 활용에 대한 구체적인 대안을 마련할 필요가 있다.
- 의료인들의 새로운 역할이 강조된다. 이것은 정보화를 통하여 자료가 분산되며

부적절한 자료가 생산되는 것을 막기 위하여 의료 전문가 스스로 경험이나 지식을 공유한 커뮤니티를 형성하고, 올바른 건강정보를 감시하여 의료 혜택에서 소외되거나 부적절한 정보에 노출되는 사람들이 감소하도록 노력해야 한다.

- 소비자 건강정보는 컴퓨터 정보통신기술과 함께 지속적으로 발달하고 있다. 따라서 맞춤의료라는 개념 하에 소비자를 보건의료 발전에 적극적인 참여자로 만들기 위한 지속적인 연구가 필요하다.

참고문헌

보건복지부 · 대한의학회(2016). 소비자 건강정보 제공을 위한 중장기 전략 수립에 관한 연구.

정영복(2013). 모바일 기술기반 헬스케어 산업 및 표준화 전략. 전자공학회지, 40(1), 18-29.

정국상 · 안선주(2016). 건강기록(PHR) 산업, 표준 및 정책 동향. 한국정보통신기술협회.

한성욱 · 김윤년(2015). Wearable Monitoring, International Journal of Arrhythmia, 16(3), 165-170.

이기호(2019). 지능정보사회에서의 디지털 정보격차와 과제, 보건복지포럼, 16-28

Eysenbach G.(2000). Recent advances: Consumer health informatics. BMJ: British Medical Journal, 320(7251), 1713.

Faiola A., & Holden, R. J.(2017). Consumer health informatics: Empowering healthy-living-seekers through mHealth. Progress in cardiovascular diseases, 59(5), 479-486.

http://cecs.wright.edu/cart/wearable-portable%20health%20monitoring%20system.html

http://health.cdc.go.kr/health/IntroArea/WhatPortal.do

http://tbzero.cdc.go.kr/tbzero/main.do?pageEvent=N

https://about.healthdirect.gov.au/

https://health.gov/about-us/

https://medlineplus.gov/

https://www.amia.org/about-amia

https://www.cancer.go.kr/lay1/S1T549C552/contents.do

https://www.carrotrewards.co.uk/

https://www.hon.ch/cgi-bin/HONcode/Inscription/inscription.pl

https://www.hon.ch/en/

https://www.iphoneincanada.ca/app-store/carrot-rewards-app-step-together/

https://www.nhs.uk/

https://www.sba.seoul.kr

WHO(2011). mHealth New horizon for health through mobile technology, Global observatory for eHealth series, (3).

https://www.ips.go.kr/pot/forwardMain.do

https://hyodol.com/

https://www.dotincorp.com/kr

CHAPTER 9

간호교육의 정보기술 활용

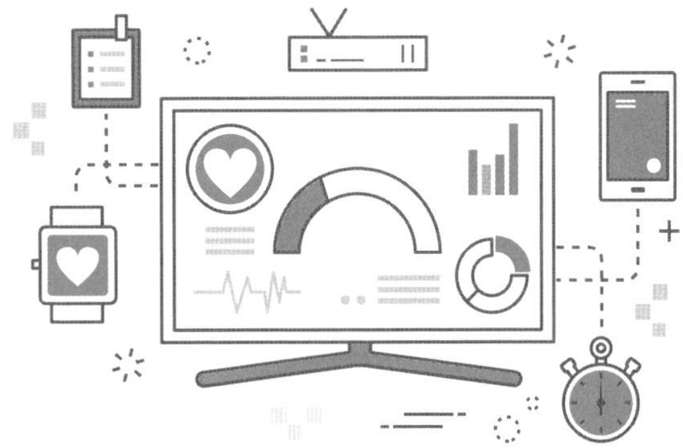

학습목표

1. 간호학에서 활용되는 이러닝을 이해한다.
2. 시뮬레이션 교육의 특징을 이해한다.
3. 간호교육 분야의 가상현실, 증강현실 기반의 교육 프로그램을 이해한다.

핵심용어

- **이러닝**(e-learing): 일반적으로 유무선 방송통신망이나 인트라넷, 정보기술을 활용하여 이루어지는 교육을 총칭하며 원격교육, 온라인 교육, 웹기반 교육 등과 유사한 의미
- **시뮬레이션**(simulation): 실제 실행하기 어려운 실험이나 상황을 행하는 모의실험
- **가상현실**(virtual reality, VR): 가상의 공간 및 물체를 새로 만들어내는 것
- **증강현실**(augmented reality, AR): 현실공간에 가상의 물체를 합성하는 것
- **혼합현실**(mixed reality, MR): 가상현실과 증강현실을 혼합한 상호 보완적인 특성을 가진 것
- **확장현실**(extended reality, XR): 가상현실, 증강현실, 혼합현실이 통합된 정교한 몰입형 현실
- **메타버스**(metaverse): 가상과 초월을 뜻하는 메타(meta)와 세계 또는 우주를 뜻하는 유니버스(universe)의 합성어로 현실과 비현실이 공존하는 가상세계를 의미
- **충실도**(fidelity): 시뮬레이션에 의해 표현되는 정확성의 정도

1 간호교육과 이러닝

1) 이러닝의 개념과 특성

이러닝(e-learing)이란, 일반적으로 유무선 방송통신망이나 인트라넷, 정보기술을 활용하여 이루어지는 교육을 총칭하며 원격교육, 온라인 교육, 웹기반 교육 등과 유사한 의미를 가진다. 정보통신기술의 발전은 학습자들이 전통적인 교실 공간에 한정되지 않고 언제 어디서나 자유롭게 학습할 수 있는 시대를 열었다. 즉, 교실이 없고, 유연한 시간표에 기반하여 필요시 반복적으로 수업을 들을 수 있어 학습자를 교실로 데려가지 않아도 언제 어디서나 학습자에게 교육이 가능할 수 있게 되었다. 또한 학습자들은 온라인으로 다른 학습자와 상호작용할 수 있다. 이러한 장점으로 이러닝은 특히 대학교육의 경쟁력과 역량을 강화하는 효과적인 수단으로 평가되어 활용이 증가되고 있다(Box 9-1, Box 9-2). 교육부는 2015년부터 한국형

Box 9-1 이러닝의 장점

- 교육을 원하는 모든 사람들에게 교육 기회가 확대된다.
- 학습자 중심의 평생교육 실현이 가능하다.
- 교수자와 학습자 간의 상호작용에 기반한 피드백이 가능하다.
- 시간적 · 공간적 제약이 거의 없다.

Box 9-2 이러닝의 단점

- 주로 강의식으로 교수자의 일방적인 지식전달 위주로 진행되므로 학습자들의 실제적인 실험, 실습에 대한 욕구를 만족시키기 어렵다.
- 학습에 대한 집중력이 떨어지고 대면 수업에서 교수자와 학습자가 마주하고 질문하는 것에 비해 온라인을 통한 질문은 의사소통이 불명확할 수 있다.
- 학습자의 의지가 강조되므로 의지가 낮은 학습자의 성취도는 낮을 수 있다.
- 교수자가 학습자의 성취 수준이나 달성도를 파악하는 것이 어렵다.
- 학습자가 원하는 교육 콘텐츠가 부족할 수 있다.
- 간호학과 같이 이론과 실습이 결합되어 서로 연결되어야 하는 학문의 경우, 이러닝으로 간접체험을 제공하는 것만으로는 한계가 있다.

온라인 공개강좌인 K-MOOC 서비스를 본격화하여 국내 대학의 다양한 강좌에서 실시하도록 격려하였다. 또한 최근 스마트폰, 태블릿 PC 등 모바일 장비가 다양해지며 모바일 러닝(m-learning), 가상현실 러닝(v-learning), 로봇 러닝(r-learning) 등으로 세분화되고 있다.

2) 이러닝의 유형

(1) 시청각형

강의를 촬영하여 제작된 경우를 의미하며, 강의 내용이 교수자의 필기를 중심으로 이루어지고 대부분 별도의 교안 없이 동영상 형태로 제작된다.

(2) 웹기반 교육

교수자의 강의 동영상뿐만 아니라 다양한 멀티미디어 요소를 활용하여 제작하는 강의형태로 학습을 메뉴별로 나누어 진행한다. 충분한 기획이 필요하고 개발 시간이 많이 소요된다.

(3) 시뮬레이션형

동영상 캡처 프로그램을 사용하여 교수자가 시연하는 컴퓨터 화면을 전체적으로 녹화하여 보여주는 형태를 말한다.

(4) 컴퓨터 그래픽형

맞춤영상정보 서비스(VOD) 유형의 콘텐츠 내에 관련 이미지와 핵심 내용을 교수자의 설명에 맞추어 컴퓨터 그래픽을 활용하여 제시하는 강의 형태로, 부분 또는 전체적으로 컴퓨터 그래픽을 활용할 수 있다.

(5) 저작도구형

특정 저작도구 프로그램을 사용하여 제작되는 콘텐츠 유형이며, 교수자의 강의 동영상에 맞추어 해당 교안이 함께 제시되는 형태이다. 주로 지식을 전달하는 프레젠테이션 강의에 적합하며 비교적 짧은 시간에 제작이 가능하다는 장점이 있다.

3) 간호학 교육에서 이러닝의 활용

이러닝은 우리나라, 미국, 호주 등 여러 국가의 간호사 온라인 보수교육 프로그램에서 널리 활용되고 있다. 간호협회 등 간호사 전문직 단체에서 운영하는 이러닝 프로그램뿐 아니라 개별 의료기관 등 민간단체에서도 교육 목적에 맞는 프로그램을 개발하여 운영하고 있다. 이 외에도 유튜브 등 다양한 경로 및 매체를 통해 이러닝 교육이 매우 활발하게 이루어지고 있다.

2 시뮬레이션

1) 시뮬레이션 교육의 특성

시뮬레이션은 실제 실행하기 어려운 실험이나 상황을 행하는 모의실험을 뜻한다. 실제 상황에서 직접 체험하기 위험하거나 혹은 비용이 많이 들어가는 항공기 조종이나 군대 훈련 프로그램 영역에서 시작되었다. 시뮬레이션은 특히 인간을 대상으로 하는 의학 · 간호학 분야에서 요구도가 높다. 시뮬레이션 교육은 멀티미디어 기술, 모형, 인체모형 시뮬레이터 등 기계적 조작을 통해 임상현장에서 발생 가능한 상황을 인위적으로 재현 가능하다. 따라서 시뮬레이션은 이론과 실제가 결합되어 성취되어야 하는 간호학 교육에 효과적인 학습도구이다. 잘 설계된 시뮬레이션 교

Box 9-3 시뮬레이션 교육의 장점

- 환자에게 해를 입히지 않는 안전한 상황에서 다양한 임상현장을 재현할 수 있다.
- 필요한 기술을 표준화시켜 반복학습과 재교육이 가능하다.
- 학습자의 수준에 맞춘 교육을 할 수 있다.
- 임상실습 시 직접 관찰하기 어려운, 즉 발생 빈도가 낮은 사례를 경험해 볼 수 있다.
- 시뮬레이션을 활용하는 것이기 때문에 실수를 두려워할 필요가 없다.
- 학습자의 불안감을 해소하고 강의내용과 일관된 임상경험을 제공할 수 있다.
- 즉각적인 피드백과 교육적 강화가 가능하다.
- 디브리핑을 통해 교수자와 학습자가 정보를 교환함으로 학습자는 일반화된 지식을 얻게 되며, 비판적 사고를 고취할 수 있다.

Box 9-4 시뮬레이션 교육의 단점

- 시뮬레이션 환경은 임상에서 실습하는 것보다 현장감이 떨어진다.
- 고도의 충실성(high-fidelity)을 갖춘 시뮬레이터는 고가이다.
- 장비에 대한 교수자의 숙련도, 임상 및 교육에 대한 교수자의 전문지식 등 준비가 필수적이다.
- 시뮬레이션 교육을 위한 공간, 장비, 온라인 등 미디어지원, 인적 자원을 통한 운영이 필요하다.
- 임상 현장의 환자사례를 반영한 실감나는 시나리오 개발이 필수적이다.

육을 통해 교육과정에 학습자가 적극적으로 참여하도록 유도하고, 이를 통해 학생의 비판적 사고를 격려할 수 있다. 무엇보다 구조화되고 비위협적인 환경에서 대상자에게 간호과정을 적용할 기회를 제공할 수 있다(Box 9-3, Box 9-4).

2) 시뮬레이션 유형

간호교육에서 사용되는 시뮬레이터는 일반적으로 '충실도(fidelity)'라는 용어를 통해 그 유형을 구분한다. 충실도란 실제 경험과 비교하였을 때, 시뮬레이션에 의해 표현되는 정확성의 정도이며, 기술적 충실도, 장비의 충실도, 심리적 충실도 등의 의미로 활용된다. 시뮬레이션 교육 시 단순 마네킹, 모의 게임, 컴퓨터 시뮬레이터, 환자 시뮬레이터, 모의 환자 등을 이용하여 임상현장과 유사하게 교육할 수 있다.

(1) 저 충실도 모형

저 충실도 모형(low fidelity model)은 부분적 술기 훈련 모형으로 특별한 술기를 연습하거나 평가하는 데 주로 사용된다.

(2) 중 충실도 모형

중 충실도 모형(medium fidelity model)은 상황에 따라 반응을 보이는 심음과 폐음 청진 모형, 단순 분만 모형 등을 포함한다.

(3) 고 충실도 모형

고 충실도 모형(high fidelity model)은 실제 사람 크기의 모형이며, 컴퓨터

프로그램에 의한 실제적인 호흡음 청진, 신체 맥박 촉진 등이 가능하다. 학습자는 조정실의 통제를 받아 환자의 생리적 반응 등을 사정하고 평가할 수 있다. 최근, 환자 시뮬레이터는 시뮬레이션 기술의 핵심으로 여러 가지 측면에서 사람과 유사한 반응을 할 수 있으며, 대표적으로 METI(medical education technologies, incorporated, Sarasota, Florida), SimMan®(laerdal medical, stavanger), 산과 영역의 분만 시뮬레이터(obstetric child delivering simulation), 영유아 시뮬레이터(SimBaby®) 등이 활용되고 있다.

3) 간호학 교육에서 시뮬레이션 적용

(1) 시뮬레이션과 재난 대비

재난 대비 목적으로 시뮬레이션 훈련이 사용된다. 시뮬레이션을 통해서 가상으로 재난 상황을 연출할 수 있고, 간호사들에게 테러 발생 상황, 자연재해 상황 등에서 어떻게 환자를 대피시키고 치료해야 하는지 교육할 수 있다. 이러한 훈련을 통해서 실제 상황에서 시간을 낭비하지 않고 피해를 줄이게 되는 효과를 얻을 수 있다. 재난 시뮬레이션 교육은 가상 환경을 제공하는 프로그램인 Second life 등과 결합하여 운영함으로써 효과를 극대화할 수 있다.

(2) 항공간호 시뮬레이션

항공간호 시 중환자 전문간호사의 역할을 훈련하기 위해 개발된 고 충실도(high-fidelity)의 항공 시뮬레이터를 활용한 교육방법이다(그림 9-1). 실제 의료용 헬리콥터와 동일한 크기의 공간에 시뮬레이터가 장착되어 유사한 소음과 진동 환경을 제공한다. 헬리콥터 창문은 특수유리로 되어 있어 실제의 환경과 유사한 악천후 또는 비행 상황 등의 기상조건이나 환자 발생 환경을 구현할 수 있다. 내부 환경은 미연방 항공국에서 승인된 의료장비가 장착되어 있어 항공간호사, 의사, 응급요원 등을 대상으로 실제와 같은 훈련이 가능하다. 교수들은 내부의 카메라를 통해 이들의 훈련 상황을 관찰하고 녹화할 수 있다.

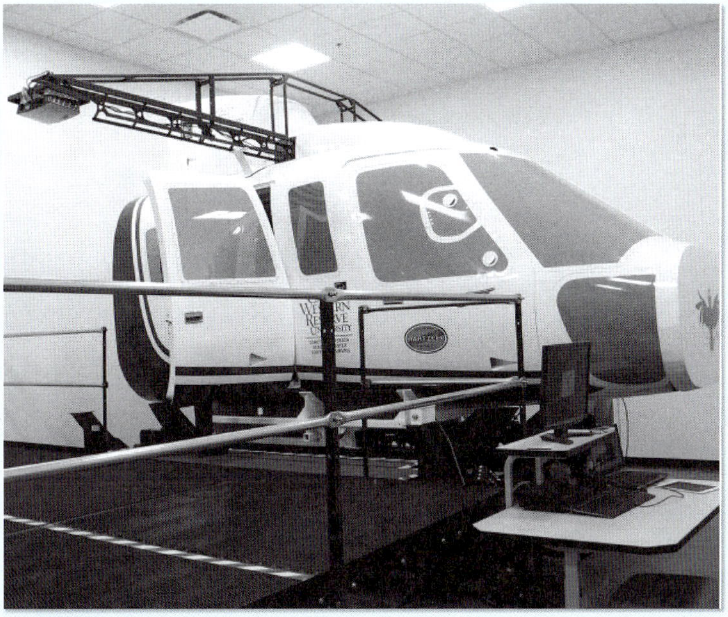

그림 9-1 항공 시뮬레이션 모형(flight simulator)

출처: Copyright Frances Payne Bolton School of Nursing at Case Western University, Cleveland, Ohio, 2015, Reprinted by permission of Frances Payne Bolton School of Nursing at Case Western University, Cleveland, Ohio, 2015.

3 가상현실과 증강현실

1) 가상현실 및 증강현실 기반 교육의 개념과 특성

가상현실(virtual reality, VR), 증강현실(augmented reality, AR), 혼합현실(mixed reality, MR), 확장현실(extended reality, XR)에 기반한 교육은 간호학에서 관심을 가지고 있는 구성주의적 학습법과 일맥상통한다.

가상현실은 사건이나 사물이 실제로 존재하지 않는 현실이 아닌 공간에서 사용자와 해당 사건이나 사물이 서로 영향을 주고받는 것을 의미한다. 사용자를 대신하여 아바타가 사용되기도 하며 가상현실에서 사용자가 마치 자신이 그곳에 있는 것 같고(being there), 그것이 있는 것 같은(being things) 감각을 느끼게 하여 대상자가 몰입하게 만든다. 시각, 청각, 후각, 미각, 촉각 등의 오감을 제어하여 몰입감을 더 증가시키는 노력이 지속되고 있다.

증강현실은 실제 현실을 증강한 것을 의미한다. 가상현실이 현실세계와 단절된다는 점을 보강하여 현실세계에 가상정보를 입히는 기술이며 두 세계를 실제와 같이 구현할 수 있는 정교성이 필요하다. 잘 알려진 예로 전세계적으로 인기를 끌었던 나이언틱사의 '포켓몬 GO'라는 게임이 있다.

혼합현실은 가상현실, 증강현실의 단점을 보강한 기술이다. 가상현실의 현실과의 괴리성, 증강현실의 시야의 한계성을 보강하여 현실세계와 가상세계를 융합한다. 즉, 현실과 컴퓨터 그래픽(CG)이 구분되지 않는 세계이다. 매직리프사의 프로그램이나 마이크로소프트사의 홀로렌즈가 대표적이다. 향후 가상현실과 증강현실은 혼합현실로 통합될 것이라고 전망된다.

확장현실은 앞에서 설명한 가상현실, 증강현실, 혼합현실을 모두 통칭해서 지칭하는 단어이다. 각각의 기술이 점차 통합되고 진보하여 현실과 가상이 서로 연결되어 확장된 오감을 제공하며 완전한 몰입감을 느끼며 상호작용하는 기술이다. 최근 메타버스와 같은 새로운 개념이 등장하고 있다.

가상현실 및 증강현실 기반 교육은 학습자 주도 학습, 임상 추론의 훈련뿐 아니라 학습자의 자신감을 증가시키고 비판적 사고를 활발히 수행할 수 있도록 한다(Box 9-5, Box 9-6).

Box 9-5 가상현실 및 증강현실 기반 교육의 장점

- 가상현실은 사용자와 상호작용을 할 수 있는 실감나는 환경을 제공한다.
- 현존감(presence)을 느끼는 실제와 같은 환경에서 자신이 가상 환경에 있다는 사실 조차 잊을 수 있는 몰입감을 느낄 수 있다.
- 학습자는 술기를 학습하기 위해 시뮬레이션 실습실에 올 필요 없이 인터넷 사용이 가능한 어느 곳에서나 로그인하여 학습할 수 있다.
- 2차원적인 교과서에서 배우던 것과는 달리, 3차원 관점에서 인체에 대해 학습하고 이해할 수 있다.
- 실제와 유사하게 구현된 인터넷 기반 환경은 학습자가 흥미를 가지고 수업에 집중할 수 있도록 하므로 학습 효과가 크다.
- 임상 실습환경에서 충분히 학습하지 못했던 신체사정, 환자 및 보호자와의 의사소통을 실제와 유사한 가상현실 및 증강현실에서 수행하며, 임상적 추론(clinical reasoning) 과정을 효과적으로 학습할 수 있다.
- 인터넷, 모바일 기기 사용 및 유비쿼터스 환경 속에서 성장한 세대는 온라인 활용에 매우 적극적이다.

Box 9-6 가상현실 및 증강현실 기반 교육의 단점

- 가상현실 및 증강현실에 몰입하기 위해서는 고급 그래픽 사양을 갖춘 컴퓨터 등이 필수적이다.
- 교육을 실시하는데 필요한 머리 착용형 디스플레이(Head Mounted Display)나 고글 등의 장비 및 플랫폼이 매우 고가이다.
- 인터넷 연결 속도가 느리면 제공되는 환자 상태나 교수의 피드백이 적절히 이루어지지 못해 학습에 부정적인 영향을 줄 수 있다.
- 장비 사용이 미숙하거나 학습자들과의 상호작용 역량이 부족한 경우, 어려움이 따를 수 있다.
- 멀미 등의 문제로 장시간 사용이 어렵다.

2) 디지털 콘텐츠 학습 유형

(1) 가상현실 체험학습

가상현실은 2차 세계대전 이후 미국에서 제작된 비행 시뮬레이터를 시작으로 발전했으며, 보건의료 분야에서 외과 수술, 원격의료, 정신의학의 다양한 분야에 접목되어 사용되고 있다. 기존에 활용하던 시뮬레이터와 달리 가상의 3차원 이미지가 부여된 환경에서 대상자가 실제와 같은 침습적인 술기를 연습할 수 있어 효과적이다. 마치 실제와 같은 홀로그래프로 제공된 환자 및 환경과 상호작용을 통해 학습자들은 실제 환자를 대상으로 하는 것과 유사한 경험을 제공받을 수 있다. 특히, 수술 시뮬레이션에 가상현실을 활용한 교육의 활용도가 높은데, 환자에게 불필요한 위험을 가하지 않고도 술기를 연습할 수 있기 때문이다. 교수자는 학생들의 술기 수행에 대해 즉각적으로 시각적 · 촉각적 피드백을 제공함으로써 높은 학습 효과를 기대할 수 있다.

(2) 증강현실 체험학습

증강현실이라는 용어는 기술의 발달과 함께 지속적으로 재정립되고 있다. 보잉사의 연구교수인 톰 코델이 항공기 내부 설계를 보여주기 위해 컴퓨터 그래픽을 실제 현실에 융합하여 보여주면서 증강현실 기술이 알려지게 되었다. 증강현실은 체험에 의한 학습(learning by doing)과 실제적인 학습(authentic learning)을 가능하게 함으로써, 학습에서의 현존감과 몰입감을 높여 학습효과를 극대화할 수 있다. 증강현실은 다감각적인 정보를 제공한다는 것이 매력적이다. 학습자들은 3차원 공간에서 시각, 청각, 촉각, 후각으로 제공되는 환자 정보를 습득할 수 있고, 이를 통해 환자에 대한 전체적인 신체사정 및 주관적 · 객관적 정보수집이 가능하다.

(3) 혼합현실 체험학습

혼합현실은 증강현실과 가상현실을 혼합한 상호 보완적인 특성을 가진 것이다. 실제와 유사한 가상현실에 사람의 영상이 함께 나타난다. 혼합현실을 교육에 활용하면 기존의 학습 방법과 비교해 더 재미있게 직접 체험하며 공부할 수 있으며, 학습자의 몰입도를 높일 수 있다.

(4) 확장현실 체험학습

확장현실은 가상현실, 증강현실, 혼합현실이 통합된 정교한 몰입형 현실이다. 헤드셋은 점차 가벼워지고, 굳이 컴퓨터 앞에 앉는 것이 아니라 컴퓨터를 안경처럼 쓰고 인터넷과 채팅을 할 수 있는 교육이 이루어질 것이다. 현실의 강의실 공간이 아닌 메타버스 상의 강의실에 정교한 아바타가 앉아서 수업을 듣고 메타버스 안의 병원이나 실습실에서 실습을 할 수 있다.

3) 간호학 교육에서 적용 사례

(1) BodyExplorer

BodyExplorer는 가상현실과 실제현실이 결합된 기술이다. BodyExplorer는 환자 시뮬레이터 위에 해부학적 X-ray 영상, 생리학적 영상 그리고 임상 술기 절차를 투영한다(그림 9-2). 신체 모형에는 다양한 센서가 부착되어 학습자의 술기가 정확한지, 틀렸는지에 대한 피드백을 제공한다. 학생들은 모형에 투약 실습을 하고, 약물 투여 후 생리학적인 반응과 효과를 확인할 수 있다. 만일 간호학생이 빈맥을 호소하는 순환기계 환자에게 정확한 약물을 올바르게 정맥 주입했다면, 일정 시간 후 환자의 심장 박동이 점차 느려지는 생리학적인 반응과 심장의 박동의 실제로 조절되는 것을 영상으로 직접 확인할 수 있다. 또한 모형에 투영된 심전도 영상을 통해 심전도의 변화도 확인할 수 있다.

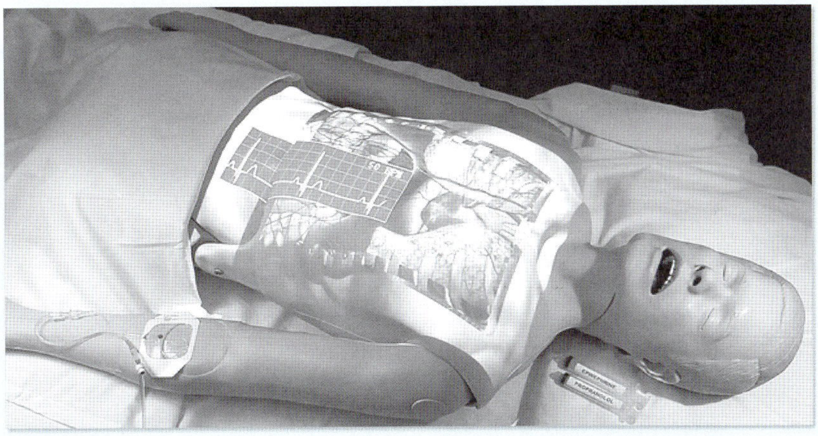

그림 9-2 BodyExplorer

출처: https://www.youtube.com/watch?v=T6G2OWJm5hs

(2) 마이크로소프트사 HoloLens

마이크로소프트사의 HoloLens는 혼합(확장)현실을 제공하는 기술이다. 학습자가 HoloLens가 장착된 헤드셋을 착용하면 학습자를 둘러싼 실제 환경에 실제와 유사한 홀로그램 이미지가 덧입혀진다. 무선 헤드셋을 착용한 학습자는 홀로그래픽 컴퓨터를 통해 학습 장소에서 고화질의 이미지를 볼 수 있다. 예를 들어, '인체의 구조와 기능' 수업이라면, 실제와 같은 근육의 각 층을 볼 수 있

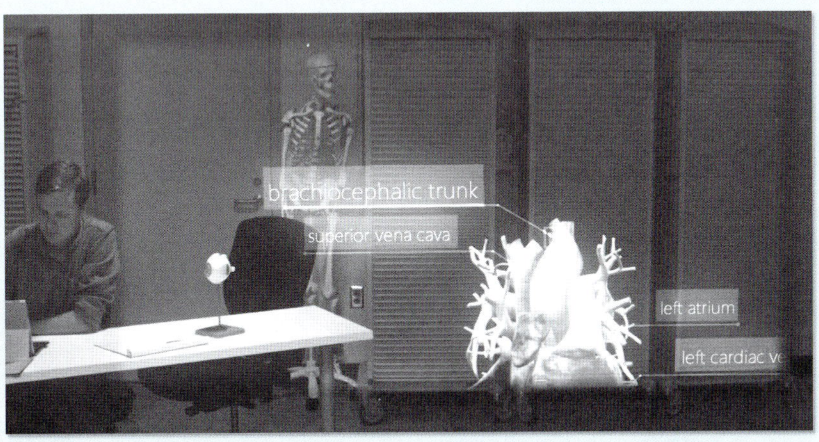

그림 9-3 HoloLens를 사용한 해부학 교육

출처: https://www.youtube.com/watch?v=ebKxIgehzCQ

으며 생리학적인 변화도 볼 수 있다. 해부학 수업의 효과성을 높이기 위해 전통적으로 시행했던 사체 해부 수업의 차원을 넘어 3차원의 고화질 형태로 인체의 해부 이미지를 원하는 대로 제공할 수 있다(그림 9-3). 이를 통해 해부학 · 생리학 · 병리학 분야에 수준 높은 교육을 제공할 수 있다. HoloLens 기술은 여러 간호대학과 협력을 통해 확대되고 있다.

Pearson publishing과 뉴질랜드의 Otago Polytechnic 간호대학은 HoloPatient(HoloHuman) 앱을 개발하여 간호대학 1~2학년에게 적용하고 있다. 1학년 학생들은 주로 해부학 수업 시에 HoloLens 헤드셋을 착용하고, 인체의 구조와 기능에 대해 수업한다. 2학년의 경우, HoloLens 헤드셋을 통해 제공되는 실제 사이즈의 환자 홀로그램 이미지를 관찰하고 스피커를 통해 환자들의 호흡음을 청진한다. 또한 환자를 360° 관점에서 관찰하며 전신상태, 피부 반응을 사정하여 자료를 수집할 수 있다.

(3) CliniSpace

CliniSpace는 가상현실을 바탕으로 한 시뮬레이션(virtual simulation) 기술로 만들어진 컴퓨터 스크린상의 3차원 공간이다(그림 9-4). 배경은 중환자실, 사무실, 외래, 환자의 집 중 어떤 곳이든 선택할 수 있다. 웹 기반 다사용자 시스템에 학생들이 로그인하여 자신의 아바타를 의사, 간호사 등으로 선택하여 역할을 수행할 수 있다.

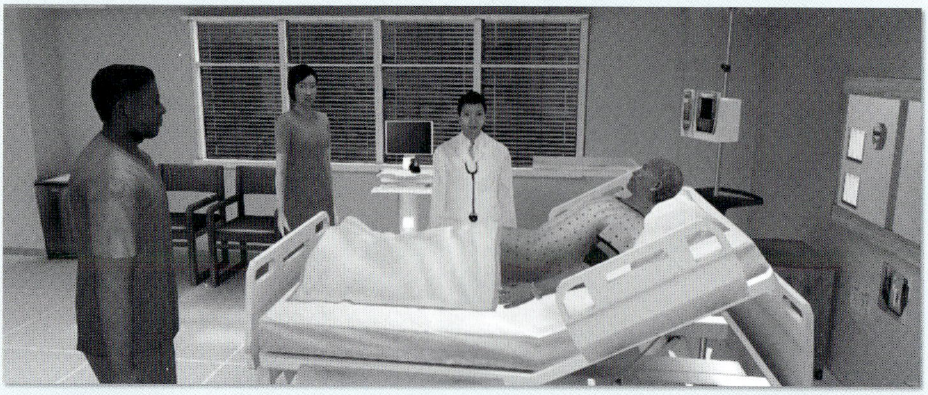

그림 9-4 CliniSpace

출처: http://virtualsimcenter.clinispace.com/features.html

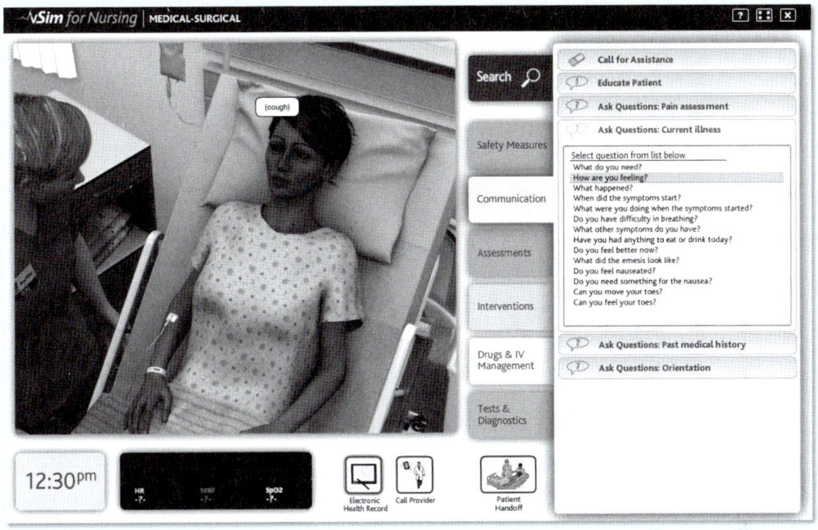

그림 9-5 vSim for Nursing

출처: https://www.laerdal.com/us/vsim

(4) vSim

Laerdal, Wolters Kluwer Health, 미국 간호연맹(National League for Nursing, NLN)이 협력하여 간호교육을 위한 vSim과 시나리오를 제작하였다(그림 9-5). 성인, 노인, 모성 간호 및 기본간호, 투약 실습도 가능한 웹 기반 프로그램을 통해 학생은 실제와 유사한 환경에서 간호지식과 술기를 연습할 수 있다. 이 가상 시뮬레이션을 통해 학생들은 시간, 공간의 제약 없이 집에서의 혼자 학습이 가능하며 반복적인 학습을 통해 숙련될 때까지 시뮬레이션 교육을 수행할 수 있다. 또한 다양한 시나리오를 통해 간호술기뿐 아니라 대상자와 효과적으로 의사소통하는 법도 학습할 수 있다. 특히 최근 코로나19 팬데믹 상황에서 임상실습이 제한되는 경우 하나의 대안으로 활용되었다.

(5) Second Life

Second Life는 최초의 메타버스 서비스로 여겨진다. Second Life는 세계적으로 유명한 3D 가상현실 플랫폼으로, 여러 사용자에게 동시에 가상 환경을 제공할 수 있다(그림 9-6). 간호학 교육 분야에서는 2000년대 후반부터 현재까지 활

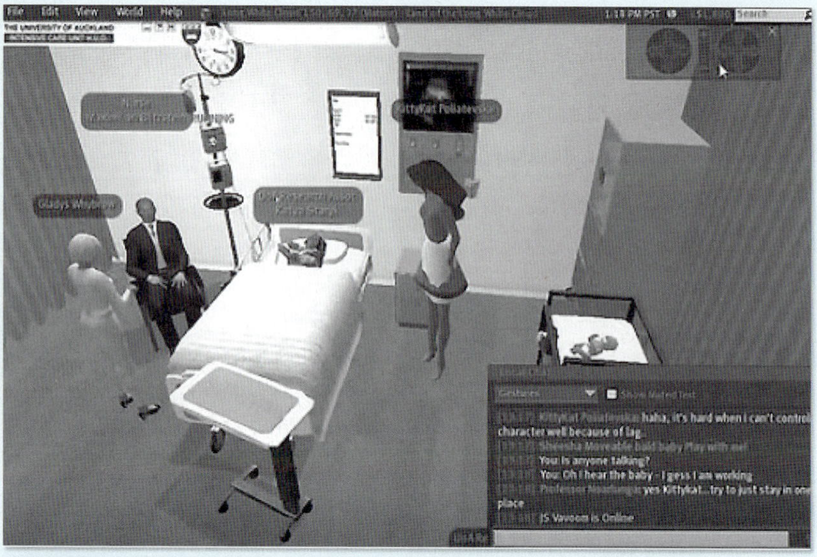

그림 9-6 Second Life 병원 시나리오

출처: https://www.youtube.com/watch?v=G2jN7L80bH8

발히 사용되며, 학생들에게 좋은 평가를 받고 있다. 사실적인 시나리오를 바탕으로 환자상황을 제공하여 학습자가 필요한 진단검사, 절차를 학습하고 대상자로부터 확보한 정보를 통합적으로 판단할 수 있게 한다. 실제로 교육하기 어려운 사고 상황을 설정하고 교육자가 원하는 수준의 환자를 시나리오로 구현하여 적절한 간호를 제공하도록 할 수 있다. 만일, 비행기가 화학약품 공장에 추락하여 화학약품에 오염된 다수의 사상자가 발생한 상황이라고 가정해보자. 간호사는 대량 사상자의 증상 및 호소에 따라 우선순위에 근거한 환자분류(triage)를 실시한다. 이와 같이 재난과 같이 실제로 구현하기 어려운 환경을 구현함으로써 다양하고 복잡한 상황을 학습하는 데 유용하다. 교수자는 가상의 상황을 만들어 다양한 연령, 성별, 증상을 가진 환자 아바타를 만들고 환자의 활력징후도 자유롭게 설정하고 조작할 수 있다. 학생에게는 온라인 교육이라는 장점을 살려 집, 학교 어디서든 학습할 수 있다는 장점이 있다.

(6) GhostHands

GhostHands는 새로운 개념의 증강현실 기반 교육 프로그램으로, 상호작용이

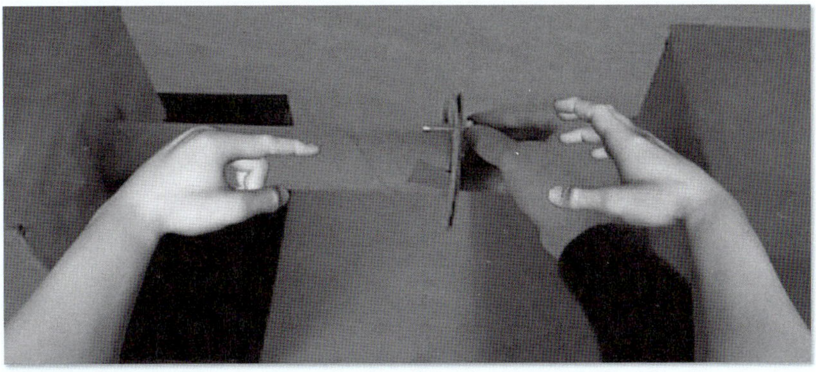

그림 9-7 GhostHands

출처: https://vimeo.com/133828847

가능하다는 것이 특징이다. 학습자에게 주어진 증강현실상의 시야에 교수자의 GhostHands(가상의 손)가 투입되어 실시간에 원격으로 학생의 자세나 행위를 수정해주거나 모델링해주는 기능을 한다(그림 9-7). 간호학 학부 교육뿐만 아니라 간호사의 실무교육에도 적용 가능하다. 즉, 수술실 간호사의 수술기구 세팅 방법, 기구를 적절히 다루는 절차를 교육하는 데 효과적이다. 신규 간호사가 실제로 수행하도록 하고 수정할 부분은 숙련된 간호사가 도움을 줄 수 있어, 안전하게 기술을 습득하고 질 높은 간호를 제공할 수 있게 된다. 무엇보다 비디오나 웹 기반의 아이콘이 아니라, 실제 전문가의 손에 의한 도움은 가장 강력한 교육이 될 수 있다.

(7) 메타버스

메타버스(metaverse)를 활용한 간호교육은 아직 시도 중인 단계이며 향후 점차 활발해질 것으로 기대된다. 메타버스 기반 플랫폼은 게더타운(gathertown)과 소크라티브(socrateve), 퀴즐렛(quizlet) 등이 사용되고 있다. 우리나라에서는 현재 일부 대학에서 메타버스를 통해 신입생환영회를 개최하거나 간호학과 나이팅게일 선서식을 개최하는 등 특별한 술기 중심의 교육보다는 메타버스라는 가상의 환경을 이용하는 방식으로 운영되고 있다. 메타버스를 활용한 교육의 가장 큰 장점은 온라인기반으로 실습을 수행하며 교수자와 상호작용을 할 수 있다는 것이며 이는 매뉴얼로 하는 간호술기를 학습하거나 환자 간호에 필요한 기구를 능숙하게 다루는 법을 익히는데 효과적일 수 있어 간호학 분야에서 다양한 측면으로의 발전 가능성이 높다.

4) 간호사 직무교육 사례

세계보건기구(World Health Organization, WHO)의 ECRI 연구소에 따르면, 의료기기가 복잡해짐에 따라 사용자는 이에 대한 충분한 교육이나 이해가 부족한 것으로 나타났다. 급속도로 변화하는 보건의료 환경에 대처하기 위해서는 지속적인 실무교육이 중요하다. 보건의료 분야에서 의학이 가상현실과 증강현실을 선도적으로 적용하고 있는데, 특히 외과의사를 대상으로 한 프로그램이 먼저 시도되었다. 예를 들어, Osso VR은 정형외과 의사들이 복잡한 수술 술기를 연습할 수 있도록 가상의 수술실 환경을 제공한다(그림 9-8). Level Ex, Airway Ex는 마취과, 이비인후과, 응급의학과 의사들의 전공에 맞게 비디오 게임형식으로 개발되어 운영되고 있다(그림 9-9). 그러나 간호사 직무교육에서는 아직은 제한된 분야에서 적용되고 있으며, 향후 개발 가능성과 필요성은 증가할 것이다.

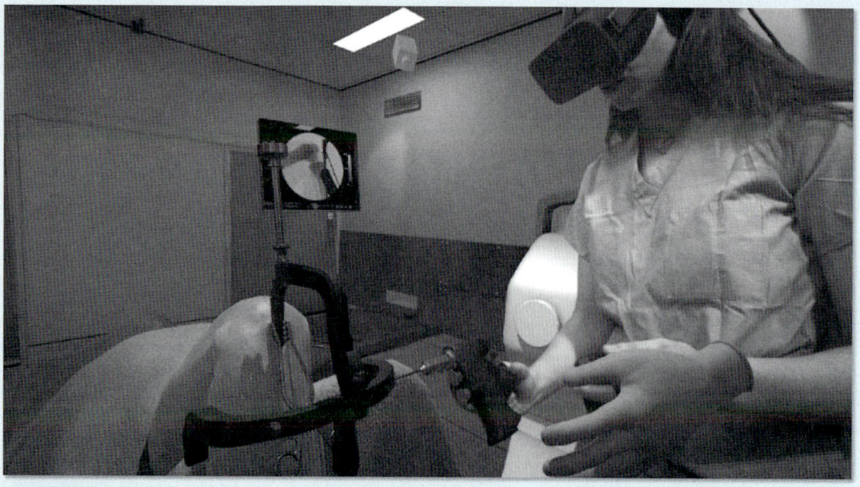

그림 9-8 정형외과 수술교육 프로그램(Osso VR)

출처: https://ossovr.com/

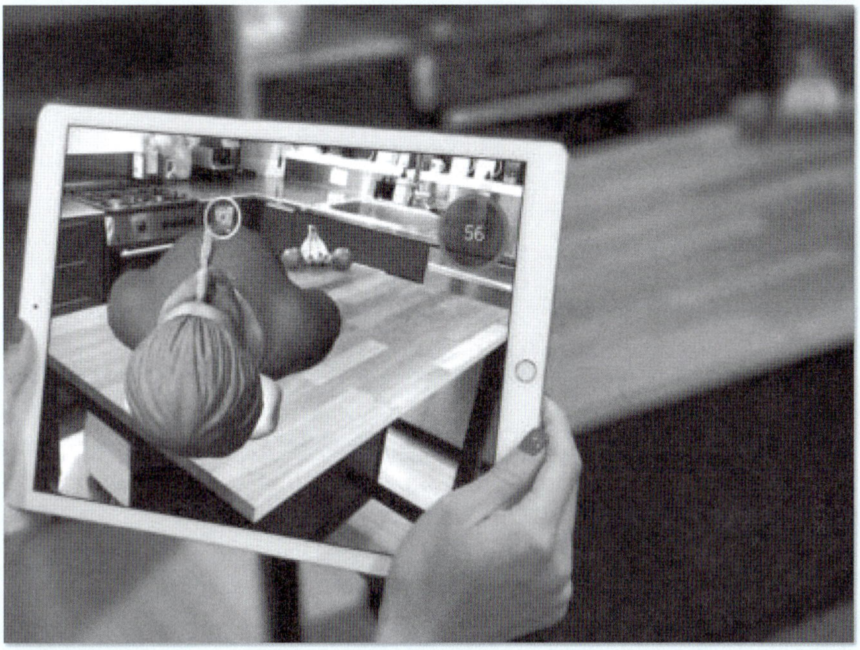

그림 9-9 전공의를 위한 Level Ex 프로그램

출처: https://www.level-ex.com/#our-apps

(1) 상처 간호교육

간호사가 독립적으로 업무를 수행하는 분야에서 이들의 역량을 향상시키기 위한 프로그램 개발이 시도되고 있다. 바쁜 외래 클리닉에서 환자의 상처를 신속하고 정확하게 판단하는 것은 매우 중요하다. 이를 위해 간호사들은 실제와 유사한 시나리오를 바탕으로 가상의 환경에서 다양한 환자의 상처를 식별하고 각 단계에 적합한 치료를 제공하게 된다. 환자의 상처에서 느껴지는 촉각, 붕대를 적용할 때의 저항감, 상처의 변연절제(debridement) 시 감각까지 실감나는 제공이 가능하다. 만일, 간호사가 상처에 맞는 적절한 치료를 제공하지 못한다면, 이로 인한 상처 치유의 지연 등 증상 악화와 관련된 증상이 나타나게 설계되어 피드백을 제공하게 된다.

(2) 조산사 교육

의사 교육과 마찬가지로 조산사 교육 시에도 가상현실을 사용하여 안전하고 통

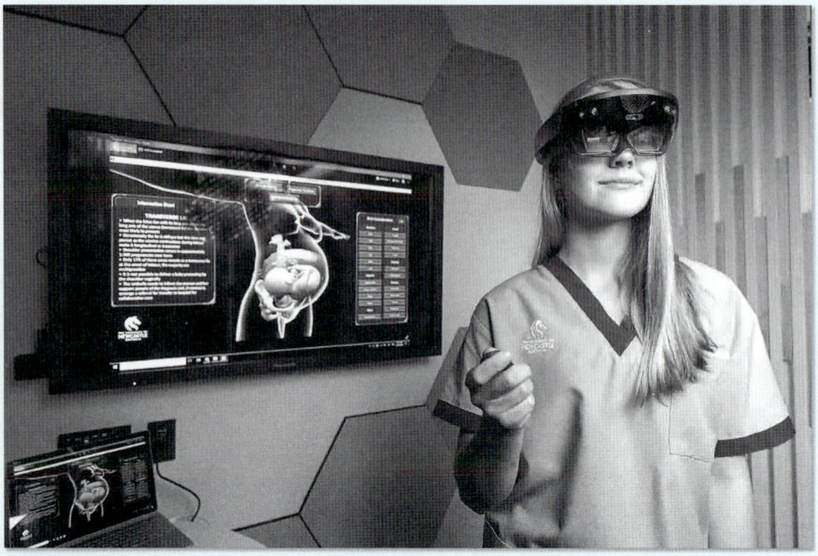

그림 9-10 가상현실을 활용한 조산사 교육(호주 뉴캐슬 대학)

출처: https://www.youtube.com/watch?v=7s3dP8QIyjc

제가능하며, 비용 효과적인 환경에서 임상 술기를 훈련할 수 있다. 대상자들은 가상현실을 통해 실제와 유사한 시나리오를 바탕으로 분만 시 발생할 수 있는 응급상황을 학습하게 되어 실제상황과 교육 간의 격차를 줄일 수 있다. 호주 뉴캐슬 대학에서 최초로 가상현실을 활용한 조산사 교육을 실시하고 있다(그림 9-10).

(3) 수혈 교육

스위스 로잔의 La Source 간호대학과 프로그램 개발 업체인 UbiSim이 협력하여 유럽 중심으로 간호사 맞춤형 가상현실 프로그램의 개발을 위해 노력하고 있으며, 현재 수혈 등의 교육 프로그램이 개발되어 있다(그림 9-11).

(4) 재난 대응 교육

간호업무와 직접적인 관련이 있는 교육은 아니지만, 국내 일부 병원에서 화재 및 재난 시 환자 대피 등 현장 대응능력 강화를 위해 가상현실을 활용한 교육을 실시하고 있다.

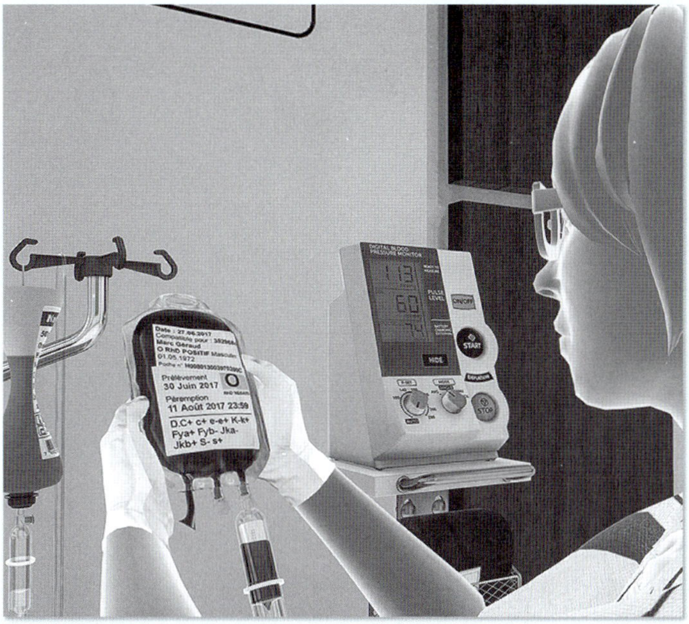

그림 9-11 UbiSim(수혈 교육 프로그램)

출처: https://www.ubisimvr.com/

(5) 임상 실무교육

아직 시작단계이긴 하지만 국내 일부 병원에서는 메타버스를 활용하여 신규간호사 임상 실무교육을 진행하고 있다. 해외 사례를 살펴보면 영국의 metaverse learning 사에서 감염성 질환으로 인해 입원한 환자 사례 시나리오를 간호사 교육프로그램으로 개발하였다(그림 9-12). 감염성 질환 환자에 대한 간호는 실제 임상 상황에서 교육하기에는 위험성이 높은 상황이므로 가상 현실에서 실시하는 것이 효과적이다. 시나리오에서 간호사는 환자와 접촉 전 손위생을 실시하고 환자를 촉진, 시진, 청진하며 간호문제를 도출하고 이에 따른 중재를 제공한다. 과정 중 제시되는 간단한 퀴즈를 통해 테스트를 할 수 있다.

(6) 기타

최근 간호연구자를 중심으로 간호분야에 적용할 수 있는 다음과 같은 몇 가지 영역에 대한 논의가 이루어지고 있다.

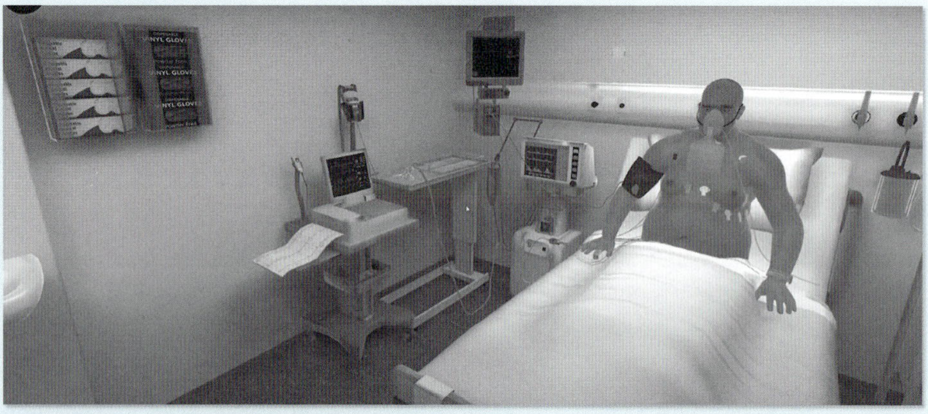

그림 9-12 메타버스를 활용한 감염성 환자 간호 교육(Metaverse Learing company)

출처: https://www.youtube.com/watch?v=nXhjV1I_Fjw

- **환자 상태 인수인계 노트**

간호사는 매 근무 조마다 환자 상태 및 간호업무에 관련된 인수인계 노트를 작성한다. 향후에는 인계인수를 노트가 아닌 태블릿 PC 등을 통해 실시하게 될 것이다. 간호사들이 인계 준비 시 환자 상태를 정리하고 요약하여 말하면, 음성이 태블릿 PC에 문자로 변환되어 저장된다. 근무 교대 시 간호사들은 특수 안경을 착용 후 인계하는데, 이때 환자의 상태는 저장된 사진으로 구현되어 정확한 상태를 파악할 수 있게 된다.

- **상처 관리**

환자 상처를 최초로 평가하는 간호사가 상처의 깊이, 위치, 크기 등을 세부적으로 기록한다. 컴퓨터 프로그램은 환자의 상처 크기를 자동으로 측정하고 저장한다. 저장된 이전 상처와 직접 비교하여 치유 정도를 평가할 수 있게 되어 상처 치유 과정을 정확히 측정할 수 있다.

- **약물 관리 및 투약 준비**

투약 준비 시 각 환자의 처방 그리고 투여되어야 할 약물의 용량과 약물의 모양을 가상 및 증강현실을 통해 눈으로 보면서 준비할 수 있다. 이를 통해 투약 준비 시 유사한 형태나 상품명으로 인한 오류 등을 예방하고 투약을 효율적이고 안전하게 수행할 수 있다.

5) 환자교육 프로그램 사례

정보통신기술의 발달로 의료산업은 점차 디지털 의료산업으로 변하고 있다. 또한 인구의 고령화로 의료서비스 수요가 증가되어 기존 일대일 대면 치료 방식의 한계가 대두되고 있다. 이에 대한 대안으로 가상현실이나 증강현실을 활용한 환자 대상 프로그램이 다양하게 시도되고 있다(표 9-1).

표 9-1 | 가상현실 및 증강현실을 활용한 환자교육 프로그램 사례

프로그램	내용	제품명
• 재활치료 (근육통, 복합통증증후군, 뇌졸중 후유증, 시력장애)	• 가상현실의 게임에서 환자들은 손을 뻗거나, 물체를 잡고, 옮기는 목표지향적인 신체 활동을 수행하게 되며, 이를 통해 관절 운동 회복 • 심각한 사시, 약시 환자의 시각트래킹을 통해 양안시를 자극하여 뉴런 기능 향상(예: 가상의 검으로 표적을 자르거나, 스프레이를 분무하여 벌레를 잡는 게임)	• Wii • Ingress • Zombies Run • MindMaze • Vivid Vision
• 외상후 스트레스 장애 • 공황장애 • 자폐증	• 외상후 스트레스 장애의 원인이 되는 상황에 대상자를 반복적으로 노출시킴으로써 이를 극복하게 함(예: 고소공포증 환자에게 헬기나 절벽에 서있는 환경 설정 등)	• Psious • Firsthand Technology • FeelsGood • appliedVR • Limbix • Brain Power • Bravemind • Virtually Better
• 통증완화	• 고통스러운 치료과정 동안 환자들은 가상현실을 통해 제공되는 다양한 게임에 몰입하면서 통증에 대한 민감성이 낮아지게 됨(예: 화상환자, 소아환자)	• Firsthand Technology • appliedVR • FeelsGood
• 수술환자	• 수술환자가 디스플레이 기구를 착용하고 장비를 통해 편안한 나레이션과 안정감을 주는 가상현실을 제공받으며 불안이 감소(예: 의식이 있는 국소마취나 척추마취 환자의 불안 감소)	• AppliedVR
• 금연 • 알코올 중독 치료	• 유도된 명상과 고요한 이미지를 제공하여 흡연 욕구를 억제 • 알코올 중독 대상자에게 가상 음주운전, 알코올 거절 훈련 등을 제공하여 조절하도록 함	• 힐링유VR

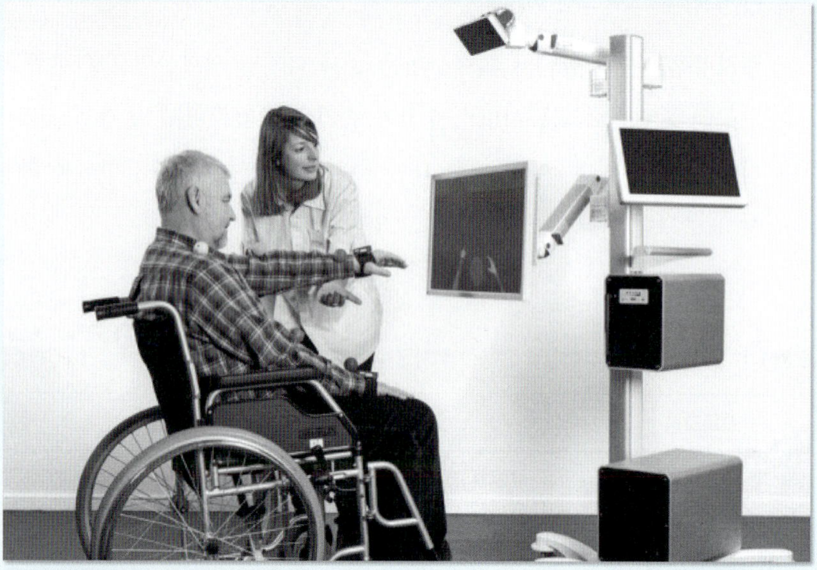

그림 9-13 MindMaze(재활 프로그램)

출처: https://www.mindmaze.com/

(1) 재활의료 분야

가상현실 및 증강현실은 환자의 다양한 신체 움직임을 유도하여 환자가 고통을 극복하고 재활을 할 수 있도록 한다. 뇌졸중, 파킨슨병, 다발성 경화증 대상자의 재활치료 시 컴퓨터를 기반으로 매번 환자의 움직임 정도를 기록하여 재활치료에 대한 지속적인 모니터링과 효과에 대한 평가를 객관적으로 진행할 수 있다(그림 9-13). 또한 뇌졸중 후유증을 가진 환자에게 가상현실상의 스키, 볼링 등의 운동 프로그램을 제공하여 상지의 기능 회복을 촉진할 수 있다. 증강현실이 지원되는 스마트폰 애플리케이션인 인그레스(Ingress)나 좀비런(Zombies, Run!) 프로그램은 심혈관계 질환자의 신체 운동을 격려하여 질병 발생률을 낮추는 효과가 있다.

(2) 심리치료 분야

고소공포증이나 공황장애 등과 심리적 치료가 필요한 환자들의 진단과 치료에 활용되고 있다(그림 9-14). 의료진은 가상현실, 증강현실을 통해 환자가 고통받는 상황을 재현하여 확인함으로써 정확하게 질병을 진단할 수 있다. 또한 환자

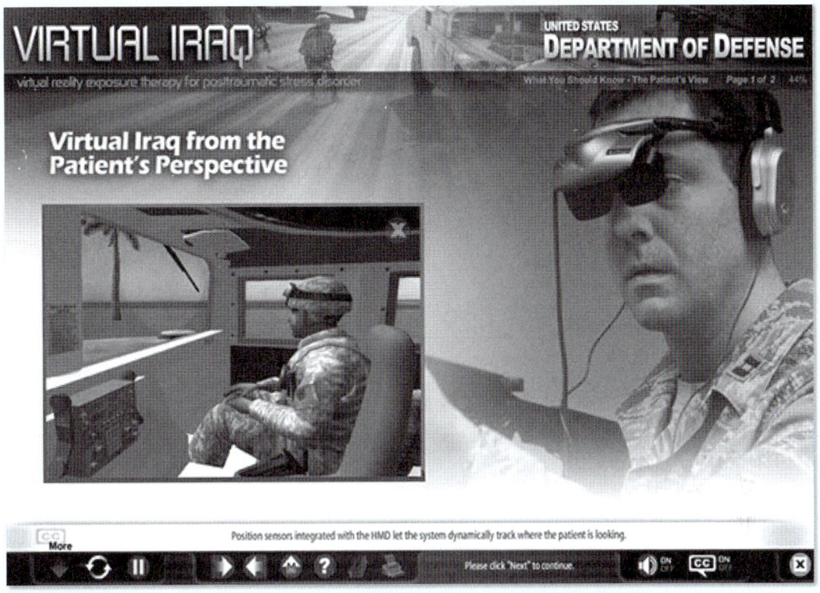

그림 9-14 Virtually Better(외상후 스트레스 장애 치료 프로그램)

출처: https://virtuallybetter.com/ptsd/

치료를 위한 가상환경을 제공하여 특정 공포에 환자를 노출시킬 수 있다. 가상현실 환경은 실제 환경과 달리 대상자들이 통제할 수 있는 상황이므로 이러한 과정을 통해 환자는 스트레스를 극복하는 데 도움을 받을 수 있다(그림 9-15).

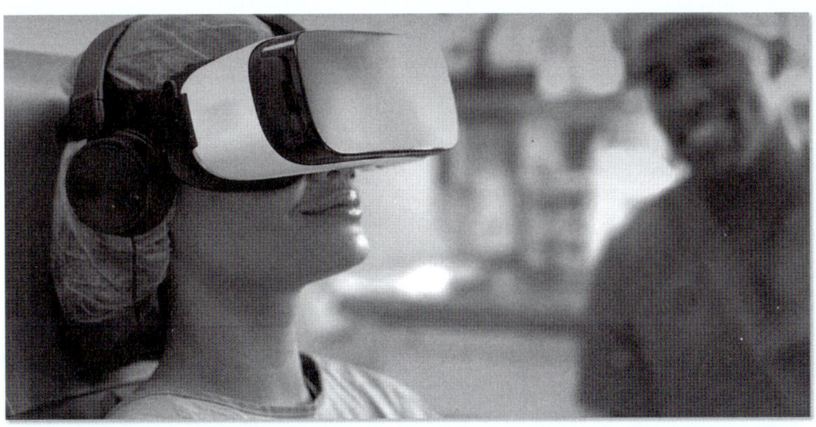

그림 9-15 AppliedVR(불안 완화 프로그램)

출처: https://appliedvr.io/

(3) 통증 관리 분야

최근에는 치과 치료, 수혈 및 정맥요법, 요추천자, 골수천자, 소아환자의 치료 등 일상적인 병원 의료절차 시 가상현실을 적용하여 환자의 통증이나 불안을 감소시키는 프로그램이 활용되고 있다(그림 9-16). 가상현실을 통해 제공된 다른 자극을 뇌가 받아들임으로써 통증을 완화시키는 방식이다. 특히 항암치료 대상자, 마약성 진통제 등 약물 사용에 상대적으로 제한이 많은 소아의 경우, 약물에 대한 대안으로 가상현실에 대한 연구가 진행 중이다.

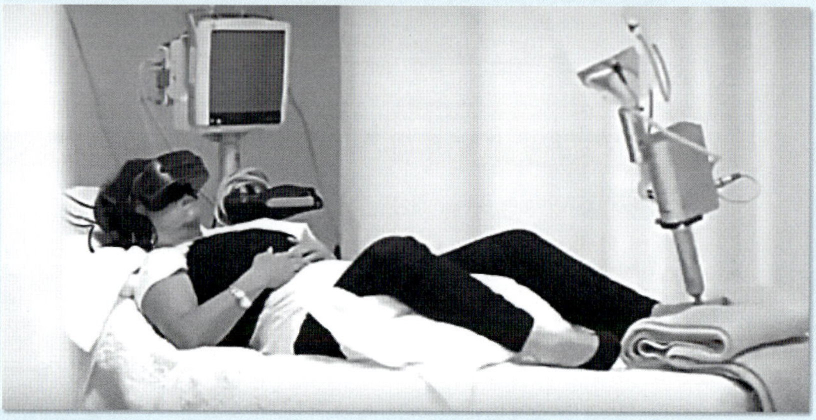

그림 9-16 FeelsGood(통증 완화 프로그램)

출처: http://www.feelsgood.care/

참고문헌

류제택(2019). 보건산업의 가상현실 기술 동향. 정보통신기획평가원.

장상현 · 계보경. 증강현실 콘텐츠의 교육적 적용(2007). 한국콘텐츠학회지. 5(2), 79-85.

허세정(2018). 가상현실(VR) 콘텐츠에 의한 의료서비스 혁신. 정보통신산업진흥원 이슈리포트. 9, 1-15.

Cynthia L. Foronda, Celeste M. Alfes, Parvati Dev, A. J. Kleinheksel, Douglas A., Nelson J., John M. O'Donnell, et al(2017). Virtually Nursing Emerging Technologies in Nursing Education. Nurse Educator. 42(1): 14-7.

Ferguson C., Davidson P. M., Scott P. J., Jackson D., & Hickman L. D.(2015). Augmented reality, virtual reality and gaming: an integral part of nursing. Taylor & Francis.

Flight Simulator retrieved from https://www.youtube.com/watch?v=w-F9s9Qukqoclinispace http://virtualsimcenter.clinispace.com/

Microsoft HoloLens retrieved from https://www.windowscentral.com/new-hololens-video-more-honest-about-fov

Ousey K., Langley J., & Waugh P.(2018). Virtual and augmented reality: enhancing nurses' wound care management skills. Wounds UK. 14(2): 8-10.

Preuveneers D.(2015). editor The GhostHands UX: telementoring with hands-on augmented reality instruction. Workshop Proceedings of the 11th International Conference on Intelligent Environments; IOS Press.

Wüller H., Garthaus M., & Remmers H.(2017). Augmented Reality in Nursing: Designing a Framework for a Technology Assessment. Medinfo. 823.

vSim video demonstration retrieved from http://www.laerdal.com/us/vsim

15 health and wellness use cases for virtual reality retrieved from https://www.mobihealthnews.com/content/15-health-and-wellness-use-cases-virtual-reality

https://metaverselearning.co.uk/healthcare/

5

PART

정보학의 간호연구 적용

CHAPTER 10

간호연구의 정보기술 활용

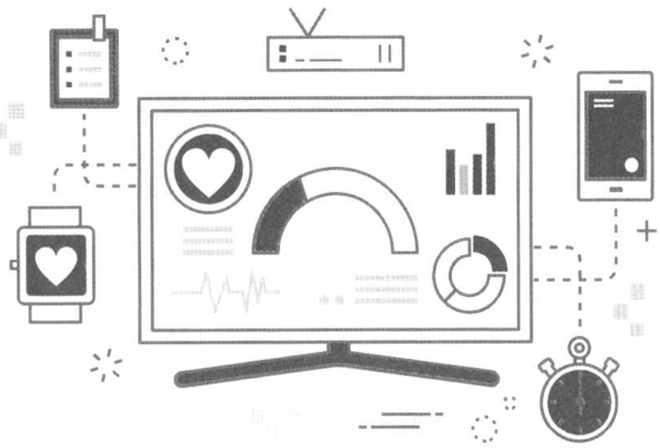

학습목표

1. 정보기술이 간호연구 증진에 어떻게 활용되는지 탐색한다.
2. 정보기술 활용이 근거기반 간호연구를 촉진하기 위한 관련성을 탐색한다.
3. 데이터를 이용한 간호수가개발 필요성에 대해 논의한다.
4. 간호수가개발을 위한 간호 및 의료정보의 활용에 대해 탐구한다.

핵심용어

- **근거기반실무**(evidence based practice, EBP): 과학적인 연구결과로부터 가장 적합한 임상적 근거를 찾아 환자의 선호와 가치, 비용, 활용 가능한 자원을 고려하여 체계적인 과정을 통해 전문적으로 실무에 적용함
- **체계적 문헌고찰**(systematic review, SR): 선행연구에 대한 체계적인 문헌검토를 통해 연구의 근거를 검색, 식별, 평가, 비판, 종합하는 과정
- **간호수가**(nursing fee): 제공된 간호서비스에 대해 부여되는 가격
- **수가코드**(EDI code): 의료서비스 행위에 대해 수가를 부여하기 위해 전산화된 코드

1 근거기반 간호연구와 간호정보

1) 근거기반 간호연구

근거기반실무(evidence based practice, EBP)는 과학적인 연구결과로부터 환자의 선호와 가치, 비용, 활용 가능한 자원을 고려하여 가장 적합한 임상적 근거를 찾아 체계적인 과정을 통해 전문적으로 실무에 적용하는 것이다. 임상환자의 데이터 분석을 통해 실증적으로 확인된 근거를 치료에 적용함으로써 환자치료 및 간호의 효율성을 제고한다. 컴퓨터와 정보학에서 데이터 분석을 통해 도출된 지식을 축적하는 것은 간호사가 임상에서 간호연구를 지속하여 근거기반실무를 강화하는데 중요한 역할을 한다.

간호대상자에게 최상의 간호를 효과적으로 제공하기 위해서는 간호연구와 실무의 연계가 이루어져야 한다. 1990년대 들어서 간호연구활용(research utilization)이 근거기반실무로 대치되었다. 이를 수행하기 위한 단계는 크게 5단계로 나누어진다. 1단계는 임상적 질문 단계, 2단계는 문헌검색 단계, 3단계는 비평적 분석 단계, 4단계는 실무적용 단계, 5단계는 평가 단계이다.

1단계는 임상에서 당면하는 문제에 대한 정확한 해답을 찾을 수 있도록 검색 가능한 임상질문을 작성한다. 임상질문은 방대한 양의 정보 중에서 적절한 시간 내에 정확한 근거를 탐색하도록 리드한다. 구체적이고 정확한 질문을 작성하기 위해 PICO라는 형식으로 다음과 같은 임상질문을 할 수 있다(Box 10-1).

임상질문을 촉진시키는 상황은 최선의 중재방법에 대해 확신이 없거나, 치료 및 중재방법과 관련된 논쟁이 계속되거나 치료와 검사의 효과에 대한 근거가 부족할

Box 10-1 PICO 형식의 예

- 수술 후 환자(Patient or population, 대상자)
- 조기이상(Interested intervention, 관심중재)
- 조기이상 + inspirometry(Comparison, 비교중재)
- 수술 후 폐합병증 발생(Outcome, 결과)

출처: 김문실 외(2018). 알기 쉬운 간호연구방법론. 학지사메디컬.

때이다. 또한 기대하지 않은 환자결과가 발생했다든지 새로운 치료법을 도입하고자 할 때, 관습에 근거한 실무의 반복이 이루어질 때, 환자에 의한 새로운 제안이 있을 때 등이다. 임상질문을 통해 근거중심실무를 실행하기 위한 기준으로는 임상결과가 간호업무의 프로세스를 조정하여 개선시키는지, 환자나 간호사의 만족도가 증진되는지, 환자의 치료비나 간호의 비용을 줄일 수 있는지, 그리고 현재 인프라에서 실행 가능한지 등이 있다. 질문의 범주는 치료 혹은 간호중재, 진단, 예후, 유해 또는 원인이 있으며, 이러한 범주에서 PICO를 적용하여 임상질문을 만들 수 있다.

2단계는 문헌검색 단계로, 임상질문과 관련된 근거 확인을 위해 문헌검색을 체계적으로 하는 것이다. 문헌검색을 위해서는 민감도와 특이도를 고려하여 검색이 이루어져야 한다. 민감도란, 해당주제 논문이 빠짐없이 검색되도록 하는 것으로 해당 주제와 꼭 일치하지 않은 논문도 포함된다. 반면, 특이도는 부적절한 결과 논문을 최소화하는 것이다. 특이도를 최대한 높이기 위해 '지식을 위한 문헌검색'으로 특정문제에 대한 중요한 논문을 포함하도록 하며, 근거중심실무 연구에 이용한다.

3단계 비평적 분석 단계는 문헌검색 결과로 나타난 논문이나 근거를 분석하는 단계이다. 연구 근거의 질 평가, 연구결과의 임상현장 적용가능성, 연구결과가 환자에게 미치는 영향을 고려하여 근거를 분석 · 평가하는 단계이다. 문헌의 비평적 분석은 문헌의 질과 편중을 확인하여 평가하는데, 연구설계에 따라 평가도구가 다양하게 이용된다. 체계적 고찰의 경우, 분석을 위한 평가의 내용이 검색, 포함기준, 중재, 환자결과, 자료추출, 자료합성, 연구비, 연구의 질 평가 등의 측면에서 평가하게 되는데, 이러한 평가도구가 매우 많다. 체계적 문헌고찰을 위한 일차 문헌의 질 평가는 Cochrane ROB를 활용하고, 임상진료지침 혹은 임상실무 가이드라인을 평가하기 위해서는 AGREE(appraisal of guidelines for research and evaluation)라는 평가도구를 활용한다.

4단계 실무적용 단계는 근거기반실무 프로젝트를 위한 잠재적 주제(임상문제)를 선정하고, 근거기반실무 프로젝트를 위한 팀을 구성하여 주제에 대한 근거 검색과 비평적 분석을 하며, 실무를 안내할 충분한 근거가 있으면 기관정책, 절차, 가이드라인을 수정하여 시범 프로젝트를 실시해 보는 단계이다. 시범 프로젝트에서는 성취할 결과지표와 과정지표를 결정하고, 병동단위나 소규모 환자를 대상으로 실무에서 변화를 유도하도록 한다. 이를 위해 오피니언 리더, 변화요소, 직원교육을 실시하거나 실무변화를 지지하기 위한 시스템을 개정하거나 실무변화를 유지하기 위한 촉진요인을 개발하고 시범 프로젝트 수행기간을 결정한다. 이후 결과지표와 과정지표에 대한 자료수집과 분석 및 근거기반실무 채택을 결정하여 지속적으로 시행한다.

현재 간호계에서 개발한 근거기반실무의 대표적인 모델로는 존스홉킨스 근거기반실무 모델, 펜실베니아대학교 간호대학의 Joan Briggs Institute(JBI) 모델, 캐나다 온타리오 간호사회의 RNAO 모델, 아이오와대학교 간호대학의 모델 등이 있다. 임상의 발전을 위해서는 간호연구와 근거기반실무의 연계는 불가분의 관계이며, 이를 좀 더 체계적이고 과학적인 단계를 통해 근거중심간호를 수행하는 것이 필요하다(Box 10-2).

5단계 평가 단계에서는 근거에 기반한 실무를 현장에 적용한 것에 대해 평가하는 단계이다. 평가는 실무현장의 수준에 따라 이루어질 수 있다. 개인차원 혹은 조직차원의 평가가 있을 수 있고, 하나의 프로그램에 대한 평가라면 사전 · 검증 · 상호평가 · 모니터링 평가가 이루어질 수 있다. 특히 프로그램의 경제성 평가를 위해 비용효과분석, 비용편익분석, 비용최소화분석, 비용효용분석 등을 할 수 있다. 또한 임상실무 가이드라인을 활용한 다음, 그 효과에 대한 평가는 과정평가, 결과평가를 통해 이루어진다.

Box 10-2 근거중심의학, 근거중심 간호학의 대표적인 사이트

- 미국의사협회와 BMJ 출판사와 함께 Clinical evidence 사이트로 http://www. clinicalevidence.com 을 운영하고 있다.
- The Joanna Briggs Institute http://www.joannabriggs.edu.au/는 University of Adelaide에서 운영하며 특히 간호와 기타 보건의료 관련 분야의 best practice라는 임상가이드라인을 제공한다. 근거중심간호와 대표적인 보건 관련 사이트로서 근거의 종합 및 요약자료를 제공하고 있다.
- Evidence based medicine in Oxford의 사이트는 http://www.cebm.net으로 영국 옥스포드대학에서 개설하였는데, 근거중심의학에 대한 전반적인 내용을 포함하고 있으며 특히 CAT maker(Critical Appraised Topics)를 무료로 다운받아서 RCT를 포함한 논문을 비평적으로 분석하여 정리하는 데 도움을 받을 수 있다.
- 캐나다 온타리오주 간호협회에서는 근거중심간호의 일환으로 최근에는 다양한 어플리케이션을 개발하여 스마트폰을 통해 가이드라인을 제공받을 수 있다(RNAO 근거중심간호 BPG 어플리케이션).

출처: 김문실 외(2018). 알기 쉬운 간호연구방법론. 학지사메디컬.

2) 간호연구에서의 정보기술의 활용

간호학의 학문적 발전과 임상의 향상을 위해서는 끊임없는 간호연구를 통해 임상에 근거한 간호지식을 생성하는 것이 필수이다. 일반적인 간호연구 진행과정은 Box 10-3과 같다.

간호연구를 시행함에 있어 오늘날 정보기술의 도움을 받을 수 있는 영역은 다양해지고 있다. 그중 대표적인 발전이 온라인 문헌데이터베이스를 이용하여 민감도와 특이도가 높은 문헌을 실시간으로 확보하는 것이다.

Box 10-3 일반적인 간호연구 진행과정

① 연구주제 선정
② 연구주제와 관련된 문헌검색과 정리
③ 연구설계 및 연구도구 검토
④ 실험연구나 설문지를 이용한 조사연구 등 자료수집
⑤ 수집한 양적 및 질적자료 분석
⑥ 연구결과 및 논의검토
⑦ 연구보고서 작성 및 발표

(1) 온라인 문헌검색

체계적으로 문헌을 탐색하고 연구논문에 적합한 문헌을 확보하기 위해 다양한 데이터베이스의 활용이 중요해졌다. 연구주제를 선정하고 연구설계와 연구도구를 탐색하기 위해서는 다양한 문헌을 검색해야 하고, 그중에서도 양질의 문헌을 확보해야 하는데, 이것은 연구자로 하여금 많은 시간과 노력을 필요로 한다. 문헌정보기술을 활용하면 탐색에 소요되는 시간과 노력을 상당히 줄일 수 있다.

간호연구 주제와 관련된 문헌을 검토하기 위해 일차적으로 많이 접근하는 데이터베이스는 Pubmed, CINAHL, Cochran library, Eric, PsychINFO 등이 있다.

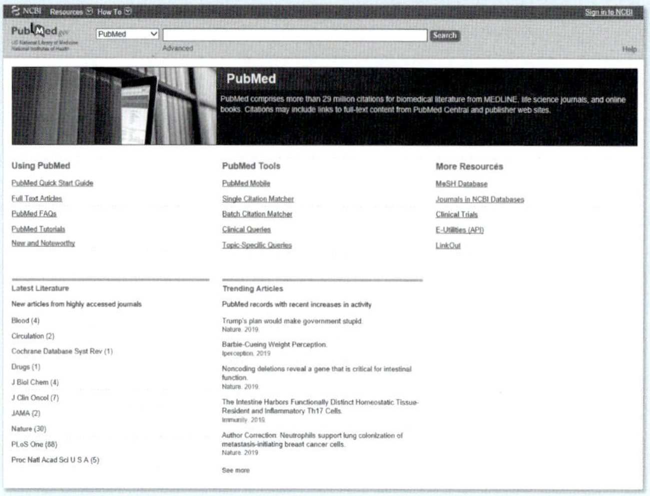

그림 10-1 Pubmed

출처: http://www.pubmed.com

- Pubmed: 미국 국립의학도서관(National library of Medicine)에서 제공하는 논문검색 사이트로, 매일 새롭게 출판되는 논문들을 가장 빠른 시간 내에 업데이트하며, 초록(abstract)과 원문을 제공한다. 일부 논문에 대해서는 무료로 원문을 다운로드받을 수 있다(그림 10-1).
- CINAHL(cumulative index to nursing and allied health literature): 간호학 논문이 가장 많이 축적되어 있는 데이터베이스로, EBSCO 등의 데이터베이스제공업체를 통해 서비스된다(그림 10-2).
- Cochrane library: 체계적 문헌고찰이나 메타분석을 실행하기 위해서는 이용이 필수이다. 의료중재의 효과와 관련된 근거를 포함한 Systematic Review를 제공하여 연구 및 임상에서 다양하게 활용할 수 있다. 임상실험, 방법론, 의료기술 및 경제성 평가 등 폭넓은 데이터베이스를 제공하며 임상의, 정책입안자, 연구자, 교육자, 학생 및 환자 등 다양한 계층에서 이용할 수 있도록 제공하고 있다. Cochrane 데이터베이스의 원문을 이용하려면 유료결제가 필요하나, 질병관리본부의 국립의과학지식센터에 회원가입을 하고 이용요청을 하면 무료로 제공해주기도 한다(그림 10-3).

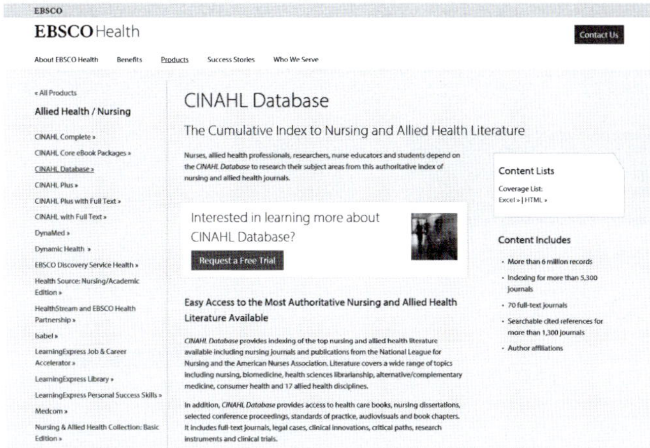

그림 10-2 CINAHL

출처: http://www.EBSCOhost/CINAHL.com

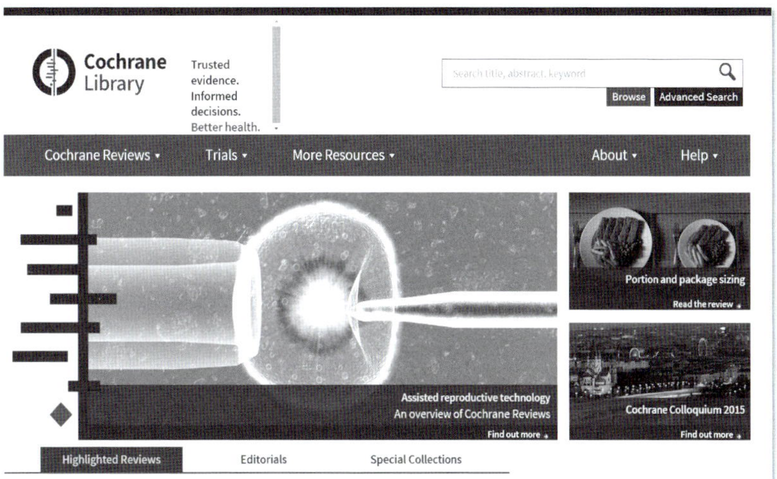

그림 10-3 Cochrane library

출처: http://www.Cochranelibrary.com

- PsyINFO: 미국심리학 협회에서 제공하고 있는 정신의학관련 문헌을 포함한 행동과 사회과학 문헌을 축적시킨 데이터베이스이다(그림 10-4).
- Google Scholar: 최근에 연구자들이 자주 사용하는 문헌검색 데이터베이스

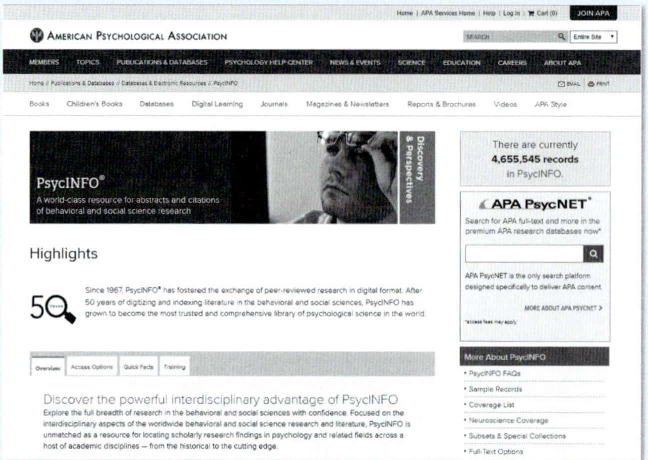

그림 10-4 PsyINFO

출처: http://www.EBSCOhost/CINAHL.com

이다. Google Scholar에서는 조회수가 많은 문헌을 위주로 하여 상위검색으로 보여주기 때문에, 폭넓은 문헌보다 연구주제 관련 특정 문헌이 필요한 경우 유리하게 사용할 수 있다. 반면, 최근에 발표한 논문은 상위검색순위에서 밀려나게 되므로, 특정주제에 관한 한 연구논문 누락이 발생할 수 있는 한계점이 있다(그림 10-5).

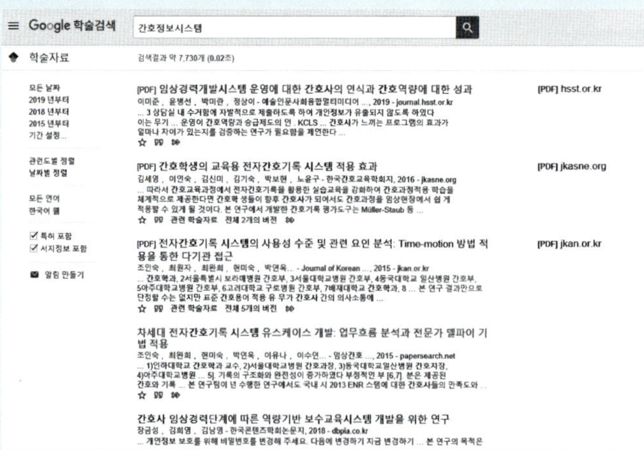

그림 10-5 Google Scholar

출처: http://google.scholar.com

(2) 온라인 자료수집

최근에 불특정 다수를 대상으로 설문조사를 하는 경우, 온라인 설문조사를 이용하는 사례가 많아졌다. Google, Naver 등의 포털사이트에서 온라인 설문기능을 제공하며, 전문적인 서비스를 제공하는 사이트도 있다. Survey Monkey는 조사문항 수가 많거나 추가기능을 이용할 때 유료로 기능을 제공하는 경우도 있다.

온라인 설문의 장점은 빠른 시간 내에 조사가 가능하여 사전 테스트로 이용하기 좋으며, 실시간으로 통계분석 결과를 받아볼 수도 있다는 점이 있다. 반면, 성의 없는 응답이 많거나, 응답률 자체가 낮아 신뢰도가 많이 떨어지는 경향이 있다.

(3) 프로그램을 이용한 자료분석

연구를 통해 수집한 자료가 양적자료라면 과학적 통계분석 방법을 사용해야 한다. 수집한 자료는 코딩이라는 과정을 거쳐 자료를 분석할 수 있는 숫자 형태로 변환시켜야 하는데, EXCEL, 한셀 등의 수식편집기 프로그램을 사용할 수 있다. 이외에도 수집한 자료를 적절히 분석할 수 있도록 데이터클리닝을 하고, 연구문제에 적합한 통계분석기법을 사용자가 편리하게 사용할 수 있도록 제공하는 통계 프로그램도 다양하다.

간호연구자가 가장 많이 사용하는 SPSS, SAS 프로그램과 R은 평균 · 표준편차와 같은 기본적인 서술통계 및 중고급 추론통계 분석기능과 그래프 및 표 작성기능을 제공한다. 만일, 확인적 요인분석이나 측정오차를 제거한 잠재변수를 이용하여 통계검증을 하고 싶다면 구조방정식 모형을 이용해야 하는데, 이를 위해 개발된 Lisrel, AMOS, EQS, Mplus 등의 통계 프로그램을 사용한다.

자료의 구조가 단층구조가 아닌 다층구조라면, 다수준 분석(multilevel analysis)을 해야 한다. 예를 들어, 병원특성과 개인특성을 고려한 간호사업무 만족도 분석처럼 자료의 구조가 다층적이며, 1수준의 변수와 2수준의 변수가 어떻게 상호작용하는지 알고자 할 때 이용할 수 있다(그림 10-6). 다수준 분석의 경우 SAS나 SPSS(15.0 이상 버전부터 가능)에서도 분석할 수 있으나, 복잡한 수식을 직접 전개하여 대입하거나 프로그래밍해야 하는 번거로움이 있으므로 좀

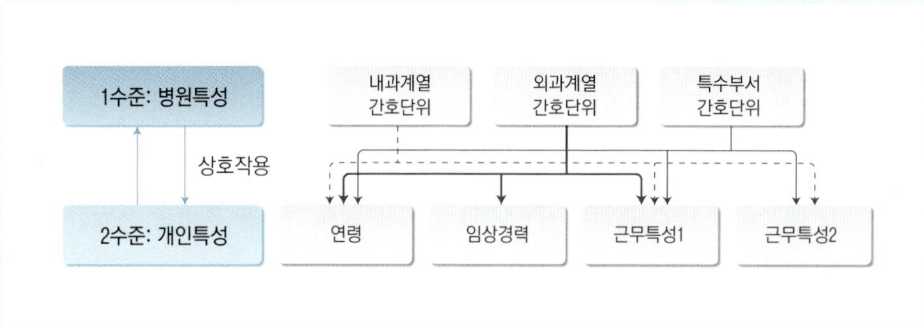

그림 10-6 다층모형 설계

더 최적화된 프로그램인 HLM(Hierachical Linear Model), STATA 등의 통계 프로그램을 사용하면 보다 쉽게 분석할 수 있다.

수집한 자료가 질적자료라면, 중심어, 주제어 등을 추출하고 분석하기 위해 CLAN(computerized language analysis)과 같은 분석프로그램을 사용한다. CLAN은 인터뷰한 자료를 기록한 언어결과를 분석하는 소프트웨어이며, 이 프로그램을 사용하기 위해서는 모든 파일을 CHAT파일로 변환해야 한다. CHAT파일을 만들면서 CLAN이 읽을 수 있도록 코딩을 해준다. 이밖에 CHILDES(child language data exchange system), CHAT(codes for the human analysis of transcripts)과 같은 프로그램도 있다. 기타, 연구주제에 따라 Ethnograph, Nudist 등의 프로그램을 다양하게 이용할 수 있다. 이 프로그램은 특정 범주 혹은 부류를 나타내는 어구가 포함된 문장을 찾도록 탐색기능을 제공한다.

(4) 보고서 작성 및 발표

잦은 보고서 수정과 작성을 위해서는 HWP나 MS 워드 프로세서와 같은 프로그램을 이용할 수 있으며, 미리 작성된 특정 출판물 형식을 이용하면 편리하다. 최근에 사용하는 워드 프로세서는 동영상을 비롯한 그래픽/삽화, 이미지와 표 및 산점도, 히스토그램, 차트 등의 그래프를 삽입하여 보고서를 작성할 수 있도록 다양한 기능을 제공하고 있다.

연구논문 발표를 위해서는 PPT나 Keynote 등의 프로그램을 이용한다. 이러한 프로그램을 통해 슬라이드를 작성하여 다양한 애니메이션 기능과 화면전환

기능을 사용해 발표 시 활용할 수 있다. 동적 슬라이드 기능을 이용하여 발표하고자 한다면, Prezi와 같은 프로그램을 이용할 수 있다.

(5) 온라인 공동연구지원

다인종 · 다국적의 간호연구자와 공동연구를 추진하거나, 글로벌한 연구주제를 선정하여 지리적으로 떨어져 있는 연구자와 교류해야 한다면, 온라인으로 연구자 풀(pool)을 개설하여 모집하고 실행할 수 있다. 이메일, SNS, 게시판 등의 기능을 이용해 공동연구자 모집, 원거리 실시간 전자회의, 연구자료 공유 등을 활발히 추진할 수 있다.

2 간호데이터를 이용한 간호수가개발

1) 수가제도

수가란, 의료서비스를 제공한 뒤 받을 수 있는 비용을 말하며, 간호수가는 제공된 간호서비스에 부여된 가격이라고 할 수 있다. 우리나라는 행위별수가제(fee-for-service)를 채택하고 있는데, 행위별수가제는 의료기관에서 제공한 서비스 수가에 서비스 양을 곱하여 진료비를 청구하는 것이다. 예를 들어, 환자에게 비위관 삽관술을 행하였다면, 1,000원(위관삽관술 서비스가격) × 1(1회)=1,000원을 청구한다.

수가를 정하기 위해서는 서비스 행위에 대한 표준화된 이름을 부여해야 한다. 과일을 예로 들면, 수박, 참외와 같은 정해진 이름을 의미한다. 이러한 표준화된 이름을 의료서비스 행위에서는 'EDI코드'라고 하며, 새로운 서비스는 EDI코드 생성과 동시에 수가를 가지게 된다.

표 10-1에 제시된 코드가 EDI코드이다. 예를 들어, 상급종합병실에 5일간 입원한 입원료는 'AB100코드의 수가 × 5일 = 입원료'이다.

표 10-1 | EDI코드

분류번호	코드	분류	점수
		가. 기본입원료	
	AB100	(1) 상급종합병원	561.44
	(15100)		
	AB200	(2) 종합병원	495.54
	(15200)		
	AB300	(3) 병원, 치과병원, 한방병원 내 의 · 치과	431.60
	15300	(4) 한방병원, 병원 · 치과병원 내 한의과	417.36
	AB400	(5) 의원, 치과의원, 보건의료원 의 · 치과	358.86
	15400	(6) 한의원, 보건의료원 내 한의과	355.29
		나. 5인실 입원료	
	AB120	(1) 상급종합병원	729.87
	(15120)		
	AB220	(2) 종합병원	644.20
	(15220)		
	AB320	(3) 병원, 치과병원, 한방병원 내 의 · 치과	561.07
	15320	(4) 한방병원, 병원 · 치과병원 내 한의과	542.57
	AB420	(5) 의원, 치과의원, 보건의료원 의 · 치과	466.52
	15420	(6) 한의원, 보건의료원 내 한의과	461.88
		다. 4인실 입원료	
	AB140	(1) 상급종합병원	898.30
	(15140)		
	AB240	(2) 종합병원	792.86
	(15240)		
	AB340	(3) 병원, 치과병원, 한방병원 내 의 · 치과	690.57
	15340	(4) 한방병원, 병원 · 치과병원 내 한의과	667.78
	AB440	(5) 의원, 치과의원, 보건의료원 의 · 치과	574.18
	15440	(6) 한의원, 보건의료원 내 한의과	568.46

2) 진료행위의 비용 청구 과정

병원에서 의료서비스를 제공하면 병원은 두 곳에 서비스 비용을 청구한다. 일차 진료 후 바로 환자에게 환자본인부담금을 청구하고, 이차로 정부에 보험자부담금(정부부담금)을 청구한다. 보험자부담금을 청구하여 받는 과정은 그림 10-7과 같다.

병원에서 발생한 간호서비스 행위를 병원 전산에 입력하는 과정은 매우 중요한 과정이다. 현재 간호서비스에 대해 청구할 수 있는 항목은 주사료, 회음부간호, 통목욕간호, 침상목욕간호 등으로 일부에 불과할 뿐 대부분 간호서비스에 따른 비용을 청구하기보다는 입원료에서 받고 있다. 즉, 그림 10-7의 ②번 과정 때 병원은 비용을 청구하게 되는데, 일부 항목에 국한하여 건강보험심사평가원에 청구자료를 제공하고 있어 간호사의 행위는 대부분 건강보험심사평가원에 제출되지 않고 있다. 그러므로 정부가 병원에서 수행되고 있는 간호서비스 과정이 환자의 의료결과에 미치는 영향을 확인하고자 해도 병원의 자료를 제공받기 전에는 알 수 없다. 따라서 보건의료정책개발과 간호정책개발 목적을 위해 병원의 자료가 어느 정도 이용될 수 있도록 허용되어야 한다. 특히, 간호서비스 제공과정을 보여주는 간호데이터의 축적이 환자결과를 향상시키고, 그와 관계된 연구에 필수적임을 인지해야

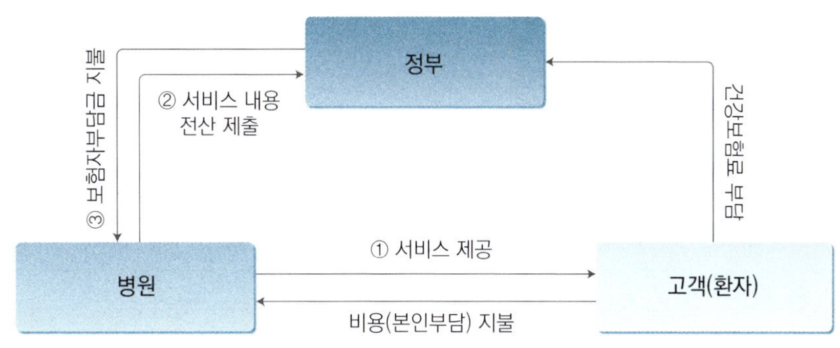

그림 10-7 정부, 병원, 환자의 의료서비스 제공 및 지불 관계도

① 병원에서 발생한 간호서비스 행위를 병원 전산에 입력
② 병원 전산에 입력된 정보를 심사팀에서 건강보험심사평가원에 제출
③ 병원에서 제출된 자료를 확인하고 병원에 보험자부담금을 지불

(별지 제10호서식)

(의과 입원)

서식번호	G	I	O	2	요양급여비용명세서		요양기관	
등록번호							기호	
가입자성명					증번호			
수진자성명					공상 등 구분		명칭	
					주민등록번호	-		

상병명	분류기호	수술	진료과목	상해외인	특정기호	면허종류	면허번호	당월요양개시일 / 최초입원개시일	당월요양급여일수 (투약일수포함)	진료결과
	.								일	
	.								일	
	.								일	

입원일수	일	기본진료 약제,특정 재료(Ⅰ)	진료행위 (Ⅱ)	처방전 발급번호		처방일수	
구분				점검번호			

구분		기본진료 약제,특정 재료(Ⅰ)	진료행위 (Ⅱ)
1. 진찰료 (외래관리료 포함)	①초 진 회	원	야간,공휴 회
	②재 진 회	원	야간,공휴 회
	③의약품관리료 ④응급 및 회송료	원 원	
2. 입원료	①일 반 일	원	
	②내과질환자, 정신질환자 만8세미만의 소아 일	원	
	③중환자실 일	원	
	④격리병실 일	원	
	⑤신생아 일	원	
	⑥기 타 일	원	
	⑦기본식대	원	
	⑧가산식대	원	
3. 투약료 및 처방전	①내 복 일분	원	원
	②외 용 일분	원	원
	③처방전 회	원	
4. 주사료	①피하 또는 근육내 일 ②정맥내 일 ③수액제 회 ④기 타 회 ⑤특정 재료 ⑥수 혈 회	원 원 원 원 원 원	원 원 원 원 원
5. 마취료	① 회	원	원
6. 이학요법료	① 종	원	원
7. 정신요법료	① 종	원	원
8. 처치 및 수술료	①처치 및 수술 종 ③캐스트 회	원 원	원 원
9. 검사료	①자체검사 종 ②위탁검사관리 ③위탁검사 종	원 원 원	원
10. 영상진단 및 방사선 치료료	①진 단 종 ②치 료 종	원 원	원 원
S. 특수장비	①CT 회	원	원
	②MRI 회	원	원
	③PET 회	원	원
A. 100분의50 본인부담	①의약품	원	원
	②치료재료	원	원
	③진료행위	원	원
B. 100분의80 본인부담	①의약품	원	원
	②치료재료	원	원
	③진료행위	원	원
D. 100분의30 본인부담	①의약품	원	원
	②치료재료	원	원
	③진료행위	원	원
E. 100분의90 본인부담	①의약품	원	원
	②치료재료	원	원
	③진료행위	원	원
U. 건강보험100분의100본인부담	①의약품 ②치료재료 ③진료행위	원 원 원	원 원 원
V. 보훈 등 100분의100 본인부담	①의약품 ②치료재료 ③진료행위	원 원 원	원 원 원
W. 비급여	①의약품 ②치료재료 ③진료행위	원 원 원	원 원 원

약품코드 (일반명 또는 제품명 코드)	약품명 (일반명 또는 제품명)		1회투약량	1일투여횟수	총투약일수	본인부담률 구분코드		
코드	분류 (예외구분코드)	단가	1회투약량	1일투여량 또는 실시횟수	총투여일수 또는 실시횟수	금액	면허종류	면허번호

특정내역	

수술 코드			

특수장비총액	원		19. 청구액	원
보훈 등 100분의100본인부담금총액	원		20. 본인부담상한액초과금	원
비급여총액	원		21. 요양급여비용총액 2, 진료비총액	원
11. 소계	원	원	22. 보훈청구액	원
12. 가산율	%	원	23. 건강보험 100분의100본인부담금총액	원
15. 요양급여비용총액 1	원		24. 보훈본인일부부담금	원
16. 본인일부부담금	원		25. 100분의100미만 총액	원
17. 지원금	원		26. 100분의100미만 본인일부부담금	원
18. 장애인의료비	원		27. 100분의100미만 청구액	원
일련번호		※심사조정	28. 100분의100미만 보훈청구액	원

※심사내역 구분	코드	조정	Ⅰ.Ⅱ
			감Ⅰ
			감Ⅱ
			증Ⅰ
			증Ⅱ
계			

190mm×320mm(일반용지 60g/㎡(재활용품))

그림 10-8 의료서비스의 서면 청구 서식(요양급여비용명세서)

하며, 간호데이터를 표현한 데이터베이스를 개발할 수 있는 방안을 적극 모색해야 한다.

병원에서 건강보험심사평가원에 제출하는 의료서비스 데이터에는 병원정보, 환자의 성별, 연령, 진단명 등의 환자개인정보와 환자에게 제공되어 비용을 청구하고 있는 진찰료, 입원료, 투약료, 주사료, 마취료, 이학요법료, 정신요법료, 처치 및 수술료, 검사료, 영상진단 및 방사선치료료, CT, MRI, PET 등 검사료 등을 포함하고 있다(그림 10-8). 이렇게 제공된 의료서비스 데이터베이스 속성을 적절히 추출하여 진단명에 따른 의료비, 환자연령별 다발생 진단명, 보장성 확대정책 제도 전후 의료비 영향을 파악할 수 있다(그림 10-9).

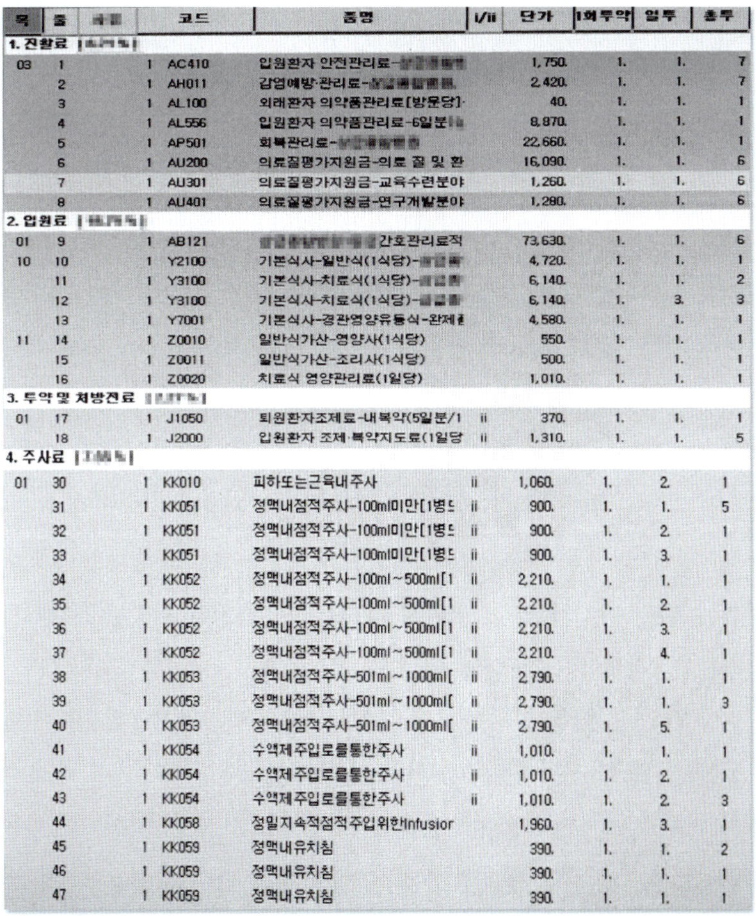

목	줄		코드	품명	I/II	단가	1회투약	일투	총투
1. 진찰료									
03	1	1	AC410	입원환자 안전관리료-		1,750.	1.	1.	7
	2	1	AH011	감염예방·관리료-		2,420.	1.	1.	7
	3	1	AL100	외래환자 의약품관리료[방문당]·		40.	1.	1.	1
	4	1	AL556	입원환자 의약품관리료-6일분		8,870.	1.	1.	1
	5	1	AP501	회복관리료-		22,660.	1.	1.	1
	6	1	AU200	의료질평가지원금-의료 질 및 환		16,090.	1.	1.	6
	7	1	AU301	의료질평가지원금-교육수련분야		1,260.	1.	1.	6
	8	1	AU401	의료질평가지원금-연구개발분야		1,280.	1.	1.	6
2. 입원료									
01	9	1	AB121	간호관리료적		73,630.	1.	1.	6
10	10	1	Y2100	기본식사-일반식(1식당)-		4,720.	1.	1.	1
	11	1	Y3100	기본식사-치료식(1식당)-		6,140.	1.	1.	2
	12	1	Y3100	기본식사-치료식(1식당)-		6,140.	1.	3.	3
	13	1	Y7001	기본식사-경관영양유동식-완제		4,580.	1.	1.	1
11	14	1	Z0010	일반식가산-영양사(1식당)		550.	1.	1.	1
	15	1	Z0011	일반식가산-조리사(1식당)		500.	1.	1.	1
	16	1	Z0020	치료식 영양관리료(1일당)		1,010.	1.	1.	1
3. 투약 및 처방전료									
01	17	1	J1050	퇴원환자조제료-내복약(5일분/1	ii	370.	1.	1.	1
	18	1	J2000	입원환자 조제·복약지도료(1일당	ii	1,310.	1.	1.	5
4. 주사료									
01	30	1	KK010	피하또는근육내주사	ii	1,060.	1.	2.	1
	31	1	KK051	정맥내점적주사-100ml미만[1병5	ii	900.	1.	1.	5
	32	1	KK051	정맥내점적주사-100ml미만[1병5	ii	900.	1.	2.	1
	33	1	KK051	정맥내점적주사-100ml미만[1병5	ii	900.	1.	3.	1
	34	1	KK052	정맥내점적주사-100ml~500ml[1	ii	2,210.	1.	1.	1
	35	1	KK052	정맥내점적주사-100ml~500ml[1	ii	2,210.	1.	2.	1
	36	1	KK052	정맥내점적주사-100ml~500ml[1	ii	2,210.	1.	3.	1
	37	1	KK052	정맥내점적주사-100ml~500ml[1	ii	2,210.	1.	4.	1
	38	1	KK053	정맥내점적주사-501ml~1000ml[	ii	2,790.	1.	1.	1
	39	1	KK053	정맥내점적주사-501ml~1000ml[	ii	2,790.	1.	1.	3
	40	1	KK053	정맥내점적주사-501ml~1000ml[	ii	2,790.	1.	5.	1
	41	1	KK054	수액제주입로를통한주사	ii	1,010.	1.	1.	1
	42	1	KK054	수액제주입로를통한주사	ii	1,010.	1.	2.	1
	43	1	KK054	수액제주입로를통한주사	ii	1,010.	1.	2.	3
	44	1	KK058	정밀지속적점적주입위한Infusior		1,960.	1.	3.	1
	45	1	KK059	정맥내유치침		390.	1.	1.	2
	46	1	KK059	정맥내유치침		390.	1.	1.	1
	47	1	KK059	정맥내유치침		390.	1.	1.	1

그림 10-9 의료서비스의 전산청구 화면

그러나 현행 제도하에서 건강보험심사평가원에 병원이 청구하고 있는 자료로는 다양한 환자결과에 대한 분석이 불가능하다. 백내장수술, 고관절수술, 무릎수술 등 2군데 이상의 신체부위에 대해 일정한 기간을 가지고 수술을 한 경우 동일한 부위에 대한 재수술인지, 반대편 부위의 새로운 수술인지에 대해 파악이 불가능하다. 그러므로 환자에게 제공된 의료서비스의 중요한 부분을 놓치고 있어 환자의 예후와 결과에 대한 분석에 어려움을 겪게 된다. 또한 노인간호에서 중요한 노인환자의 낙상 정보 등도 입력되지 않아 다양한 환자 관련 임상정보를 확보할 수 있도록 설계될 필요가 있다.

3) 정보기술을 이용한 간호수가개발

의료기관에서 입력한 의료데이터는 간호행위와 환자 의료결과의 영향을 파악하는 중요한 자원이 된다. 예를 들면, 환자의 체위변경은 환자의 욕창을 예방하고 있음을 확인하는 자료원이 될 수 있다. 이러한 간호서비스 행위가 간호정보이며, 간호서비스 데이터 수집은 간호서비스가 의미 있는 환자결과로 연결되는 근거생성을 위해 중요하다. 따라서 간호사들은 간호서비스 데이터가 유용한 정보가 되기 위해서 표준화된 용어를 사용하여 정확한 간호행위에 대한 정보를 매번 빠짐없이 입력해야 한다.

의료서비스는 요양급여비용 청구방법에 따라 건강보험심사평가원에 비용 심사를 의뢰하게 된다. 이러한 자료의 축적은 의료기관별, 환자별 진료 행위의 빅데이터 분석을 가능하게 한다. 그러나 현재 간호서비스 EDI코드가 없어 건강보험심사평가원에 입력되지 않고 있다. 그래서 간호과정과 간호결과에 대한 유의미한 결과를 얻을 수 없는 한계가 있다. 따라서 의료기관에서 행하고 있는 간호사들의 행위가 건강보험심사평가원 청구자료에 입력되어야 하고, 그러한 행위 결과가 의료의 결과에 영향을 미친다는 연구결과를 도출할 수 있다면, 간호행위코드에 따른 간호수가 신설이 가능할 것이다. 간호서비스에 대한 EDI수가코드 개발, 간호서비스 관련 데이터를 표현한 데이터베이스, 간호데이터 통계분석 및 빅데이터 분석적용 및 방법개발 등은 임상에 근거한 간호연구를 촉진하고 간호학문의 발전을 위해서 꾸준히 지속될 필요가 있다.

참고문헌

김문실 외(2018). 알기쉬운 간호연구방법론. 학지사메디컬.

http://www.pubmed.com

http://www.EBSCOhost/CINAHL.com

http://www.Cochrane library.com

https://www.apa.org/pubs/databases/psycinfo/

http://google.scholar.com

Denise F. P., & Cheryl, T. B.(2015). Nursing Research. Generating and Assessing Evidence for Nursing Practice. 9th Ed. Lippincott. USA.

CHAPTER 11

의료빅데이터 분석과 활용

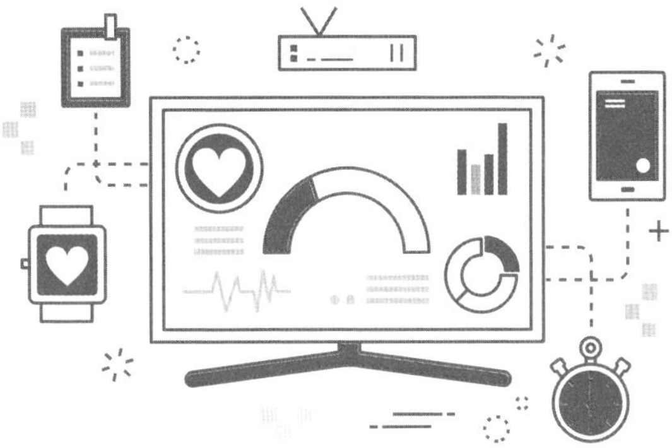

학습목표

1. 빅데이터 분석의 개념을 이해한다.
2. 패널자료의 종류와 분석과정을 이해한다.
3. 인공신경망, 의사결정나무 등 데이터마이닝 분석과정을 이해한다.
4. 베이지안 네트워크, 시스템다이내믹스 등 모델링과정을 이해한다.
5. 의료빅데이터 분석을 실제에 활용한다.

핵심용어

- **빅데이터**(Big data): 기존 데이터보다 매우 방대하여 기존의 방법이나 도구로 수집 · 저장 · 분석 등이 어려운 정형 및 비정형 데이터
- **빅데이터 분석**(Big data analysis): 소셜 빅데이터, 실시간 사물 지능통신센서 데이터, 기업 고객관계 데이터 등 곳곳에 존재하는 다양한 성격의 빅데이터를 효과적으로 분석하는 것
- **패널자료 분석**(panel data analysis): 시간이 지남에 따라 동일한 표본을 반복적으로 추적 · 조사하여 데이터를 얻는 조사자료를 이용해 2차분석하는 것
- **데이터마이닝**(data mining): 대용량의 데이터로부터 이들 데이터 내에 존재하는 관계, 패턴, 규칙 등을 탐색하고 찾아내어 모형화함으로써 유용한 지식을 추출하는 과정
- **인공신경망 분석**(artificial neural network analysis): 인간 두뇌의 신경해부학적 사실을 모사하여 구현한 계산모델로 데이터의 반복적인 학습과정을 거쳐 패턴을 찾아내고, 이를 일반화하는 인공지능 기법
- **의사결정나무 분석**(decision tree analysis): 의사결정규칙을 나무구조로 도표화하여 분류와 예측을 수행하는 분석방법
- **시스템다이내믹스 모델링**(system dynamics modeling): 피드백 메커니즘을 사용하여 시스템 변수들 간의 순환적 인과관계를 나타내는 동태적 모델을 구축하는 체계화된 시스템 분석방법
- **베이지안 네트워크 모델링**(bayesian network modeling): 불확실한 상황에서 의사결정을 하기 위해 패턴을 인식, 분류해 내기 위한 계층적 모델링 접근법이며, 확률추론을 사용한 인공지능 방법

1 의료빅데이터 분석

1) 빅데이터 분석 개념

빅데이터란, 기존 데이터보다 매우 방대하여 기존의 방법이나 도구로는 데이터 수집, 저장, 분석 등이 어려운 정형 및 비정형 데이터를 의미한다. 1분 동안 생성되는 데이터의 양은 구글에서는 200만 건의 검색, 유튜브에서는 72시간의 비디오, 트위터에서는 27만 건의 트윗 정도로 방대하다(그림 11-1). 세계적인 컨설팅 기관

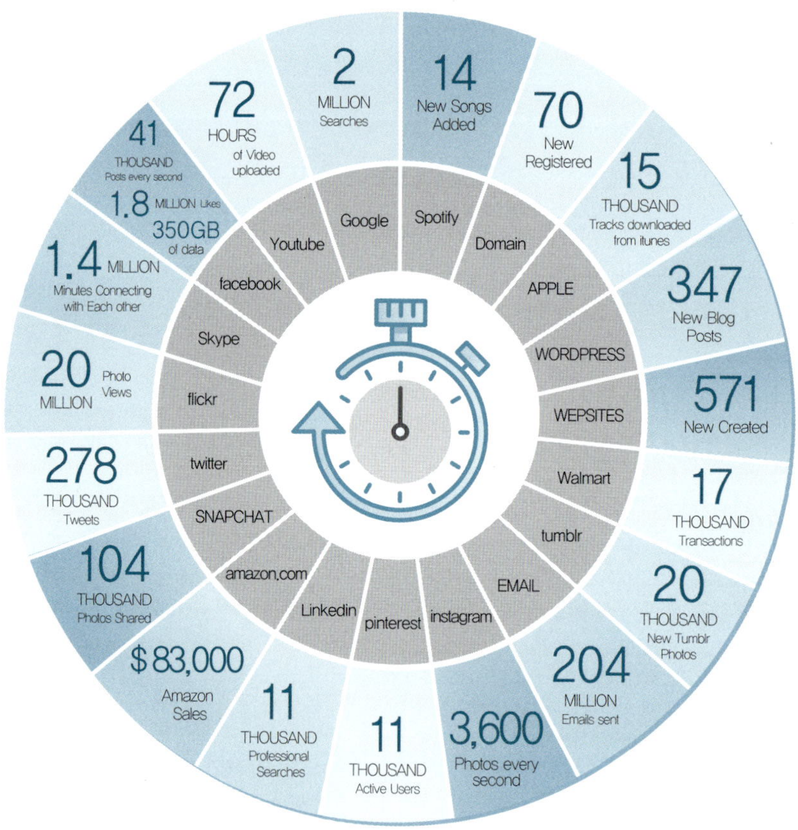

그림 11-1 1분 동안 생성되는 데이터의 양

인 메킨지는 빅데이터를 기존 데이터베이스 관리도구의 데이터 수집, 저장, 관리, 분석하는 역량을 넘어서는 규모로서 그 정의는 주관적이며 앞으로도 계속 변화될 것이라고 언급하고 있다. 어떤 그룹에서는 빅데이터를 테라바이트 이상의 데이터라고 정의하기도 하며, 대용량 데이터를 처리하는 아키텍처라고 정의하기도 한다.

빅데이터의 특징으로는 크기(volume), 속도(velocity), 다양성(variety)을 들 수 있다. 크기는 일반적으로 수십 테라바이트 혹은 수십 페타바이트 이상 규모의 데이터 속성을 의미한다. 속도는 대용량의 데이터를 빠르게 처리하고 분석할 수 있는 정도이다. 융복합 환경에서 디지털 데이터는 매우 빠른 속도로 생산되므로 이를 실시간으로 저장, 유통, 수집, 분석처리가 가능하다. 다양성은 숫자, 텍스트, 이미지, 동영상 등 다양한 종류의 데이터를 의미하며 정형화의 종류에 따라 정형 · 반정형 · 비정형 데이터로 분류할 수 있다(표 11-1).

빅데이터는 저장된 자체로는 크게 효용성이 없으나, 적절한 방식으로 분석되기만 하면 그 결과는 어마어마한 가치를 지닐 수 있다. 빅데이터 분석이란, 소셜 빅데이터, 실시간 사물지능통신(machine to machine, M2M) 센서 데이터, 기업 고

표 11-1 | 데이터와 빅데이터의 차이

구분	데이터	빅데이터
자료형태	• 정형화된 수치자료 중심	• 비정형의 다양한 데이터 • 문자 데이터(SMS, 검색어) • 영상 데이터(CCTV, 동영상) • 위치 데이터
하드웨어	• 고가의 저장장치 • 데이터베이스 • 데이터웨어하우스(data-warehouse)	• 클라우드 컴퓨팅 등 비용효율적인 장비 활용 가능
소프트웨어/분석 방법	• 관계형 데이터베이스(RDBMS) • 통계패키지(SAS, SPSS) • 데이터 마이닝(data mining) • machine learning, knowledge discovery	• 오픈소스 형태의 무료 소프트웨어 • Hadoop, NoSQL • 오픈 소스 통계솔루션(R) • 텍스트 마이닝(text mining) • 온라인 버즈 분석(opinion mining) • 감성 분석(sentiment analysis)

객관계 데이터 등 곳곳에 존재하는 다양한 성격의 빅데이터를 효과적으로 분석하는 것을 말한다.

빅데이터를 분석하기 위해서는 빅데이터 플랫폼이 필요하다. 빅데이터 플랫폼을 이용하면 빅데이터의 수집, 저장, 처리 및 관리에 용이할 수 있다. 즉, 빅데이터 플랫폼은 빅데이터를 분석하거나 활용하는 데 필요한 필수 인프라(infrastructure)인 셈이다. 빅데이터 플랫폼은 빅데이터라는 원석을 발굴하고, 보관, 가공하는 일련의 과정을 통합적으로 제공해야 한다. 이러한 안정적 기반 위에서 전처리된 데이터를 분석하고, 이를 다시 각종 업무에 맞게 가공하여 활용한다면, 사용자가 원하는 가치를 정확하게 얻을 수 있을 것이다.

빅데이터 분석을 활용한 사례로는 2014년 월드컵과 2016년 올림픽을 준비하는 과정을 들 수 있다. 당시, 리우데자네이루는 지능형운영센터(Intelligent Operations Center, IOC)를 통해 도시 관리와 긴급 대응 시스템을 설치하였다. IBM의 분석 솔루션이 적용된 지능형운영센터에는 교통, 전력, 홍수, 산사태 등의 자연재해와 수자원 등을 통합·관리할 수 있는 체계가 갖추어졌다. IBM이 제공한 고해상도 날씨 예측 시스템은 날씨와 관련한 방대한 데이터를 분석하여 48시간 이전에 폭우를 예측하였다. 싱가포르는 차량의 기하급수적인 증가로 인한 교통체증을 줄이기 위해 교통량 예측 시스템을 도입하였는데, 이 시스템을 통해 85% 이상의 정확성으로 교통량을 측정하고 있다.

인공지능기술은 빅데이터 분석을 통해 새로운 패턴, 지식을 발견함으로써 경제적 가치를 창출하는데 막강한 힘을 발휘한다. 기계가 빅데이터의 패턴을 읽어 들여 스스로 학습해가는 자가학습을 거치는 과정을 인공지능으로 볼 수 있는데, 이세돌 9단과 겨루었던 알파고가 그 예이다.

의료빅데이터 분석 사례로는 가천대학교 길병원에서 IBM사에서 제작한 왓슨을 이용해 성공적인 인공지능의사 진료사례를 선보였다. 구글에서도 인공지능의사 개발에 막대한 연구를 시행하고 있으며, 현재까지 안과의사, 죽음 예측모델 등을 개발하여 임상현장에서 활용하고 있다.

2) 빅데이터 분석 방법

(1) 패널데이터 분석

패널조사란, 시간이 지남에 따라 동일한 표본을 반복적으로 추적 · 조사하여 데이터를 얻는 조사를 말한다. 패널데이터 수집은 횡단면 조사의 회상(recall)데이터보다 더 정확한 자료수집이 가능하며, 변화의 총량 분석, 개인 수준의 평균 변화분석, 개인 수준의 안정성 혹은 불안정성 분석, 빈도, 지속기간 등의 시간 관련 지표 분석에 용이하다는 장점이 있다. 그러나 패널이 이전조사에 참여했던 경험으로 응답자가 미리 물어볼 질문에 대해 이미 알고 있다면, 응답 결과에 영향을 받을 수 있다. 또한 장기간의 패널데이터 수집과정에서 일정 시점에서 무응답으로 인해 발생하게 되는 결손자료는 분석결과에 상당한 영향을 미친다. 이 밖에도 초기패널을 유지하기 위한 비용이 많이 든다는 단점이 있다. 그러나 표본설계에 의한 횡단면적 조사 특성과 시간 경과에 의한 종단면적 특성을 모두 가지고 있어, 다양한 방법으로 장기 추세 분석에 용이하다.

우리나라에서 조사하는 주요패널은 다양하다(표 11-2). 그중에서 보건이나

표 11-2 | 우리나라의 주요 패널조사

패널조사명	작성기관	시작 연도
한국노동패널조사	한국노동연구원	1998
국민 노후보장패널조사	국민연금관리공단	2005
고령화연구패널조사	한국고용정보원	2006
한국복지패널조사	한국보건사회연구원	2006
여성인력패널조사: 여성관리자패널조사	한국여성정책연구원	2007
한국아동패널조사	육아정책개발센터	2008
한국의료패널조사	한국보건사회연구원	2008
한국아동청소년패널조사	한국청소년정책연구원	2010
산재보험패널조사	근로복지공단	2013

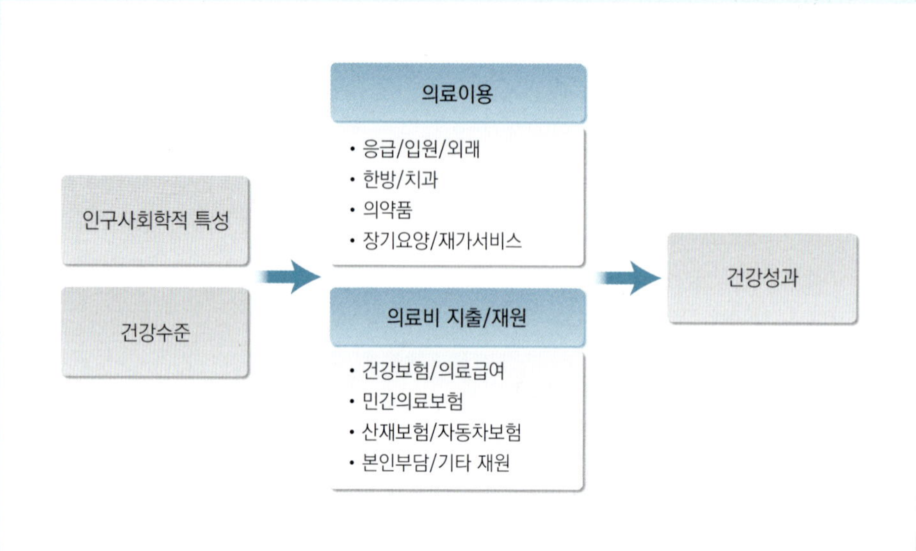

그림 11-2 한국의료패널의 기본조사틀

출처: 서재희(2017). 한국의료패널조사원 교육자료집.

간호와 관련된 내용을 포함한 패널로는 한국의료패널, 고령화연구패널, 한국복지패널, 한국노동패널, 여성인력패널 등이 있으며, 최근에는 다양한 패널조사 자료를 이용하여 2차 분석한 간호학적 연구결과가 많아지고 있다.

한국의료패널은 제주도 및 도서 지역을 제외한 전국의 일반 8,000가구의 18,130명(2017년 기준)을 대상으로 2008년부터 매년 조사해 오고 있으며, 의료이용 형태와 의료비 지출 규모에 관한 정보, 그에 영향을 미치는 요인에 관한 정보를 포함하고 있다. 한국의료패널은 기본적으로 인구 사회학적 특성과 건강 수준에 대한 기초자료를 수집하며 의료기관 방문, 의약품 이용, 장기요양서비스 등의 의료이용정보와 건강보험, 산재보험, 민간의료보험을 비롯한 의료비 지출 재원 자료를 조사함으로써 의료서비스 이용이 건강성과에 어떻게 귀결되는지를 분석하는 조사틀로 사용된다(그림 11-2).

기본조사표 주요 조사내용은 표 11-3에 제시하였다.

표 11-3 | 기본조사표 주요 조사내용

구분		주요 조사내용
1	가구원 변동사항	가구 구성원 확인, 가구원 변동유무(복귀 가구원, 사망 가구원, 분가 가구원)
2	가구 일반사항	가구원수, 세대구성, 급여종류(기초생활보장제도), 다문화가구
3	가구원 일반사항(I, II)	가구주와의 관계, 성별, 결혼상태, 교육수준, 학력, 가족형태 진료내역서 확인, 의료급여 수급 여부, 의료보장 형태, 장애 유무, 사회 보험 가입 여부, 개인연금 가입 여부
4	경제활동상태	경제활동 유무, 일자리 유형, 종업원 유무, 근무형태, 고용관계, 근로계약관계
5	임신 및 출산	임신주수, 신생아 건강상태, 모유수유 기간, 산전 진찰, 출산 형태, 출산 장소, 산후조리원 이용, 산모/신생아 건강관리지원사업
6	의료관련 지출	일반의약품 지출(약국, 한약방), 건강보조/기능식품, 의료기기 등
7	가구소득 및 지출	근로/부동산/금융/연금소득, 정부/민간 보조금, 월 저축액, 월 생활비
8	부채 및 자산	부채총액, 부채에 따른 이자액, 자산(부동산, 금융) 조사
9	주거	주택소유 여부, 전세 · 월세 보증금, 주거형태
10	만성질환 관리	만성질환 유무, 의사진단 여부, 의료이용 여부, 의약품 복용 여부 및 이유, 복약 순응도, 부작용, 약물만족도, 월평균 약값(가계 부담 정도)

(2) 인공신경망

데이터마이닝은 대용량의 데이터로부터 이들 데이터 내에 존재하는 관계, 패턴, 규칙 등을 탐색하고 찾아내어 모형화함으로써 유용한 지식을 추출하는 과정이다. 데이터마이닝을 이용한 의사결정방법 중 의료 및 보건분야에서 가장 많이 사용되는 것은 인공신경망, 의사결정나무, 사례기반 추론 등이 있다.

그 중에서 인공신경망(artificial neural network, ANN)은 인간 두뇌의 신경해부학적 사실을 모사하여 신경세포인 뉴런의 작동방식을 컴퓨터상에 구현한 하나의 계산모델을 말한다. 인공신경망은 데이터의 반복적인 학습과정을 거쳐 패턴을 찾아내고, 이를 일반화하는 인공지능기법으로 축적된 자료의 입력변수와 출력변수를 설정하고, 변수 간의 결합 관계를 추출하여 패턴 인식, 분류,

예측 등의 기능을 수행한다. 인공신경망 모형 구조는 다중 퍼셉트론으로 이루어져 있으며, 이의 학습을 위해 주로 시그모이드를 비선형함수로 갖는 역전파(backpropagation) 학습 알고리즘 방법을 많이 사용한다(그림 11-3). 즉, 네트워크 모형설계는 입력층, 은닉층, 출력층으로 이루어지는데, 은닉층이 존재한

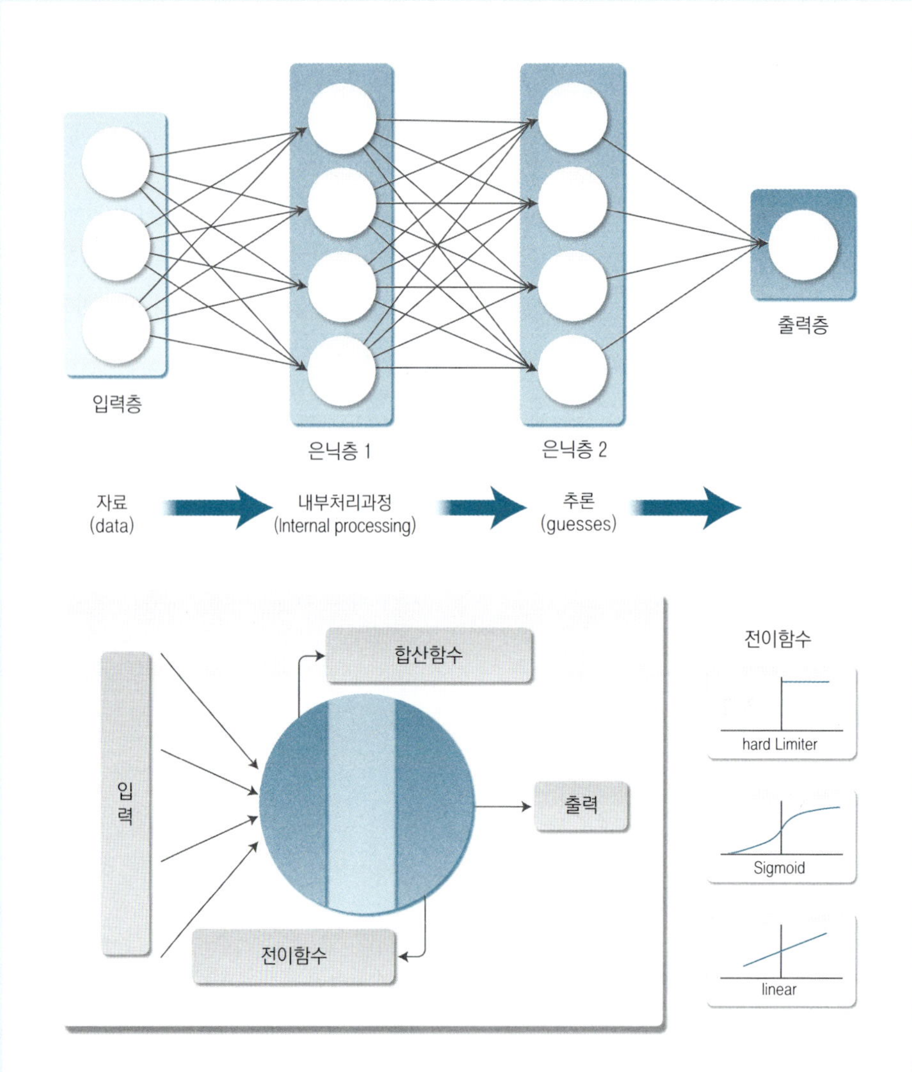

그림 11-3 인공신경망 구조

다는 것이 다중회귀분석모형과 차이가 있으며, 은닉층에서 선택된 전이함수의 계산을 통해 비선형적인 패턴을 학습하는 것을 가능하게 한다. 그러나 인공신경망 분석은 입출력 변수 간의 중간계산 과정을 알 수 없으므로 연관 관계에 대한 설명이 어려운 'Black Box'라는 단점을 가지고 있다.

(3) 의사결정나무

의사결정나무(decision tree, DT)는 의사결정규칙을 나무구조로 도표화하여 분류와 예측을 수행하는 분석방법으로, 예측의 과정이 나무구조에 의한 추론규칙에 따라 표현된다(그림 11-4). 의사결정나무의 알고리즘은 CHAID, CART, C 4.5, C 5.0 등이 개발되어 있다. 의사결정나무는 이해하기 쉬운 규칙을 생성하며, 분류예측에 유용하고, 연속형 및 범주형 변수 모두 취급할 수 있다. 그러나 연속형 변수 값을 예측할 때 적당하지 않으며, 시계열 분석 시 어려움이 있고, 덜 안정적이라는 단점이 있다.

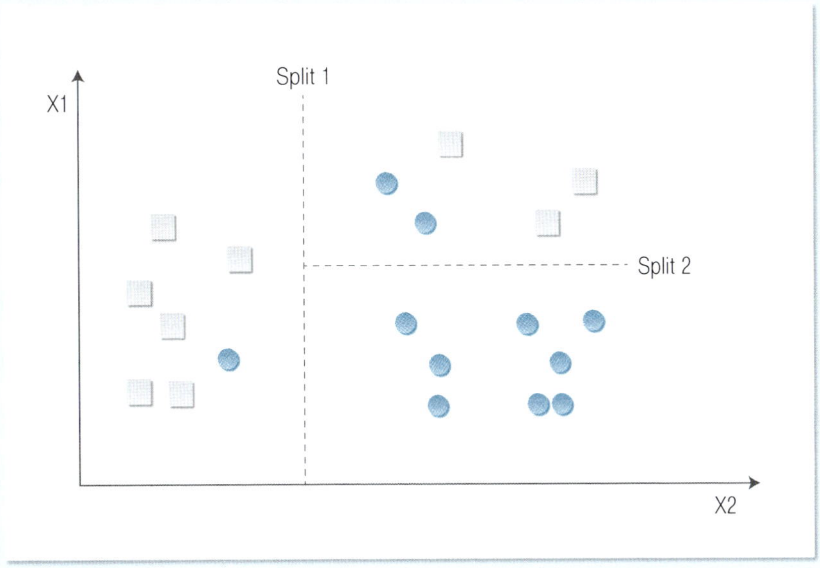

그림 11-4 의사결정나무

(4) 시스템다이내믹스

① 시스템다이내믹스의 개념

시스템다이내믹스(system dynamics, SD)는 체계화된 시스템 분석 및 설계 방법론으로 피드백 메커니즘을 사용하여 시스템 변수들 간의 순환적 인과관계를 나타내는 동태적 모델을 구축하는 것이다. 시스템다이내믹스 방법론은 시스템 구성요소들이 시간의 경과에 따라 서로 간의 피드백을 통해 달라지는 동태적 변화를 파악한다. 이때 피드백 구조(feedback structure)란, 변수들 간의 인과관계가 상호 연결되어 하나의 폐쇄회로를 형성하는 것을 의미한다. 즉, 각종 정책과 관련된 각종 변수들 간에 존재하는 피드백 구조를 발견함으로써, 정책의 성공과 실패의 원인을 구조적인 측면에서 이해하고 정책 처방을 내리는 것이다. 또한 시스템다이내믹스는 분석적 사고와 통합적 사고의 조화를 강조하는 것으로 시스템을 구성하는 부분을 분석하고 차례로 부분들을 연결함으로써 시스템 전체를 이해하려는 특성을 갖고 있다.

② 시스템다이내믹스 모델링 방법

시스템다이내믹스는 폐쇄고리(closed loop)를 통해 사회현상의 여러 시스템을 이해하는 것으로, 여러 개의 인과관계가 하나의 폐쇄된 원(피드백 루프, feedback loop)을 형성한다. 인과지도(casual map) 혹은 인과순환 지도(casual loop diagram)는 화살표의 기점과 종점을 원인이 되는 변수와 영향을 받는 변수로 하는 인과관계의 방향으로 표시한다. Positive(+)나 negative(−) 부호를 사용하여 positive(+) 부호는 두 요인이 같은 방향으로 변화하는 것이고 negative(−) 부호는 두 요인이 반대의 방향으로 변화하는 것을 의미한다(그림 11-5).

Vensim 등의 프로그램을 이용하여 시스템다이내믹스를 모델링할 수 있다. 먼저, 시스템 내의 인과지도를 분석하고 모델링과정을 통해 stock/flow 다이어그램을 그린 후 데이터값을 입력하고, 시뮬레이션 과정을 통해 다양한 결과현상을 해석하여 제시한다.

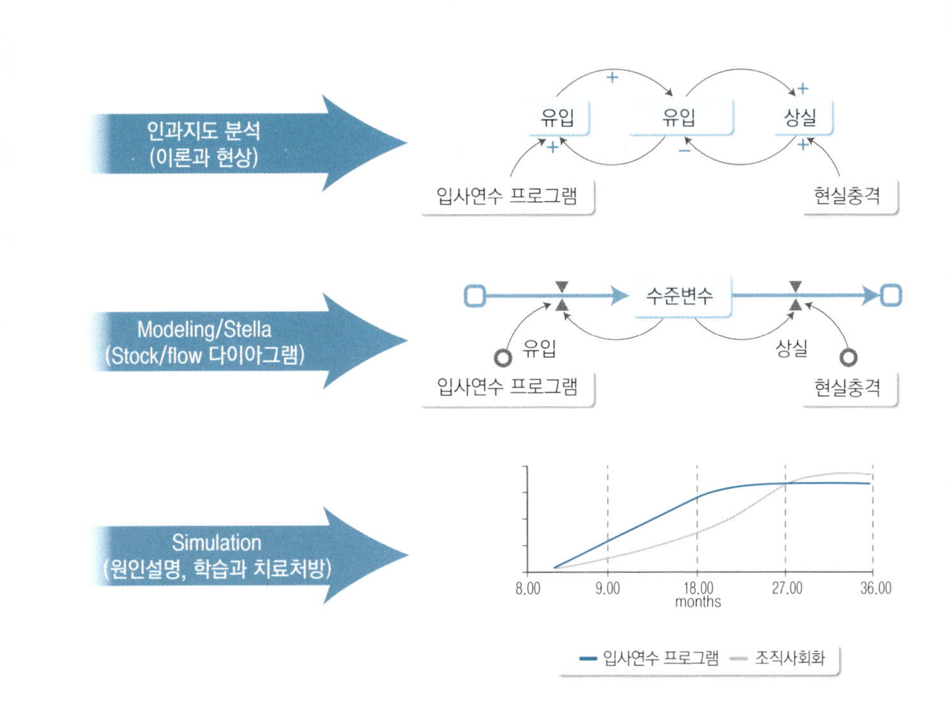

그림 11-5 시스템다이내믹스 분석과정

출처: 최순옥(2005). 시스템다이내믹스를 이용한 신규간호사의 조직사회화과정 모델 개발. 대한간호학회지, 제35권 제2호.

③ 간호학에서의 시스템다이내믹스 방법의 적용사례

최근, 간호학 연구에서 시스템다이내믹스의 활용이 점점 증가하고 있다. 특히, 간호학은 각 변수들이 일방향으로 영향을 미치는 것이 아니라 상호작용하는 양방향적인 특성을 가지며, 역동적인 변화의 형태를 보이는 비선형적인 특성을 지닌다. 따라서 정치 · 경제 · 인구 사회학적인 측면에서 많은 연구가 진행된다. 국외의 경우 간호학에서 시스템다이내믹스를 이용한 연구는 유방암 검진에 관한 SD모델 개발, 노인간호연구, 흡연 조절환경, 병원간호사의 근무교대에 관한 연구 등에서 많이 이루어지고 있다.

「비만인의 에너지 균형 모델 개발」(이순희, 2003), 「시스템다이내믹스를 이용한 신규간호사의 조직사회화과정 모델 개발」(최순옥, 2005)을 비롯하여 「간호인력 추정모델개발」(김문실 · 권경자, 2005), 「간호사의 전원상담 효과 예측을 위한 시스템다이내믹스 모델 개발 및 분석사례」(변혜민 · 윤은경, 2018) 등 그 적용 폭이 다양해지고 있다(그림 11-6, 그림 11-7).

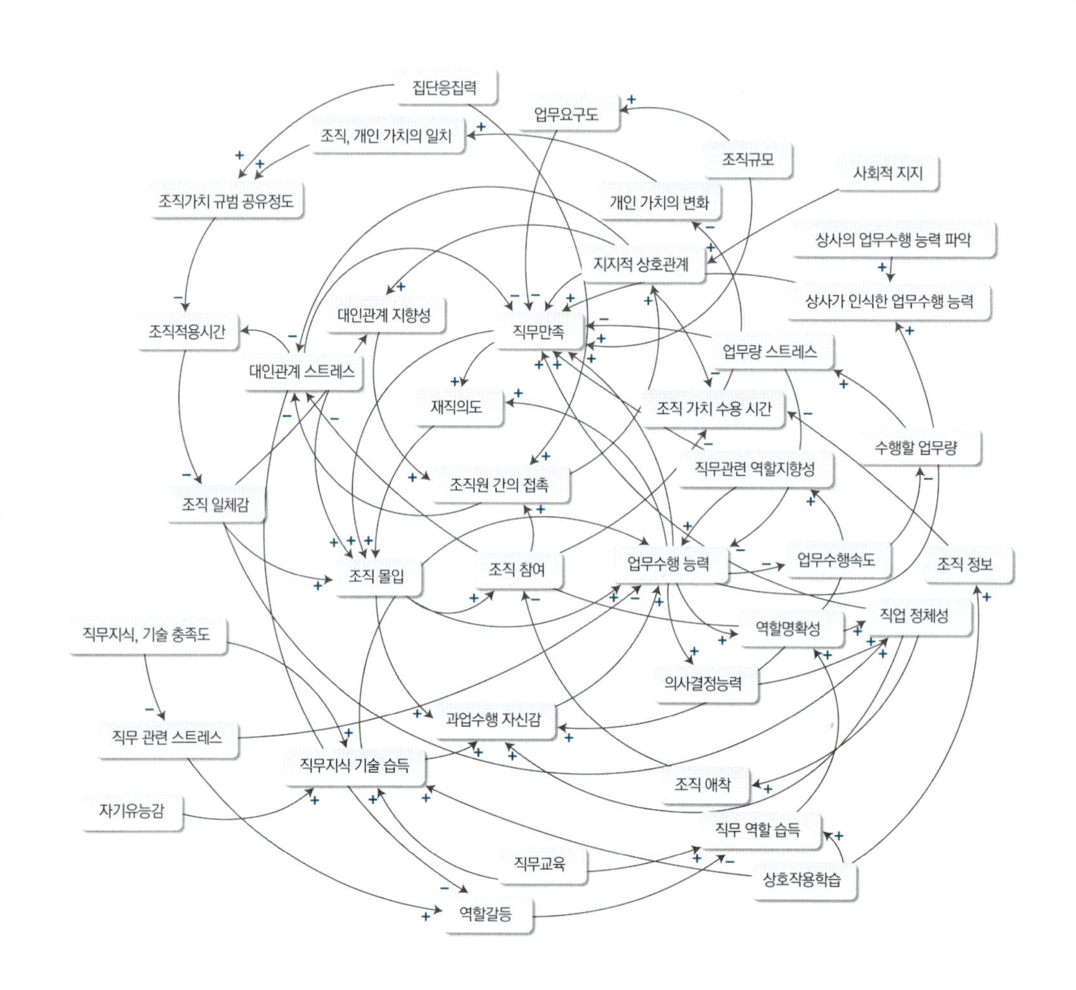

그림 11-6 인과지도의 실례(Causal map of new nurse's organizational socialization process)

출처: 최순옥(2005). 시스템다이내믹스를 이용한 신규간호사의 조직사회화과정 모델 개발. 대한간호학회지, 제35권 제2호.

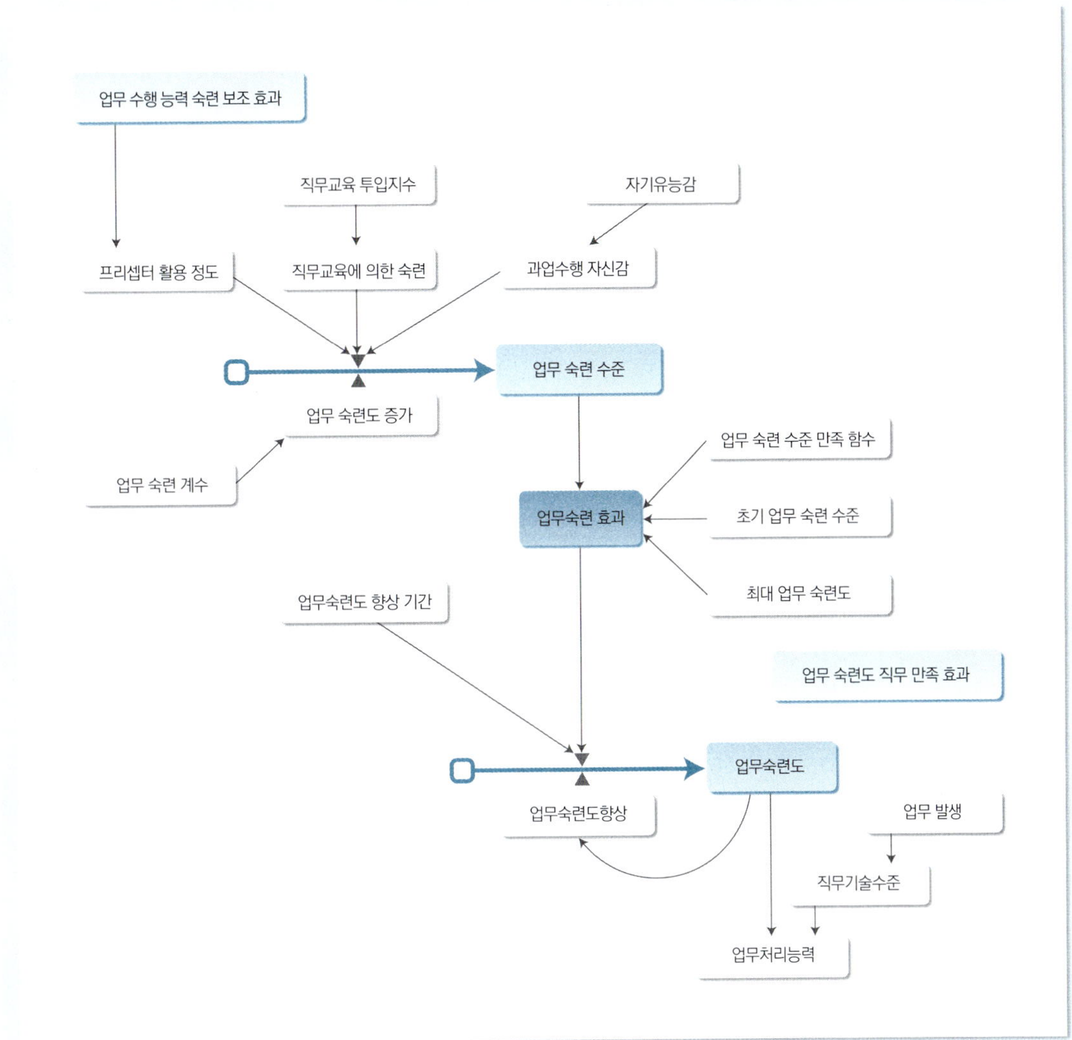

그림 11-7 변수 중 업무숙련도의 Stock & Flow

출처: 최순옥(2005). 시스템다이내믹스를 이용한 신규간호사의 조직사회화과정 모델 개발. 대한간호학회지, 제35권 제2호.

(5) 베이지안 네트워크

① 베이지안 네트워크의 개념

베이지안 네트워크(bayesian belief network, BBN)는 통계학자 Wright가 농산물 부족을 분석함으로써 1921년에 최초로 소개되었으며, 불확실한 상황에서 의사결정을 하기 위해 패턴을 인식하고 분류해 내기 위한 계층적 모델링 접근법이며, 확률추론을 사용한 인공지능 방법이다. 또한 베이지안 네트워크는 방향성이 있는 비순환 그래프(directed acyclic graph, DACG)로, 불확실한 추론적 문제를 변수 간의 확률적 관계로 부호화하며, 주로 진단, 예측 등 실제 문제해결을 위해 자주 사용된다.

베이지안 네트워크에서는 상호배타적인 집합 상태의 확률변수를 사용하며, 이산형, 한정적이거나 셀 수 있는 상태이거나 또는 연속형인 변수를 모두 사용할 수 있어 매우 유연하게 변수를 선택할 수 있다. 베이지안 네트워크는 변수 간의 관계를 보여주는 연결 노드를 화살표로 표시하며 변수를 표현하는 노드는 원인-결과 구조를 묘사한다. 노드와 화살표로 연결된 그래프에 의해 경험적 지식을 질적으로 표현하며, 이들 변수 간의 결합확률분포는 양적으로 표현하고 있다. 예를 들어, 충수돌기염이라는 사건(A)이 발생했을 때 38℃ 이상의 고열이라는 증상(B사건)과 통증이라는 증상(C사건)이 야기될 수 있다, 이러한 원인 · 결과구조를 그림으로 묘사하면 그림 11-8과 같다. 이 변수 간의 결합확률은 충수돌기염이 있을 때 38℃ 이상의 고열이 발생할 조건부확률 P(B | A)와 충수돌기염이 있을 때 통증이 발생할 확률 P(C | A)를 의미한다. 이 표현은 일련의 조건부 확률분포[P(A|B), A사건이 발생했을때 B사건이 일어날 확률]로 구성되어 있으며, 이로부터 확대된 결합확률을 구성하도록 되어 있다(Box 11-1). 그림 11-8의 사례에서 결합확률

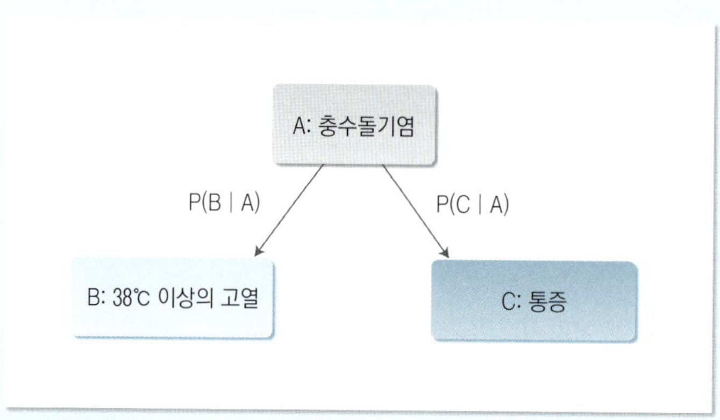

그림 11-8 베이지안 네트워크 모델

Box 11-1 베이지안 네트워크의 구성요소

베이지안 네트워크는 다음과 같은 구성요소를 포함하고 있다.

- 일련의 확률변수와 변수 간을 연결하는 방향 화살표가 연결되어야 한다.
- 각 변수는 상호배타적 상태의 집합체여야 한다.
- 각 변수들은 인과관계와 방향성이 있는 비순환 그래프를 형성한다.
- 변수 A는 B1…Bn의 부모 노드를 가지고 있으며, P(A|B1…Bn)에 해당하는 경우의 확률 테이블이 결합되어 있다.

값을 이용하면 응급실에 내원한 환자가 38℃ 이상의 고열과 복부통증증상을 보였을때 충수돌기염이라는 진단을 내릴 수 있는 확률을 추정할 수 있다.

② 베이지안 네트워크 모델링방법

베이지안 네트워크를 이용하여 모델링하기 위해서는 사전확률, 조건부확률, 결합확률분포를 알아야 한다. 사전확률(선험적 확률)이란, 다른 정보(증거)가 유용하지 않은 상황에서 A라는 한 사건이 발생할 확률을 말하며, P(A)

표 11-4 | 베이지안 모델링 실행단계

구분	단계별 과정
1단계	확률변수를 선택한다.
2단계	인과관계에 대한 도해로 모델을 완성한다(모델링)
3단계	관측값, 조건부 결합확률표를 작성한다.
4단계	프로그램을 실행한다.
5단계	시뮬레이션을 한다.
6단계	모델의 타당성을 확인한다(전문가집단 및 선행연구결과 종합).
7단계	민감도를 분석한다(모델에서 사용한 확률값에 대한 민감성 확인).
8단계	시나리오별 시뮬레이션 후 예측결과를 도출한다.
9단계	논의를 통해 최적의 대안을 제시한다.

로 표현한다. 조건부확률은 한 번 이상의 새로운 정보(증거)가 발생했을 때, 즉, B라는 사건이 발생했을 경우에 A라는 사건이 발생할 확률을 의미하며 P(A|B)로 표현한다. 결합확률분포란, 확률변수의 모든 서로 다른 값을 결합하였을 때의 확률값을 의미한다. 베이지안 네트워크에 포함되는 확률값은 해당 영역의 전문가가 사건의 발생에 대해 지니고 있는 경험(신념)을 이용하거나 데이터베이스가 존재하거나 양적 자료수집이 가능하다면, 데이터 학습 알고리즘이나 통계적 절차에 의해 얻을 수 있으며 또는 그 두 가지의 결합으로 이용할 수 있다(표 11-4).

③ 베이지안 네트워크의 우수성

베이지안 네트워크는 문제를 명확히 이해할 수 있으나 전문가의 지식을 획득하기 어려울 때, 문제가 명확히 이해되지는 않으나 업데이트하기 위한 사건의 지속적 수집이 가능할 때, 매우 큰 불확실성이 포함될 때 유용하다. 기존에 모델 검증을 위해 사용되던 회귀분석, 구조방정식 모형 등의 통계분석

표 11-5 | 베이지안 네트워크와 통계분석법의 특성비교

모델검증	회귀분석(Regression)	구조방정식모형(SEM)	베이지안 네트워크(BBN)
변수의 특성	• 연속형 변수	• 연속형 변수(공변량 추출)	• 확률변수(연속형 및 이산형 변수 모두 가능)
가정	• 독립/종속변수가 선형관계 • 잔차의 정규분포와 동분산성 • 독립변수가 다중공선성과 상호작용효과가 없어야 함	• 회귀분석과 동일	• 비선형관계를 가정하므로 모델 구성에서 자유로움
모형의 적합도	• 회귀모델의 F값, 유의확률, R^2	• GFI, CFI, RMSEA, TLI	• 모델이 제시한 확률값
모델 추론능력	• 회귀방정식을 이용한 미래의 실제값 예측가능 • 진단은 불가능	• 잠재변수 간의 관련성 파악이 목적이므로 예측과 진단 모두 불가능	• 미래 변화에 대해 확률값을 제시해 줌으로써 예측 가능 • 현재 상태에 대한 진단 가능
모델 해석능력	• 이론적 설명, 관리중재적 설명이 미약	• 이론적 설명은 가장 뛰어남, 관리중재 설명은 미약	• 이론적 설명은 중간, 관리중재 설명은 강함

표 11-6 | 베이지안 네트워크와 데이터마이닝의 특성 비교

인공신경망(ANN)	의사결정나무(DT)	베이지안 네트워크(BBN)
• 인간두뇌의 신경해부학적 사실을 모사하여 컴퓨터에 구성한 계산모델 • 데이터의 반복학습으로 패턴을 찾아냄 • 입력층-은닉층-출력층으로 구성 • 입출력 변수 간의 중간계산 과정을 알 수 없음	• 의사결정규칙을 나무구조로 도표화 • 분류와 예측이 목적 • 이산형 변수 취급 시 유리 • 연속형 변수값 예측 시 적당하지 않음 • 시계열분석 시 어려움 • 덜 안정적	• 그래프적인 도해 사용으로 알고리즘을 이해하기 쉬움 • 변수들 간의 결합확률을 모두 알 수 있어 모델에 대한 이해와 설명이 가능 • 변수 간의 의존성을 결합확률로 계산하므로 결측자료가 있어도 모델을 다룰 수 있음 • 표본의 크기에 영향을 받지 않음 • 이산과 연속형 변수 모두 사용 가능

출처: 김지현(2006). 베이지안 네트워크를 이용한 유료노인요양시설의 경영성과 예측모델 개발. 이화여자대학교 박사학위논문.

법과 의사결정을 위한 인공신경망, 의사결정나무 등의 데이터마이닝 방법에 비해 문제를 해결하고 예측하며 진단할 때 효과적이다(표 11-5, 표 11-6).

④ 의료 및 간호학 분야에서의 베이지안 네트워크의 적용사례

베이지안 네트워크는 많은 의료전문가 시스템에서 응용되었다. Heckerman 등이 개발한 PATHFINDER는 임파절 질병을 진단하는 데 기여하였고, Pradhan(1994) 등은 내과 질병 진단을 위한 모델로 CPCSBN을 개발하였다. 말기 신부전 증후군 환자 예측모델 개발(Dimottrov, Perna, Ruggenenti & Remuzzi, 2003), 응급의료서비스 모델링(Acid, Campos, Rodriguez, Rodriguez & Salcedo, 2001), 유방암환자 등 진단시스템, Cytological finding 분류, 두부손상 환자 예후, 비만의 위험요인 결정, 내러티브적 임상보고서에서의 패턴 인식과 같이 의료진단이나 특성 관련수치와 요인을 예측하기 위한 연구가 있다.

Marshall(2001, 2004) 등은 노인병원경영 향상을 위해 노인병원에 입원한 노인환자의 재원일수를 예측하는 모델을 구현하였고, Gorunescu 등(2002)은 입원기간의 유형분포별로 재원기간을 모델링하여 환자가 병원에 도착했을 때 경영에 유리한 최적의 병상 수를 결정하도록 의사결정을 지원하여 비용을 산정할 수 있도록 하였다. 베이지안 방법을 이용할 경우, 다양한 시나리오를 사용하여 각 병동에 입원 병상수를 할당해 볼 수 있다. 이를 통해 간호관리자가 비용 효과적인 case-mix 전략을 규명할 수 있어 유용하게 활용할 수 있다.

HIV 양성 보균자의 재입원율을 연구하기 위해 베이지안 네트워크의 유용성을 탐색하기 위한 연구(Lee, 2003)사례도 있다. 김지현(2006)은 베이지안 네트워크를 이용하여 유료노인요양시설의 경영성과 예측모델을 개발하였는데 BSC(Balaunced Scorecard)의 재무, 고객, 내부 프로세스, 학습과 성장

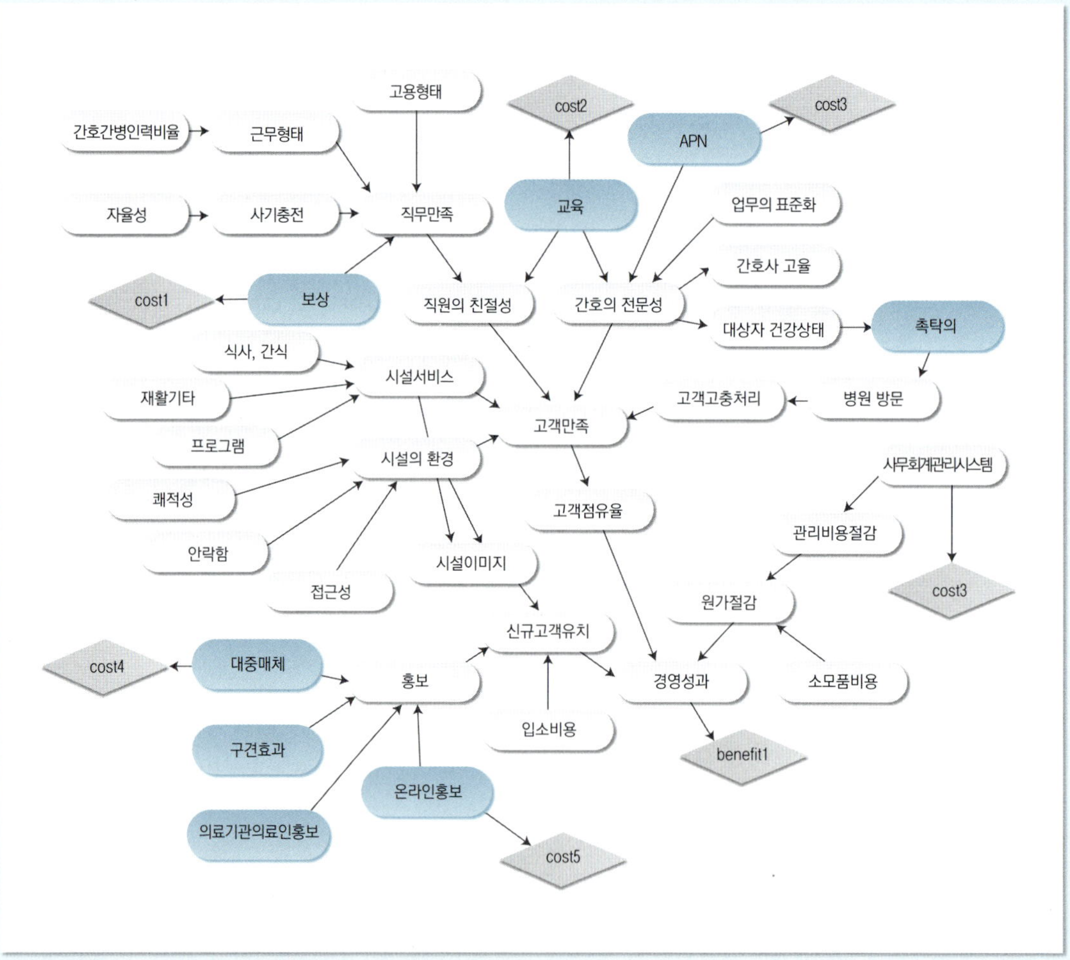

그림 11-9 최종 유료노인요양시설의 경영성과 예측모델

출처: 김지현(2006). 베이지안 네트워크를 이용하여 유료노인요양시설의 경영성과 예측모델을 개발. 이화여자대학교 박사학위논문.

의 4가지 관점을 모듈화하고 타당도를 검증하였다. 또한 저작도구의 시뮬레이션 기능을 이용하여 다양한 조건 시의 경영성과 중재방안을 제시하였다(그림 11-9). 최근에는 가정간호사업소의 경영성과를 모델링한 사례도 있다(노원정, 2015).

3) 의료빅데이터 분석 사례

(1) 의료빅데이터 자료원 확보

① 건강보험심사평가원

건강보험심사평가원(Health Insurance Review and Assessment Service, HIRA)은 보건의료빅데이터개방시스템을 통하여 건강심사보험평가원이 보유한 공공데이터(데이터세트, 오픈 API), 의료빅데이터분석(빅데이터센터), 의료통계분석(질병, 의약품, 의료기관) 등 다양한 서비스를 이용할 수 있도록 서비스를 제공하고 있다.

■ **공공데이터 목록**

공공데이터에는 진료정보, 요양기관정보, 의료영상 판독, 의료기관 평가

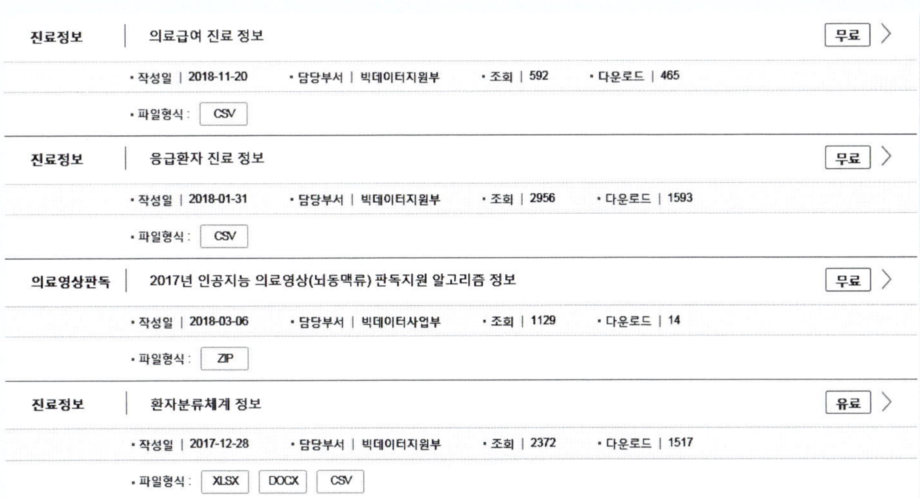
진료정보
의료급여 진료 정보
무료
• 작성일 | 2018-11-20
• 담당부서 | 빅데이터지원부
• 조회 | 592
• 다운로드 | 465
• 파일형식 : CSV
진료정보
응급환자 진료 정보
무료
• 작성일 | 2018-01-31
• 담당부서 | 빅데이터지원부
• 조회 | 2956
• 다운로드 | 1593
• 파일형식 : CSV
의료영상판독
2017년 인공지능 의료영상(뇌동맥류) 판독지원 알고리즘 정보
무료
• 작성일 | 2018-03-06
• 담당부서 | 빅데이터사업부
• 조회 | 1129
• 다운로드 | 14
• 파일형식 : ZIP
진료정보
환자분류체계 정보
유료
• 작성일 | 2017-12-28
• 담당부서 | 빅데이터지원부
• 조회 | 2372
• 다운로드 | 1517
• 파일형식 : XLSX DOCX CSV

그림 11-10 공공데이터 목록

출처: 건강보험심사평가원(https://opendata.hira.or.kr/op/opc/selectOpenDataList.do)

등급 등 다양한 자료를 제공하고 있다. 공공데이터 중 일부는 유료로 제공되고 있다(그림 11-10).

■ **의료빅데이터 신청방법**

의료빅데이터는 건강보험심사평가원의 진료정보와 의료자원 등의 자료를 민간 및 공공 부문의 산·학·연 관계자들에게 방문 또는 원격으로 제공하고 있다. 자료는 건강보험자료 범위 내에서 제공되며 맞춤형 자료제공 시 건강보험심사평가원에서 제공 가능한 형태로 제공하고 있다. 또한 맞춤형 자료제공 시 이용 기간에 따른 비용이 발생된다.

빅데이터를 사용하기 위해서는 먼저 상담신청을 접수해야 한다. 신청정보에는 연구과제의 과제명, 연구목적 등을 입력한다. 다음으로 분석하고자 하는 자료를 접수하고 건강보험심사평가원에서 자료를 제공하면, 원격분석 또는 방문하여 분석을 할 수 있다(그림 11-11).

■ **건강보험심사평가원 의료통계정보 활용**

건강보험심사평가원에서 제공하는 의료통계목록에는 건강보험심사평가원의 주요의료통계, 국가승인통계, 질병/행위별 의료통계, 의약품통계,

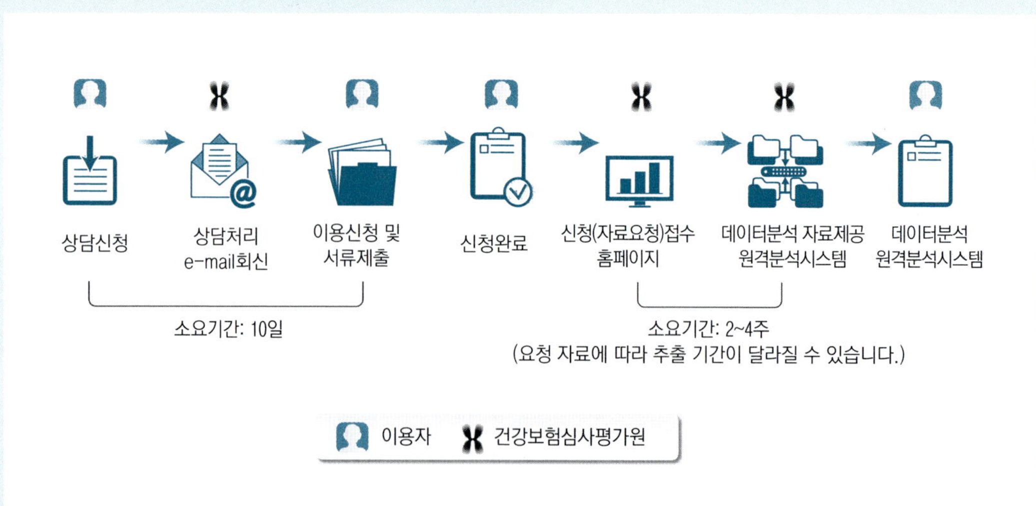

그림 11-11 의료빅데이터 신청 과정

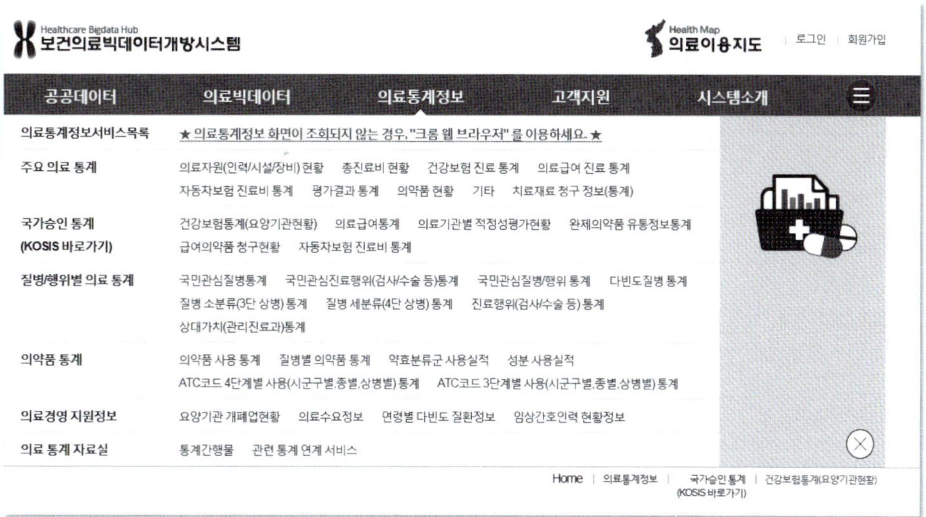

그림 11-12 건강심사보험평가원에서 제공하는 의료통계정보

의료경영지원정보 등이 있다. 건강보험심사평가원 홈페이지를 통해 보건의료빅데이터개방시스템을 접속하여 각종 통계자료를 확보할 수 있다(그림 11-12).

② 국민건강보험 건강보험자료공유서비스

국민건강보험공단은 국민건강정보 자료를 활용한 정책 및 학술연구 등을 지원하기 위하여 건강보험자료공유서비스(national health insurance sharing service, NHISS)를 운영하고 있다. 공단에서 제공되는 데이터베이스는 표본연구 데이터베이스와 맞춤형연구데이터베이스이며 모두 비용이 발생된다. 이 서비스는 공단에서 보유하고 있는 데이터를 표본 추출하여 정책 및 학술연구용으로 만든 것이다. 표본연구데이터베이스에는 표본코호트데이터베이스, 건강검진코호트데이터베이스, 노인코호트데이터베이스, 영유아검진코호트데이터베이스, 직장여성코호트데이터베이스가 있다(표 11-7).

맞춤형연구데이터베이스는 공단이 보유한 건강보험 및 장기요양보험 자료를 연구목적에 따라 추출·분석할 수 있도록 가공해서 제공하는 데이터세트이다.

표 11-7 | 표본연구데이터베이스

구분	표본 수 (천 명)	구축기간	자료건수 (천 건)	내용
표본코호트 데이터베이스	1,025	2002~2015 (14개년)	2,619,397	전 국민을 대표하는 약 100만 명의 표본연구DB(전국민의 2%)
건강검진 코호트 데이터베이스	515	상동	2,087,629	만 40~79세의 건강검진 수검자 중심으로 의료이용, 검진결과 등을 분석할 수 있는 표본연구DB(모집단의 10%)
노인코호트 데이터베이스	558	상동	2,749,045	2002년 기준 만 60세 이상 노령층을 중심으로 구축한 표본연구DB(모집단의 10%)
영유아 검진코호트 데이터베이스	84	2008~2015 (8개년)	233,688	2008~2012년(5년) 출생자 중 영유아건강검진 1~2차를 한 번 이상 수검한 영유아를 모집단으로 하여 각 연도별 5% 단순 무작위 추출
직장여성 코호트 데이터베이스	185	2007~2015 (9개년)	368,226	2007년 12월 말 기준 건강보험 자격 유지자 중 만 15~64세의 여성 직장가입자 약 360만 명의 5% 무작위 추출

표본연구데이터베이스와 맞춤형연구데이터베이스 신청 절차는 먼저 자료이용신청서, 연구과제요약서, 자료요청명세, IRB 승인이 첨부된 연구계획서 등의 서류를 준비하여 공단에 자료제공 신청을 해야 한다. 이후 연구자는 공단의 심의 결과를 통보받고 비용을 납부하면 공단에서는 자료를 제공한다.

③ 2차 자료원

2차 자료는 원자료를 이용하여 새롭게 가공한 자료이며, 2차 자료원은 이러한 자료를 모아놓은 곳이다. 보건복지 통계연보는 2차 자료원으로 보건과 복지에서 수집된 자료를 가공하여 수록한 자료이며, 통계청에서 다운로드가 가능하다.

보건복지 통계연보에 제공되는 자료는 인구와 관련된 총인구, 출생인구, 사망인구, 결혼, 이혼이 있으며, 국민건강과 관련된 자료로는 국민영양, 질병 및 사망원인, 보건의식행태, 보건산업, 공중위생이 있다. 보건의료 인력 및 시설 정보, 의약품 등 제조 및 판매업의 보건산업정보, 복지인력 및 시설, 장애인 복지 등의 사회복지서비스 정보, 기초생활보장, 의료급여와 관련된 공공부조, 사회보험정보, 재정경제, 보건의료비용, 의약품 등의 국제통계가 있어서 이용할 수 있다.

(2) 의료빅데이터 분석 및 적용사례

환자의 간호기록 등 간호관련 정보는 병원의 고유한 자료로서 대부분 공개되어 있지 않다. 따라서 간호과정이 반영된 간호기록 등의 의료빅데이터를 이용한 분석사례를 찾기는 쉽지 않다. 다음에 제시된 사례는 비공개 자료 중 건강보험심사평가원 진료정보를 이용하여 분석한 논문과 공개자료를 이용하여 분석한 사례를 바탕으로 빅데이터 속성을 소개하고 분석 방법을 제시하고자 한다.

주의할 점은 건강보험심사평가원과 국민건강보험공단의 빅데이터의 진료정보 자료를 사용하기 위해서는 데이터베이스 속성, 질병의 특성, 통계분석을 알고 접근할 필요가 있다. 왜냐하면, 질병특성을 알아도 데이터베이스 속성을 모르면 어떤 테이블이 필요한지 알 수 없다. 비용이 발생되는 빅데이터는 무료로 제공되는 빅데이터를 이용한 후 접근할 필요가 있다. 다음의 사례들은 다양한 빅데이터 자료를 이용한 실례이다.

사례 1 건강보험심사평가원 자료와 공공자료를 연계하여 분석한 사례

건강보험심사평가원의 자료와 공개자료인 통계청 인구통계 자료를 이용하여 추계를 분석한 사례이다.

제목: 인구구조의 변화를 반영한 건강보험 진료비 추계

연구개요: 인구 구조의 미래 변화를 반영하는 건강보험 지출의 재정적 전망에 대한 방법을 제안하는 것이다. 인구추계자료와 함께 건강보험의 성별 · 연령별 · 진료과목별 환자 수와 진료비 데이터를 이용하여 환자 수와 1인당 진료비를 나누어서 일반화선형모형을 적용하여 2060년까지 미래의 연간 총 진료비를 추계하였다.

자료원: 통계청의 인구통계, 건강보험공단의 건강보험적용인구, 건강보험심사평가원의 진료비

출처: 한국보건간호학회(2017.4.). Journal of Korean Public Health Nursing Volume 31. No. 1, 5-18.

사례 2 건강보험심사평가원의 의료기관 자원과 평가 자료를 연계하여 분석한 사례

요양병원 시설이 환자의 의료결과에 미치는 영향을 파악한 연구이다.

제목: 요양병원의 구조적 특성이 입원 노인 환자의 일상생활수행능력 저하에 미치는 영향

연구개요: 본 연구는 장기간 입원 치료 요구로 인하여 요양병원에 입원한 노인의 삶의 질에 영향을 주는 일상생활수행능력감퇴와 관련된 구조 특성을 분석하였다.
본 연구는 2009년 6월부터 9월까지 667개의 요양병원에 입원한 노인 환자 건강보험 청구명세서 103,011건을 대상으로 건강보험심사평가원의 요양병원 현황 신고 자료, 건강보험 청구자료 및 환자평가표 자료, 요양병원 적정성 평가자료, 인력차등수가자료를 사용하여 ADL 감퇴 관련 요인을 규명하였다.

자료원: 건강보험심사평가원 요양병원 자원자료 및 평가자료

출처: 대한보건협회(2015). 대한보건연구, 41권 3호, pp. 101-110.

사례 3 건강보험심사평가원의 평가 자료와 의무기록을 연계하여 분석한 사례

간호사의 구강간호 간호과정이 의료결과 폐렴에 영향을 미치는지 확인하는 논문으로 건강보험심사평가원 청구자료에 없는 간호과정 자료를 연계분석한 사례이다.

제목: 요양병원의 간호인력 확보수준과 구강간호 실시 여부가 노인환자의 폐렴 발생에 미치는 영향

연구개요: 이 연구는 요양병원 노인 환자의 간호 인력 수준과 구강간호가 폐렴에 미치는 영향을 조사하기 위해 수행되었다.
의료기관 폐렴환자의 의무기록자료와 건강보험심사평가원(HIRA) 요양병원 자료를 이용하였다. 간호인력 확보수준(구조적 측면)과 구강간호 실시 여부(과정적 측면)가 노인 환자의 폐렴발생에 영향을 미치는지 확인하기 위해 분석 대상기관의 일반적 특성, 환자특성, 인력확보수준, 구강간호 실시 여부를 독립변수로, 폐렴발생을 종속변수로 하여 다중로지스틱 회귀분석을 하였다.

출처: 한국간호행정학회(2015.3.). J Korean Acad Nurs Adm Vol. 21 No. 2, 174-183.

사례 4 자동차보험 자료를 이용한 분석

건강보험심사평가원에서 보유하고 있는 자동차보험 자료를 이용하여 의료기관 단위 분석과 환자단위 분석을 실시한 사례이다.

제목: 자동차보험 한방진료비 변동요인 분석 및 관리방안

연구개요: 건강보험심사평가원 위탁심사 이후 내 · 외부에서 지속적으로 문제가 되고 있는 한방진료비의 증가 원인 및 문제점을 검토하고, 이를 바탕으로 관리방안을 제시하고자 수행하였다. 한방진료 및 첩약, 물리치료 등 의료기관과 진료내역분석. 환자별 자동차사고에 대한 특성과 단위분석을 실시하였다.

자료원: 자동차보험 진료비자료

출처: 건강보험심사평가원.

사례 5 의료기관의 빅데이터를 이용하여 낙상예측모델을 개발

제목: 낙상예측모델 개발 및 평가-인공지능 기반 의료빅데이터 분석 플랫폼 구축연구

연구개요: 의료빅데이터를 보유한 인공지능을 이용하여 낙상예측모델을 개발 및 평가하는 것이다. 낙상예측인자는 병원 전자의무기록 자료로 수집되었다. 4개 낙상예측모델은 Azure Machine Learning으로 구축되었다. 정확성, 민감도, 특이도, F-score, AUC를 측정하였다. 존스홉킨스병원 낙상평가 툴보다 더 정확하였다. 병원 내 낙상을 낙상예측모델로 예측하고 관리할 수 있다.

자료원: 개별 의료기관 내 환자데이터

출처: 2018년 대한의료정보학회 추계학술대회 발표자료.

사례 6 **2차 자료를 연계분석한 사례**

보건복지부와 건강보험심사평가원 등에서 제시한 통계자료를 2차 분석한 후, 그 결과를 다양한 내 · 외적 보건의료환경에 대한 이해를 기반으로 조명하였다.

제목: 의료기관별 간호인력 활용방안

연구개요: 본 연구는 중소병원 간호인력 현황과 관련 정책을 분석하고, 인력 확보에 영향을 주는 요인을 파악하여 중소병원간호인력 확보를 위한 정책을 입안하고 결정하는 데에 근거를 제시하고자 실시되었다.

자료원: 통계연보, 간호인력현황, 2017년 병원간호인력 배치현황 실태조사, 보건복지통계의 간호사 수, 의료기관 수, 진료비 통계지표, 환자조사 심층분석보고서 등 보건복지와 건강보험심사평가원 등에서 제시한 통계자료

출처: 한국산학기술학회(2017). Journal of the Korea Academia-Industrial cooperation Society Vol. 18, No. 8, pp. 162-170.

사례 7 **한국복지패널자료를 이용한 분석사례**

한국복지패널자료의 차상위빈곤패널, 자활패널, 서울대학교 한국복지패널을 통합한 자료이다(https://www.koweps.re.kr:442/about/greeting.do).

제목: 경제활동 참여상태에 따른 우울과 자아존중감의 상호 인과성 분석

연구개요: 한국인의 경제활동 참여상태(정규/비정규직)에 따른 우울증 변화에 영향을 미치는 요인을 분석하는 것을 목적으로 한다. 다중자기회귀교차지연모형(multiple auto-regressive cross-lagged model, ARCL)을 사용하였다.

자료원: 한국 복지패널 4차년도부터 8차년도까지(2009~2013년)의 자료

출처: 보건정보통계학회(2015). Journal of Health Informatics and Statistics, 40(3): 71-84.
UCI: G704-SER000008861.2015.40.3.006

사례 8 보건복지데이터포털 자료를 이용한 사례(2차 자료원)

한국보건사회연구원이 수행한 연구과제에서 조사 · 수집된 자료를 제공하고 있다(https://data.kihasa.re.kr/micro/subject_list.jsp?grp_seq=712).

보건복지데이터포털 자료 주제

인구/가구	사회복지	사회통합/행복/삶의 질
인구변화	사회보험	**소득/재산/소비**
저출산	건강보험	**빈곤/불평등**
고령화	국민연금/특수직역연금	**조세/재정**
출생/사망	노인장기요양보험	**조사/통계/정보**
이민/입양	고용보험	**통일/보훈**
생애주기	산재보험	**복지국가비교**
영유아	공공부조	**미래사회**
아동/청소년	기초생활보장	-
청년	근로빈곤/자활	-
베이비부머	차상위지원	-
노인	기초연금/장애인연금	-
장애인	사회서비스	-
여성	보육/교육	-
가족	돌봄(노인/장애인)	-
한부모	주거/에너지/환경	-
다문화	고용/일자리	-
	문화	-
보건의료	복지행정	-
건강보장	전달체계	-
의료안전망	바우처	-
의료지원	민간복지	-
건강증진	복지자원	-
생활습관병	사회참여/자원봉사	-
정신건강	사회공헌/기부	-
만성질환	복지일반	-
보건산업	-	-
의료기기산업	**보건의료**	-
화장품산업	농어촌	-
식품산업	지역복지	-
보건일반	-	-

사례 9 마이크로데이터

마이크로데이터는 한국보건사회연구원이 수집한 자료 중 통계조사 원자료에서 입력오류, 조사오류, 논리오류 등을 제거하여 작성한 원자료이며, 유료로 이용할 수 있다. 보건복지데이터포털에 회원가입 후 자료신청이 가능하다(https://data.kihasa.re.kr/microdata/request/micro_list.jsp).

제목: 노인의 인지기능 저하 예측요인

연구개요: 본 연구의 목적은 지역 사회 주거 노인들 사이의 인지 기능 저하의 예측 인자를 조사하는 것이었다. 본 연구는 보건복지부가 주관하여 수행한 노인 실태조사의 원시자료 중 2008년과 2011년의 패널 데이터를 이용하였다. 연구 대상자는 65세 이상의 노인 5,464명으로 2008년과 2011년 인지기능검사를 수행되었다. 지역사회 거주 노인의 인지기능 저하의 예측요인을 규명하기 위하여 다중로지스틱회귀분석(Multiple Logistic Regression)을 실시하였다.

자료원: 노인실태조사 패널자료

마이크로데이터 목록

번호	조사명	번호	조사명
1	국외입양인실태조사	13	임신 및 출산에 대한 조사
2	노숙인 등의 실태조사	14	장애인 실태조사
3	노인보호(학대)실태조사	15	저소득층 자활사업 실태조사
4	노인실태조사	16	저출산고령화 대응 자영업자 복지수요 조사
5	미혼여성의 여성계 건강에 대한 조사	17	전국 결혼 및 출산 동향조사
6	사회복지시설 종사자 보수수준 및 근로여건 실태조사	18	전국 노인장기요양보호 서비스 욕구 실태조사
7	사회이동과 사회통합 실태조사	19	전국 다문화 실태조사
8	사회통합 및 국민행복 인식조사	20	전국 출산력 및 가족 보건 · 복지 실태조사
9	사회통합실태 및 국민 인식조사	21	중년층의 생활실태 및 복지 욕구조사
10	영아 모성 사망조사	22	차상위계층 실태조사
11	우리나라 치매노인 실태조사	23	한국사회의 사회심리적 불안 실태조사
12	의료서비스 경험조사	24	환자조사

출처: 보건의료산업학회(2016. 9). The Korean Society of Health Service Management Vol.10 No.3 pp. 147-158. https://doi.org/10.12811/kshsm.2016.10.3.147

참고문헌

건강보험심사평가원. http://www.hira.or.kr/

김지현(2006). 베이지안 네트워크를 이용한 유료노인요양시설의 경영성과 예측모델 개발. 이화여자대학교 박사학위논문.

박현경 · 송현종(2016). 노인의 인지기능 저하 예측요인: 노인실태조사 패널자료를 이용하여, 보건의료산업학회지, 10(3), 147-158.

보건의료빅데이터개방시스템. https://opendata.hira.or.kr/or/orb/useGdInfo.do#none

신경식(2003). 의사결정지원시스템. 이화여자대학교.

이난희 · 송태민(2015). 경제활동 참여상태에 따른 우울과 자아존중감의 상호 인과성 분석, 한국보건정보통계학회지, 40(3), 71-84.

이은숙(2018). 낙상 발생 예측 모델 개발 및 평가: 인공지능 기반 의료빅데이터 분석 플랫폼 구축연구, 2018년 대한의료정보학회 추계학술대회 발표자료.

이정찬 · 김계현 · 김한나 · 김남순(2012). 당뇨병 외래환자의 상급병원 이용에 영향을 미치는 요인, 대한의사협회지, 55(12), 1215-1225.

이창수 · 권혁성 · 채정미(2017). 인구구조의 변화를 반영한 건강보험 진료비 추계, 한국보건간호학회지, 31(1) 5-18.

채정미 · 송현종 · 강근석 · 이지윤(2015). 요양병원의 간호인력 확보수준과 구강간호 실시여부가 노인 환자의 폐렴발생에 미치는 영향, 간호행정학회지, 21(2), 174-183.

채정미 · 송현종(2015). 요양병원의 구조적 특성이 입원 노인 환자의 일상생활수행능력 저하에 미치는 영향, 대한보건연구, 41(3), 101-110.

채정미 · 이현주 · 조현미(2017). 자동차보험 한방진료비 변동요인 분석 및 관리방안, 건강보험심사평가원.

최순옥(2005). 시스템다이내믹스를 이용한 신규간호사의 조직사회화과정 모델개발. 대한간호학회지, 제35권, 제2호.

홍지연 · 채정미 · 송미라 · 김은미(2017). 의료기관별 간호인력 활용방안-중소병원 간호사 확보를 중심으로, 한국산학기술학회논문지, 18(8), 162-170.

Acid S., Campos L. M., Rodriguez S., Rodriguez J. M., & Salcedo J. L.(2001). Using Bayesian Networks to Model Emergency Medical Services. ISMDA, 29-34.

Anderson R. D., Mackoy, R. D., Thompson V. B., & Harrell G.(2004). A Bayesian Network Estimation of the Servic-Profit Chain for Transport Service Satisfaction. Decision Sciences, 35(4), 665-688.

Berlowitz D. R., Christiansen C. L., Brandeis G. H., Ash A. S., Kader B., Morris J. N., & Moskowitz M. A.(2002). Profiling Nursing Homes Using Bayesian Hierarchical Modeling. Journal of American Geriatric Society, 50(6), 1126-1130.

Caelli K., Downie J., & Caelli T.(2003). Towards a decision support system for health promotion in nursing. Journal of Advanced Nursing, 43(2), 170-180.

Heckerman D.(1997). Bayesian Networks for Data Mining. Data mining and Knowledge Discovery, 1, 79–119.

Heckerman D., & Nathwani B.(1992). An Evaluation of the Diagnostic Accuracy of Pathfinder, SIAM Journal on Computing, 25, 56–74.

Heckerman D., & Wellman M. P.(1995). Bayesian networks. Association for Computing Machinery, Communications of the ACM, 38(3), 27–31.

Jensen F. V.(2001). Bayesian Networks and Decision Graphs. Springer Publishing Company.

Kim Dohyung(2002). Bayesian Belief Network(BBN)–based Advisory System Development for Steam Generator Replacement Project Management. Unpublished doctoral Dissertation, MIT, USA.

Lee S., Abbot P. A.(2003). Bayesian Networks for Knowledge Discovery in Large Data Sets: basics for Nursing Researcher. Journal of biomedical informatics, 36, p. 389–399.

Lee S., M.(2003). Applying Bayesian Network Approaches to Study Health Outcomes. Doctoral dissertation, University of Maryland, Baltimore, USA.

Marshall A. H., McClean S. I., & Milard P. H.(2004). Adressing Bed Costs for the Elderly: A New Methodology for Modelling Patient Outcomes and Length of Stay. Health Care Management Science, 7, p.27–33.

Marshall A. H., McClean S. I., Shapcott C. M., Hastie I. R., & Milard P. H.(2001). Developing a Bayesian belief Network for the management of geriatric hospital care. Health Care Management Science, 4, 25–30.

NHISS https://nhiss.nhis.or.kr/bd/ab/bdaba015lv.do

Sierra B., Serrano N., & Larranaga P.(2001). Using Bayesian Networks in the construction of a bi–level multi–classifier. A case study using intensive care unit patients data. Artificial Intelligence in Medicine, 22, 233–248.

6

PART

간호정보학의 미래

CHAPTER 12

정보보호와 정보보안

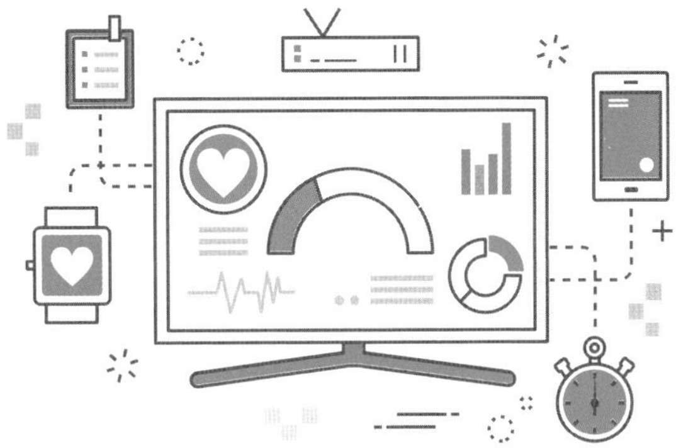

학습목표

1. 정보보호의 개념을 이해한다.
2. 의료정보보호의 중요성을 이해한다.
3. 의료정보보호 관련 법률과 규정을 학습한다.
4. 의료기관의 정보보안과 정책 및 규정을 이해한다.
5. 의료기관의 보안 위협에 대해 이해하고, 보안 정책의 중요성을 파악한다.
6. 원격의료 시대의 정보보호를 이해한다.

핵심용어

- **정보보호**(information security): 정보의 수집 · 가공 · 검색 · 송신 · 수신 중에 정보의 훼손 · 변조 · 유출 등을 방지하기 위한 관리적 · 기술적 수단 또는 그러한 수단으로 이루어지는 행위
- **보안 정책**(security policy): 조직의 중요한 자원을 안전하게 보호하기 위하여 조직 구성원이 지켜야 할 정책. 보안 정책 수립, 보안 기준, 보안 절차, 보안 표준 등을 포함
- **사용자 인증**(user authentication): 임의 정보에 접근할 수 있는 주체의 능력이나 주체의 자격을 검증하는데 사용되는 인증수단
- **전자서명**(digital signature): 전자문서를 작성한 작성자의 신원과 당해 전자문서가 그 작성자에 의해 작성되었음을 나타내는 전자적 형태의 서명. 전자문서의 위조, 변조 및 서명자 확인을 위해 사용되는 것
- **프라이버시**(privacy): 사적인 영역을 침해받지 않을 권리. 사생활보호에서부터 개인정보에 대해 스스로 통제할 수 있는 권리로 확장되고 있음

1 정보보호

1) 정보보호의 개념

개인정보란 생존하는 개인에 대한 정보로 개인을 알아볼 수 있는 정보이며, 해당 정보만으로는 특정 개인을 알아볼 수 없더라도 다른 정보와 쉽게 결합하여 알아볼 수 있는 정보를 포함한다. 의료인이 다루는 개인의료정보는 개인의 신체적 · 정신적 상태나 기능적 상태에 관한 예방, 진단, 치료 및 재활과 관련된 의무기록, 연구결과 정보, 의학정보 및 원무정보 등을 포괄하며, 개인의 가족력, 유전적 특징, 병력, 사회상태, 습관 등 매우 민감한 정보를 포함한다. 또한 기관에서 여러 부서의 구성원들이 정보를 사용하거나 공유해야 할 필요성이 있는 정보를 의미한다. 현재처럼 정보통신 네트워크의 발달에 따라 어디서나 정보조회가 가능하고 개인의료정보의 공유가 증가하면서 정보보호 위험에 대한 적절한 관리는 매우 중요해지고 있다.

정보보호는 조직의 손실을 최소화하고 이익을 최대화하기 위하여 다양한 위협으로부터 정보를 보호하는 것으로 조직이나 기관의 보안 정책에 따라 유지된다. 정보보호를 위해 보안의 3가지 요소인 기밀성(confidentiality), 무결성(integrity), 가용성(availability)을 유지하고 보장해야 한다. 기밀성이란 데이터나 소프트웨어에 대한 불법적인 접근을 막기 위해 접근이 인가된 사용자만 정보에 접근할 수 있는 것을 의미한다. 허락되지 않은 사용자가 정보의 내용을 알 수 없도록 하는 것이다. 무결성은 적절한 권한을 가진 사용자에 의해 인가된 방법으로만 정보를 변경할 수 있도록 하는 것이다. 불법적이거나 고의적인 사고에 의해 데이터가 변경되거나 삭제되지 않도록 하여 정보와 정보처리 방식의 정확성과 완전성을 보장하는 것이다. 가용성은 인가된 사람이 적절한 때, 적절한 방식으로 정보통신 시스템을 작동하는 것을 의미한다(그림 12-1).

보안 정책은 기관의 보안활동에 대한 일반 사항을 기술한 것으로 보유하고자 하는 자산, 정보의 소유자와 그에 대한 역할과 책임, 관리되는 정보의 분류와 기준, 관리에 필요한 기본적인 통제 내용 등을 서술하고 있다. 기관은 정보보안에 대한 보안 정책서나 보안 지침서를 작성하고 있으며, 그 내용에는 정보보안, 정보자산 분류, 전산센터(데이터베이스 센터) 운영, 시스템 보안, 네트워크 정보보안, 보안

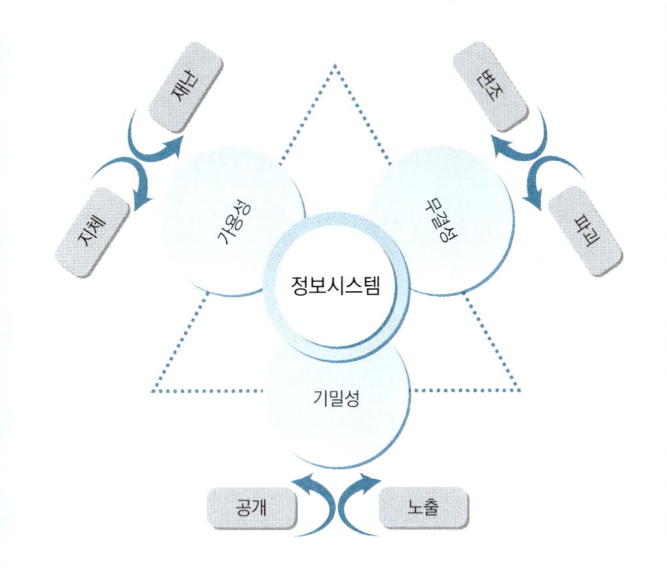

그림 12-1 정보보안의 3가지 요소

출처: www.anhlab.com

시스템 정보보안, 개발 보안, 사용자 정보보안, 침해 사고 및 장애 대응, 정보보안 교육훈련 등을 포함하여 다양한 보안 관리를 명시하고 있다.

2) 의료정보보호의 중요성

인공지능과 유비쿼터스 환경의 확산 등으로 다양한 분야에서 통합 유무선망을 통해 정보통신서비스가 제공되어 생활의 편이성이 증대되고, 정보화가 확대되고 있다. 반면에 개인의 사생활이 중요시되어 개인정보보호와 시스템 보안문제는 더욱 커지고 있다.

의료분야는 개별 의료기관의 정보화 수준이 증대되고, 의료정보의 전송 및 공유, 원격의료 활성화 등에 대한 논의가 진행되면서 개인의료정보 보호 문제의 중요성이 부각되고 있다. 의료기관에서 환자 진료정보나 개인정보에 대한 권한이 없는 자의 접근이나 정보유출로 인한 기밀성 침해 등이 나타날 수 있으며, 의료정보의 손실이나 파손 등과 같이 의료정보의 무결성을 침해하여 부정확한 정보를 제공할 경우, 환자 진료 시 막중한 위험을 초래할 수 있다는 점에서 정보보호의 중요성이 대단히 크다.

의료정보는 환자 개인을 식별할 수 있는 개인정보와 개인의 사생활 보호차원에서 민감한 진료정보 등을 포함하고 있다. 국내의 많은 의료기관들은 전자의무기록(electronic medical record, EMR), 처방전달시스템(order communication system, OCS), 의료영상저장정보시스템(picture archiving & communication system, PACS), 고객으로서의 환자 관리 개념인 고객관계관리(consumer relationship management, CRM), 의료장비와 물품 또는 약품을 공급 · 관리하기 위한 물류관리시스템(supply chain management, SCM)과 전자상거래시스템 등 다양한 정보시스템을 사용하고 있다. 또한 유비쿼터스 기술이 확산되면서 언제 어디서나 개인의 건강관리와 진료가 가능한 u-Health 시대로 진입하고 있다. 스마트폰의 앱, 태블릿 PC 등을 이용하거나, 무선인식(radio frequency identification, RFID)시스템 태그를 이용하여, 산모와 환자의 식별에 사용하거나 의료기관의 고가의 의료장비에도 사용하고 있다. 또한 혈액관리, 폐기물관리, 약품관리 등이나 환경 관리(온도 · 습도 · 광도), 바이러스, 박테리아 감염 여부 센스 등 다양한 용도로 활용될 것으로 전망된다. 위치기반서비스로 개인정보의 수집이 가능해지며, 발전된 센서는 환자의 개인생활 공간에서 여러 가지 생체 정보를 수집하기 위해서도 사용될 수 있다. 이는 개인이 자신의 정보를 공개함에 따라 개인정보 유출에 대한 피해가능성이 높아지는 것을 의미한다.

의료기관의 진료와 운영이 정보시스템에 의존하는 비중이 높아짐에 따라 정보보호의 위협이 더욱 커지고 있다. 권한 없는 자의 정보 접근 및 유출, 진료 정보 및 개인정보의 손실이나 파손, 진료 정보의 접근 불가, 환자 안전에 대한 위협 등 막중한 정보보호 리스크가 나타나고 있다. 정보보호 관련 사고는 해킹이나 바이러스 등에 의한 피해, 실수로 인한 사고, 내부자의 불법 행위, 해킹 위험성 등이 있다.

의료정보의 노출은 개인에게 돌이킬 수 없는 정신적 · 사회적 · 경제적 피해를 초래한다. 환자와 의료인 간의 신뢰관계를 형성하고 효과적인 의료서비스를 제공하기 위해서 사적 비밀보장과 의료정보보안에 대한 환경을 구축하는 것은 중요하다고 할 수 있다. 시스템으로 전송되는 의료정보들은 생명과 건강에 관련된 민감한 데이터이다. 따라서 개인의 프라이버시, 데이터의 완전성, 정확성, 정밀성 등 데이터 보안은 무엇보다 중요하다. 의료환경에서는 컴퓨터기반 환자기록 내에 단순한 문자형의 정보에서부터 방사선 촬영물이나 동영상 등 광범위하고 다양한 정보가 있으므로, 이를 처리하는 기관은 정보의 안전을 보장하기 위해 다각도의 노력을 기울이게 된다.

미국의 대형병원에서는 실시간 추적시스템을 통해 환자-의료진-기기의 위치와 동선 및 특정 움직임을 모니터링하고 의료데이터로의 접근을 관리하는 시스템을 구축하였다. 또한 프랑스와 인도에서는 스마트폰, 태블릿 PC, 웨어러블(Wearable) 단말기 등을 이용해 원격 환자 모니터링, 고령자의 홈케어, 만성질환 치료 및 관리와 같은 개인적인 의료서비스에 접목함으로써 소비자 의료절감의 효과를 창출하고 있다.

개인이 의료기관을 방문하게 되면, 건강정보 관련 기록이 생성되어 저장되고, 정보는 일생 동안 축적되며, 의료정보는 지역사회로 확대된다. 간호사는 기관종사자 또는 지역사회 의료인으로서 업무의 흐름과 필요에 따라 개인의 정보에 접근하여 기록하고 저장한다. 의료소비자인 개인은 자신의 정보가 정확하게 기록되고 보호되기를 원하며, 간호사는 자신의 권한 내에서 정보의 적절한 처리와 저장을 책임져야 한다.

사례 1 국내 의료기관 개인정보 침해 사례

병원 등 12곳 개인정보유출로 개인정보보호법 위반 등으로 인한 과징금 · 과태료 처분을 받았다.

- B성형외과는 고객관리시스템이 랜섬웨어(Ransomware)에 감염되어 고객 6,251명에게 협박 문자가 발송되는 유출 사고가 발생했음에도 불구하고 개인정보 유출 사실을 이용자에게 즉시 통지하지 않았고, 하나의 계정을 여러 명이 공유한 사실이 드러났다.
- L피부과 7개 지점은 보안시스템의 관리 부실로 해킹을 당해 총 21만 4,590건의 고객명, 휴대전화 번호 등 개인정보가 유출되어 다크웹(Dark Web)에 노출됐으며, 처리목적이 달성된 회원 정보를 파기하지 않고 불법적인 접근을 차단하지 않았다.
- C병원의 경우 병원 홈페이지 내 본인확인에 주민등록번호를 사용한다는 신고를 받고 조사한 결과, 사실이 아닌 것으로 확인됐으나 접속 기록을 일부 누락하는 등 진료시스템의 안전조치를 미흡하게 관리한 사실을 적발하였다.
- A약국의 경우 환자의 처방전을 파쇄하지 않고 분리수거장에 버렸다. 약국 운영자가 처방전을 불특정 다수가 왕래하는 거주지 분리수거장에 버린 사실이 드러나 조사한 결과, 처방전 의무보유기간 3년이 지났을 때까지도 파기하지 않고 보관하다가 소각이나 파쇄 등 완전히 파괴하지 않고 버린 것을 확인하였다.

출처: 청년의사(http://www.docdocdoc.co.kr)(2021.10.28.).

3) 의료정보보호 관련 법률

(1) 국내의 의료정보보호 관련 법률

국내의 개인 의료정보보호와 관련한 사항은 여러 법률에 산재되어 있다. 의료법에서는 의료 비밀보장의 의무, 비밀누설의 금지, 환자의 알 권리 보장, 기록 열람과 관련한 규정이 있으며, 보건의료기본법에서는 보건의료에 대한 국민의 알 권리와 비밀보장 등을 포함하고 있다.

개인정보보호법은 개인정보의 처리 및 보호에 관한 사항을 정함으로써 개인의 자유와 권리를 보호하고, 나아가 개인의 존엄과 가치를 구현함을 목적으로 하여 개인정보와 관련된 사항을 규정한 법이다. 개인정보보호 기본 원칙, 개인정보의 정의, 개인정보의 처리(수집, 이용, 제공), 안전한 관리, 정보주체의 권리 보장(열람, 정정, 삭제, 처리정지 요청 등)을 명시하고 있다.

정보통신망 이용촉진 및 정보보호 등에 관한 법은 정보통신 서비스를 이용하는 자의 개인정보를 보호함과 아울러 안전한 정보통신망 환경을 조성하는 것을 목적으로 한다. 주요 내용으로는 개인정보 수집 · 이용 동의, 개인정보 보호 책임자의 지정, 개인정보처리방침의 공개, 개인정보 유출 등의 통지 신고, 개인정보의 보호조치, 누설 금지, 법정대리인의 권리 등이다. 타인 정보 훼손 및 타인 비밀 침해 · 도용 · 누설, 직무상 비밀누설 및 목적 외 사용 등을 어길 시의 처벌에 대해서도 명시하고 있다.

약사법에는 비밀누설의 금지가 있으며, 장기 등 이식에 관한 법률에는 비밀유지를 의무화하고 있다. 생명윤리 및 안전에 관한 법률에서도 연구 대상의 정보보호 등에 대한 개인 의료정보보호를 위한 규정을 두고 있다(표 12-1).

의료기관을 포함한 모든 보건의료분야에 적용하기 위한 개인정보 관련 일반법의 제정이 추진 중이나, 보건의료정보의 공유 또는 공동 활용으로 사회적 편익을 취할 수 있는 반면, 그에 따른 개인의 프라이버시 침해 발생 가능성이 있어 문제점으로 논의되고 있다. 또한 COVID-19 상황에서 2020년 「감염병 예방에 관한 법률」을 개정해, 의사-환자 간 비대면 진료를 감염병 확산 종료 시까지 허용하여 한시적으로 원격의료가 가능하게 되어 앞으로 원격의료 지속과 이에 따른 정보보안문제는 지속될 것으로 보여진다.

보건복지부와 개인정보보호위원회에서 「개인정보보호 가이드라인-의료기관

표 12-1 | 개인정보보호 관련 법률

법률	서비스 제공 요소
의료법	의료비밀 보장의 의무, 비밀누설의 금지, 환자의 알 권리 보장 등
의료기기법	제출 자료의 보호
정보통신망이용촉진 및 정보보호 등에 관한 법	개인정보보호(개인정보 수집 이용 동의), 개인정보 유출 통지, 개인정보보호 조치 등), 정보통신망 환경 조성
개인정보보호법	개인정보의 정의, 개인정보의 처리(수집, 이용, 제공), 안전한 관리, 정보주체의 권리 보장(열람, 정정, 삭제, 처리정지 요청 등)
보건의료기본법	국민의 알 권리와 비밀보장 등
정신보건법	정신질환자 권익보호를 위한 비밀누설금지 등
국민건강증진법	검진결과의 공개금지 등
약사법	비밀 누설의 금지 등
생명윤리 및 안전에 관한 법	연구 대상의 정보보호
장기 등 이식에 관한 법률	비밀의 유지
후천성면역결핍증예방법	비밀의 유지

편』(2020.12.)을 발표하여 의료기관이 환자의 정보를 안전하게 보호관리하기 위한 기준과 원칙을 제시하고 있다.

의료기관은 환자의 건강상태, 신체적 특징, 병력 등의 민감한 정보, 주민등록번호 등 고유식별정보, 그 밖에 신용카드번호, 통장계좌번호, 근로정보, 개인영상정보 등 다양한 개인정보를 처리하고 있으며, 개인정보의 유출로 인하여 환자 및 의료기관 근로자는 자신의 개인정보 자기결정권을 침해받고, 유출된 개인정보로 인하여 2차적 피해를 받게 될 수 있는 등의 환자의 개인정보보호에 대한 사회적 요구가 증가하고 있다. 의료기관의 업무특성을 고려한 개인정보 처리 기준 마련, 의료기관의 개인정보처리 업무 지원, 개인정보 침해 관련 분쟁예방 및 침해사고의 방지 등을 목적으로 하였으며, 구성은 환자 개인정보의 처리기준, 영상정보처리기기의 설치 · 운영 및 개인영상정보의 처리기준, 의료기관 근로자(의료인 및 직원)의 개인정보 처리기준, 개인정보 처리단계별 조치기준 등을 구체적으로 명시하고 있다. 의료기관 개인정보보호 가이드라인(2020)은 합리적 목적 범위 내에서의 개인정보의 이용 · 제공 가능 기준, 가명정보 개념, 가명처리 및 데이터 결합 기준 등의 개정된 개인정보보호법을 반영하고 있다.

최근 네트워크 기반 의료기기 및 의료정보시스템의 증가와 인공지능, 빅데이터 등 최첨단 기술이 빠른 속도로 의료기관 내외의 각종 관련 시스템에 도입되고 있다. 이에 따라 환자정보를 포함한 민감한 개인정보가 수집 · 유통 · 활용되고 있으며, 이로 인해 의료기관 및 의료정보를 대상으로 하는 사이버 공격의 위협이 급증하고 있다. 실제로, 2017년 5월에 발생한 워너크라이(Wanna Cry) 랜섬웨어 공격으로 인해 영국의 '국민건강서비스(NHS)' 산하 40여 개의 병원 PC가 감염되어, 모든 의료서비스가 중단된 사건이 발생하였다. 이는 정보보호의 취약성과 위험성을 단적으로 보여주는 예라고 할 수 있다.

의료기관에 사이버 침해사고가 발생하여 진료서비스가 중단되거나 의료기기의 오작동이 발생하면 환자의 생명과 건강에 치명적인 손상이 발생할 수 있다. FDA는 2017년 1월, 세인트주드메디컬(SJM)사의 몸속에 이식하는 심장박동기에서 배터리를 단시간에 소진시키거나 심박수를 위험수준까지 급상승시키는 오작동을 발생시킬 수 있는 보안취약성을 발견했다고 발표하였다. 이미 전 세계적으로 수십 만 대가 보급되었던 해당 제품에 대한 보안 경고는 의료기기의 사이버공격의 위험성에 대한 경각심을 불러일으키는 계기가 되었으며, 최근 50만 대의 리콜 조치가 이루어지는 등 현재까지 후속조치가 이어지고 있다.

미국 등 국외에서는 2010년부터 IEC 80001 시리즈를 통해 IT 네트워크와 의료기기가 통합되는 의료 환경에서 급격하게 증가하는 중요시스템 관련 위험을 의료제공자 및 의료기관이 적절하게 관리할 수 있는 가이드를 국제표준으로 개발하고 있다.

스마트의료 사이버보안가이드(2018)는 국내의 스마트의료 분야에서 정보보호에 대한 보안사항으로 일반적인 의료기관에서 운영되고 있는 의료기기 및 관련 시스템의 현황을 파악하여, 진료부터 치료까지를 하나의 네트워크 기반의 의료서비스라는 관점에서 보안 위협 및 대응방안을 제시하기 위해 발표하였다.

사례 2 국외 의료기관 개인정보 침해 사례

- 미국의 응급 진료기관인 Afordacare는 2020년 3월에 환자 5만 7,411명에게 영향을 미치는 데이터 유출 사실을 보고하였다.
  - Afordacare는 2020년 2월에 해커가 서버에 액세스했으며 랜섬웨어 공격으로 일부 기밀 정보가 삭제되는 피해를 입었다고 설명했으며, 공격당한 서버에는 환자의 성명, 주소, 전화번호, 생년월일, 건강보험 번호 및 의료서비스 제공 업체 등의 의료 관련 정보가 포함되었다.
  - Afordacare는 사고 즉시 서버에 대한 액세스를 제한하고, 보안 취약성을 파악하여 수정했으며, 유사한 사건이 다시 발생하지 않도록 추가 보호 조치를 취했다고 설명하였다.
- 브라질에서 2020년 1월 대통령을 포함한 1,600만 명 이상의 코로나19 확진자 및 양성 판정자의 개인정보 및 건강 데이터가 온라인으로 유출되는 사고가 발생하였다.
  - 이 사고는 I.A. 병원 직원이 사용자 이름, 비밀번호, 접근키가 포함된 스프레드시트를 웹호스팅 서비스 GitHub상의 정부 시스템에 업로드한 후 발생하여 개인의 보안용 식별번호, 주소, 전화번호 및 기존 질환에 대한 정보 등 최소 1,600만 명의 코로나19 환자 개인 데이터가 약 1개월 동안 인터넷에 노출되었다.
  - 이와 관련하여 브라질소비자보호연구소(Idec)는 연방 검찰청에 브라질 보건부 및 I.A.병원에 대한 조사를 촉구하였다.

출처: 한국인터넷진흥원(2020). 국외 의료기관 개인정보 침해 사례.

사용자 접근통제 및 인증, 패스워드 및 암호화 키 관리 방안, 데이터보호, 게이트웨이 보안, 악성 코드 감염 방지, 이동식 저장매체 보안, 네트워크 보안, 의료기기 보안성 검토 등의 내용으로 구성되었다.

(2) 미국의 의료정보보호 관련 법률

미국의 경우, 1996년에 제정된 건강보험정보의 이전 및 그 책임에 관한 법률(Health Insurance Portability and Accountability Act, HIPAA)에 의해 개인의료정보를 보호하고 있다. 이 법은 의료정보의 기밀성을 다루는 개인정보보호 영역, 물리적/기술적 및 관리상의 보호조치에 대한 보안영역, 조사목적으로 수집된 정보의 경우에 공개할 수 없는 정보유형을 정의한 ID영역, 진료비 및 보험료 청구 시 전자금융 거래 데이터의 전송을 위한 영역으로 나누며, 정보의 사용 및 공개범위를 제한하도록 규정하고 있다.

HIPPA에서 프라이버시 규정의 대상은 개인 식별이 가능한 모든 의료정보가 대상이며, 표준을 규정하고 통제권을 보장하여 질 높은 건강관리서비스 제공이 목적이다. 보안규정은 전자적 형태(electronic form)로 된 의료정보에 대해 적용되는 규정으로 의료정보 취급기관은 생성, 수신, 관리, 전송되는 정보에 대한 기밀성 · 무결성 · 가용성의 보장을 통해 사전에 합리적으로 예측할 수 있는 위협 또는 침해를 방지하는 것이다.

2 정보보안

1) 의료기관의 정보보안

의료기관의 환경은 정보통신의 발달을 통해, 기존의 PC 환경과 정보시스템에서 확장되어 바이오센서, 모니터링 장비, 측정 · 기록 장비 등의 스마트 의료기기 증가, 모바일 앱을 이용한 프로그램, 웨어러블 디바이스 등의 다양한 유 · 무선 환경으로 둘러싸여 환자의 의료정보를 생성유지 · 관리하고 있다.

환자의 사생활 보장과 진료기록의 비밀보장을 위해 의료정보의 조작자(처리자)는 정보에 대한 접근과 사용권한이 조정되고 관리되어야 한다. 사용자의 종류, 자료의 종류, 기록의 종류, 자원의 종류, 접근의 종류에 대한 합법적인 접근의 명백한 정의를 포함한 정보보안 정책을 수립해야 한다. 의료정보와 같이 다수의 사용자가 다수의 정보를 공유하는 정보 통신 환경에서는 어떤 사용자가 어떤 정보에 접근(읽기, 쓰기, 변경)하는 것을 허용할 것인가를 결정하는 접근제어 방법이 주요한 보안문제이다.

의료기관 정보시스템에 대한 보안은 사용자 인증과 접근제어 및 권한 관리, 의료정보에 대한 전자서명 및 암호화, 감사 및 추적체계 등 시스템 차원의 보안대책과 보안정책 및 관리적 차원의 보안체계가 필요하다. 매년 개인정보 유출 사례가 증가하고 있으며, 개인의료기록은 보험상품 및 진료위치 추적, 처방 약품시장 현황, 매출 추이 분석, 주요 질병 발생 추이 등 다양한 형태로 가공되어 활용될 수 있는 정보이다.

개인의료정보는 병원 홈페이지, 전자의무기록, 처방전달시스템, 의료영상저장정보시스템 등의 의료정보시스템을 통해 수집 · 저장되고 여러 부서에서 활용되다가 파기될 수도 있다. 또한 개인의료정보는 국가기관인 보건복지부, 질병관리본부, 건강보험공단, 건강보험심사평가원 등의 여러 기관으로 전송될 수 있다.

의료분야에서 의사, 약사, 간호사 등이 의료서비스 제공자가 된다. 환자와의 상호관계에서 보안문제는 의료서비스 제공자와 환자 사이의 전자메일, 전자처방전, 인터넷을 통한 진료정보의 제공 등이 고려되어야 하며, 전자메일 암호화기법, 전자의무기록에서의 전자서명 등이 사용되고 있다.

의료기관의 보안은 권한 없는 사람의 임의적 접근 및 정보유출, 정보의 위변조, 해킹을 통한 시스템 파괴 등의 보안 위협이 존재한다. 의료기관은 보안체계 및 정책을 갖추어야 하는 관리적 보안대책, 방화벽, 암호화, 접근권한 관리와 같은 기술적인 대책과 화재나 기상이변과 같은 외부의 위협 시와 재난상황에서 물리적 보안 대책을 마련해야 한다. 개인의료정보의 노출은 수집, 저장, 이용, 파기 등의 정보생명주기 동안 일어날 수 있다. 따라서 의료기관에서는 개인정보보호법 제29조, 동법 시행령 제30조의 개인정보 관리의 안전성 확보조치 기준에 따른 관리적 조치, 물리적 조치, 기술적 조치 등을 취해야 한다. 관리적 조치는 의료정보 및 의무기록의 보호 및 보안이며, 물리적 조치는 안전한 시설과 환경 관리 속에서의 개인정보 관리이며, 기술적 조치는 환자 개인정보보호 정책 등을 포함한다.

2) 시스템 주기별 보안

(1) 수집 단계의 보안

의료정보 수집 시에 환자나 보호자의 동의 누락, 시스템 해킹, 개인 ID나 비밀번호 등의 노출 가능성이 있으며, 이를 방지하기 위해 정보 수집에 대한 동의, 동의기록 확인 및 관리, 최소 정보수집 제한, 기관의 정보처리 방침 게시, 네트워크 내에서 보안소켓계층(secure sockets layer, SSL), 방화벽, 데이터베이스 보안, 네트워크접근제어(network access control, NAC), 바이러스 · 스팸 · 스파이웨어 차단 솔루션 등이 있다.

(2) 보관 및 관리단계의 보안

의료정보 저장 시에 암호화가 누락되거나 인터넷 메일이나 웹하드, 메신저 등을 통한 개인정보 유출 가능성이 있으며, 보안을 위해 데이터베이스 암호화, 서버나 PC의 디지털저작권관리(digital rights management, DRM), USB 보안, 통합위협관리 정책 등을 관리한다.

(3) 이용 단계의 보안

기존 수기로 작성되던 의료정보가 전산화되면서 네트워크 기반의 중앙 집중 시스템에 저장되고 관리 및 처리되어 관련 부서 외의 다른 직원의 전자의무기록 열람이 가능하거나 정보 관리 프로그래머가 의료정보에 접근 가능하므로, 고의나 과실에 의한 개인정보 유출이 가능하다. 기관은 의료정보의 접근에 대한 보안정책을 유지 관리해야 한다.

또한 기관 내 여러 사용자의 과도한 접근과 권한부여, 유지보수업체 불법 유출 등으로 보안문제가 발생할 수 있으므로, 기관 내의 정보보호 관리 계획을 수립 · 운영 · 평가하며, 데이터베이스 접근 제어, 방화벽, 권한 최소화, 로그관리 시스템, 사용자 인증시스템, VPN(virtual private network) 보안솔루션 등으로 관리할 수 있다.

(4) 제공 단계의 보안

환자의 동의 없이 제3자에게 제공되거나 법적 근거 없이 외부 제공 등의 문제가 발생할 수 있으므로, 정보제공 시에는 제3자 제공 동의, DRM, 외부전송 모니터링, 암호화 툴킷, USB 보안 등을 사용할 수 있다.

(5) 파기 단계의 보안

완전 삭제나 폐기가 되지 않아 외부에서 데이터 복구 등을 통한 유출가능성이 있으며, 데이터 완전 삭제, DRM, 문서 파쇄기 등을 사용할 수 있다.

의료보안의 주요 쟁점으로는 사용자 인증기술, 사용자 ID 보호기술, 사용자 식별기술, 데이터 보호 및 보안기반 구조, 통신 보안기술, 접근 통제기술, 위험관리 등이 있으며, 앞으로 사물인터넷 시대를 맞이하여 유무선 통합 보안솔루션이 필요한 상황이다(그림 12-2).

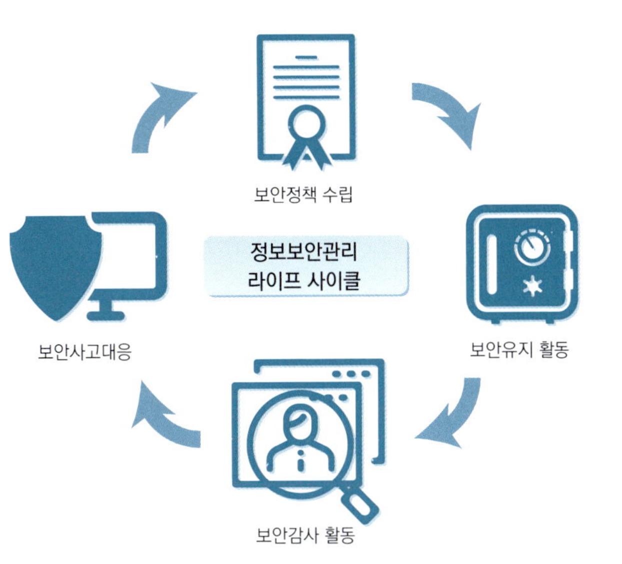
보안정책 수립
정보보안관리
라이프 사이클
보안사고대응
보안유지 활동
보안감사 활동

그림 12-2 정보보안관리 라이프 사이클

3) 인증제도와 정보보안

의료기관 인증제도는 환자의 개인정보 및 보안을 위한 체계를 운영하도록 규정하고 있으며, 보안인증항목은 관리적 보안, 기술적 보안, 물리적 보안으로 구성된다.

의료기관 인증 조사기준(보건복지부 · 의료기관평가인증원, 2014)에서는 물리적 보안의 항목에서 안전한 시설 및 환경 관리에서 보안관리, 의료기기 관리, 재난관리 등의 항목과 개인정보 보관시설 등을 확인하며, 관리적 보안에서는 기관 관리계획을 통해 의료정보 및 의무기록 관리, 의료정보수집 및 정보 공유 활동, 개인정보보호 및 보안에 대한 항목을 조사하며, 기술적 보안에서는 정보시스템 내의 접근권한 정책, 접근통제, 보안프로그램 설치 및 운영 등의 점검을 통하여 환자 개인정보를 보호하고 진료서비스의 안정성을 실천하도록 하고 있다(그림 12-3).

급성기병원 인증기준(보건복지부 · 의료기관평가인증원, 2018)을 살펴보면, 환자 권리존중과 사생활보호 영역에서 환자의 권리와 의무에 대한 정보를 제공하고 사생활보호를 위한 환자의 의견수렴과 개인정보를 보호하는 등의 환자의 권리와 의무를 존중하고 사생활을 보호하는 기준이 있다. 또한 취약 환자의 권리와 안전, 환자의 불만처리, 동의서를 받는 체계와 운영, 대상자를 보호하는 임상 연구 관리

기준 12.4

개인정보 보호 및 보안을 위한 체계를 운영한다.

조사 목적

의료기관은 진료과정에서 얻어진 개인정보를 안전하게 보호하기 위한 체계를 수립하고, 이를 안정적으로 운영한다.

조사 항목

	조사 항목	구분	조사 결과
1	개인정보 보호 및 보안에 관한 규정이 있다.	S	□상 □중 □하
2	개인정보 보호 책임자와 실무담당자를 선정한다.	S	□상 □중 □하
3	개인정보 보호를 위한 보안체계가 있다.	S	□상 □중 □하
4	접근통제구역에 대한 출입을 관리한다.	P	□상 □중 □하
5	정보시스템 접근 통제 및 접근 권한을 관리한다.	P	□상 □중 □하
6	정보시스템 접속 기록을 보관하고 관리한다.	P	□상 □중 □하

그림 12-3 3주기 급성기병원 인증기준의 의료정보 항목

등의 기준을 명시하고 있다. 또한 유행성 감염병 발생 상황에 대한 관리계획과 훈련을 포함하고 있다(표 12-2).

의료정보/의무기록 관리영역에서는 의료기관이 진료과정에서 얻어진 개인정보

표 12-2 | 정보시스템 접속기록 관리(급성기병원 인증기준)

항목	의료정보/의무기록관리
기준	정보시스템 접속기록을 관리한다.
기준 내용	의료행위와 관련된 정보시스템에 대한 접속이력을 관리해야 하며, 기록된 접속이력 정보는 변경할 수 없다. • 접속이력의 기록 – 기본요소: 사용자 ID, 날짜 및 시간, 접근 권한 등 – 비정상적인 접근기록: 허용된 권한 외의 접근, 비정상적으로 많은 데이터 다운로드 등 • 개인정보의 쓰기, 수정, 삭제, 출력에 대한 접근기록 관리 • 접속현황에 대한 주기적 모니터링으로 비인가자에 대한 정보시스템 접속 방지 • 접속 이력 관련 위반 사례 관리

를 안전하게 보호하기 위한 개인정보 보호 및 보안 체계를 수립하고, 이를 안정적으로 운영하는지에 관한 내용을 포함하고 있다. 병원의 개인정보보호 및 보안에 관한 규정, 개인정보보호 책임자와 실무담당자의 선정, 개인정보보호를 위한 보안 체계, 접근통제구역에 대한 출입관리, 정보시스템 접근 통제 및 접근 권한 관리, 정보시스템 접속기록의 보관 및 관리 등이 해당한다.

식품의약품안전청에서는 의료기기(medical devices) 측면의 인증 · 허가 심사요건에 대해 정의하고 있으며 홈 헬스케어 의료기기 안정성 평가 가이드라인을 통해 정보보안 사항에 대해 설명하고 있다.

의료기관의 신규 입사하는 간호사는 대부분 병원 오리엔테이션 기간 동안에 기

표 12-3 | 신규 간호사 정보 관련 교육 내용의 실례

항목	내용	정보보호 관련 내용
병원정보시스템 (전자의무기록)	• 시스템 주요 특징 소개 • 기관 보안관리 정책 • 시스템 메뉴	• 기관보안정책 이해 • 보안유지 목적 이해
전산 업무	• PC 및 Printer 작동법, 주변 기기 작동법 • 로그인, 로그아웃 관리 • 비밀번호 관리: 도용 금지 • 바코드 라벨 발행 • 출력물 라벨 관리 • 기록 작성 시 오류 보고 방법 • 전산 다운 시 대처 • 프린터 및 주변 기기 고장 시 대처 방법	• 주요 시스템 화면 숙지 • 접근 권한 및 통제 • 개별 비밀번호 관리 방법 • 기록물 유지 관리 및 위변조방지 • 오류 및 사고 대처 관리
간호업무	• 환자 등록 • 간호 schedule 조정 • 협의진료 조회 • 간호정보 조사지 작성 • 식사처방 • 간호기록지 작성 • 약 반환 기록 • 중증도 관리 • 수혈관리 • 수술관리	• 화면 인지 • 사용방법 숙지 • 화면 접근성 향상 • 기록물 유지 관리 및 위변조방지

표 12-3 | 신규 간호사 정보 관련 교육 내용의 실례(계속)

항목	내용	정보보호 관련 내용
간호과정	• 간호사정: 신체검진 등 • 간호진단 • 간호계획 • 간호중재 • 간호평가	• 주요 시스템 화면 숙지 • 접근 권한 및 통제 • 개별 비밀번호 관리 방법 • 기록물 유지 관리 및 위변조방지 • 오류 및 사고 대처 관리
처방전달시스템(OCS)	• 정규처방 • 약속처방 • 마약처방전 • 처방전 출력	• 기록물 유지 관리 및 위변조방지
조회관리	• 검사결과 조회(임상병리, 방사선, 특수검사 등) • 검사예약 내역조회 • 동의서 출력 • 의료저장정보시스템 조회	• 접근 권한 및 접근 통제 • 임상병리 검사의 정상범위와 조회 방법 숙지 • 검사 예약 내역 조회 • 동의서 출력 방법 습득 • 기타 특수 검사의 결과 조회 방법 숙지 • 의료저장정보시스템 화면 조회 및 출력 방법 습득
간호관련 타 시스템	• 약제과 • 물품관리시스템 • 원무관리시스템	• 접근 권한 및 접근 통제
보안프로그램	• 백신 • 방화벽 • 디지털저작권관리	• 백신 프로그램 유지 • 방화벽 이해 • 디지털저작권관리 이해 및 관리(암호화)

관의 정보보호 관리 정책에 따라 보안유지 목적, 접근 권한, 개별 비밀번호 관리, 접근 통제 시스템 운영 현황, 개인정보 암호화, 기록의 보관 및 위 · 변조 방지, 백신 및 방화벽 등의 프로그램 적용 등을 학습하며, 임상실무 중에는 주기적인 정보보안 교육을 통해 정보보호를 실행하게 된다(표 12-3).

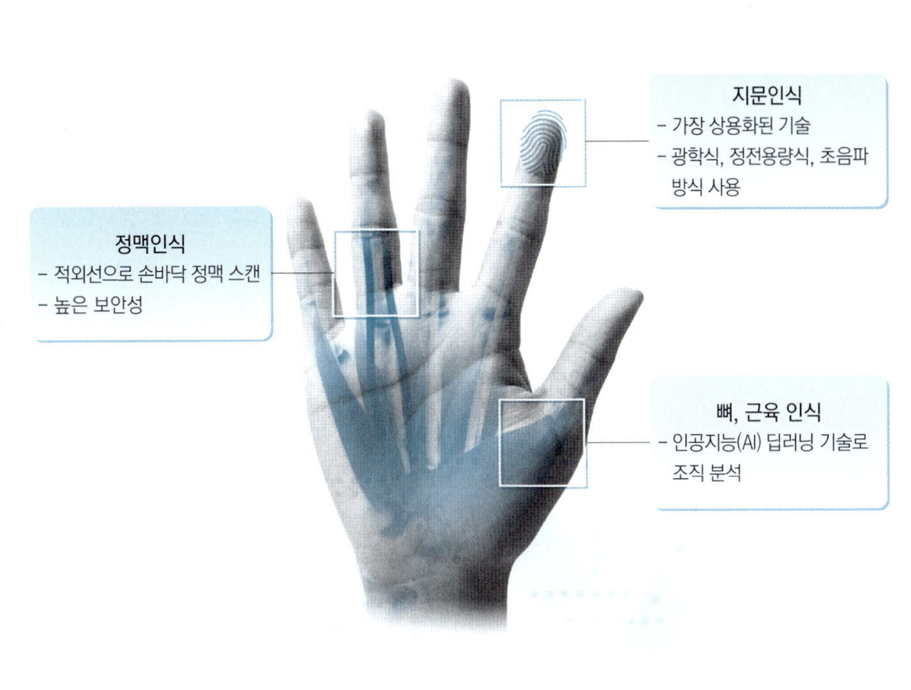

그림 12-4 보안기기가 된 손

4) 새로운 보안기술

생체인식기술은 사람의 신체적 · 행동적 특징을 자동화된 장치로 추출하여 개인을 식별하거나 인증하는 기술이다. 생체인식기술로 사용하기 위해서는 누구나 가지고 있거나 각 사람마다 고유하여, 변하지 않고 변화시킬 수도 없으며, 센서에 의한 획득과 정량화가 쉽다는 특징을 가지고 있어야 한다. 얼굴인식, 홍채(iris)를 이용하는 홍채인식, 정맥(vein)을 이용하는 정맥인식, 지문(fingerprint)을 이용하는 지문인식과 그 외에 망막(retina), 손 모양(hand geometry) 등을 이용한 것이 포함되고 있다. 또한 행동적 특징을 나타내는 음성인식, 걸음걸이인식, 서명인식 등이 있으며, 최근에는 생체인식의 정확도를 높이기 위해 행동특징인 걸음걸이, 서명(signature), 음성(voice) 등을 신체적 특징과 복합적으로 활용한 다중 생체 인식시스템도 활발하게 개발 중이며, 적용 범위는 공항 및 출입국 관리, 주식거래 및 금융 고객관리, 신원 보증 확인 등의 활용, 직원 관리 등의 여러 방면에서 이용되고 있다(그림 12-4).

3 원격의료시대의 정보보호

의료기관 이용의 접근성 향상, 환자 만족도 향상 등의 측면에서 원격의료 도입이 검토되고 있다. 원격의료 확산과 u-health의 등장 등 의료환경이 기관에서 벗어나 환자의 집이나 이동 공간 등의 생활공간으로 확대됨에 따라 병원 환경이 개방되고 있어 정보 노출 범위가 확대되고 있다. 센싱과 모니터링으로 대표되는 u-Health의 경우는 센싱 기능의 부정확성으로 인한 진단 오류, RFID 등을 이용한 과도한 개인정보 수집으로 인한 프라이버시 침해 가능성 또한 증가하고 있다.

우리나라는 2003년 의료법 개정으로 원격의료에 대한 규정이 신설되었으며, 의료법 제34조(원격진료)는 컴퓨터 · 화상통신 등 정보통신기술을 활용하여 먼 곳에 있는 의료인에게 의료지식이나 기술을 지원하는 것으로 정의하며, 원격의료를 행할 수 있는 의료인으로 의사, 치과의사, 한의사로 제한하고 있으며, 원격자문 만을 허용하고 있어, 의료인과 환자 간의 원격진료, 처방금지 및 비용청구를 금지하고 있다. 우리나라의 원격의료 시범사업은 2014년부터 1차 시범사업, 2015년 도서벽지 등 의료취약자를 대상으로 2차 시범사업, 거동이 불편한 장애인을 대상으로 2016년 시범사업을 거쳐 지금은 의료취약지역의 동네의원과 환자와의 원격진료 허용을 기다리는 상황으로 관련 법적 규제의 완화에 대한 논의가 진행되고 있다.

코로나19의 팬데믹으로 인하여 2020년 12월부터 의료분야의 전염병 집중 대응과 코로나 감염 확산 차단을 위한 한시적인 비대면 진료가 허용되고 있는 실정이며, 재택치료 모니터링을 통해 간호사를 비롯한 의료인의 원격 모니터링이 이루어지고 있다.

원격의료는 제공되는 서비스에 따라 원격진료(tele-medicine), 원격모니터링(tele-monitoring), 원격 자문(tele-consulting), 원격 수술 등으로 구분되며, 원격진료는 환자의 진료 정보가 유무선 통신망 또는 전자매체를 통하여 전송됨으로써 진료 정보의 비밀보장 문제, 사생활 침해, 정보 오용 등의 문제가 발생할 소지가 높아지고 있다.

원격의료는 법적 · 윤리적 · 규제 문제가 반드시 따르므로, 간호사는 이러한 문제를 알고 있어야 한다. 미국에서는 각 주(state)마다 원격의료가 시행되고 있는데 원격의료 서비스를 시행하는 모든 주에서 간호사는 이 실무에 참여하기 위해서 이에 대한 면허를 받아야 한다. 이는 간호사가 몇 개 주가 인접한 곳에서 일하면서 다양한 보건의료체계의 영향을 받거나, 다양한 주에서 오는 환자를 간호할 때 특히 중요하다. 실무의 범위, 실무의 책임, 과실에 대한 정의 등에 대한 법적 사항들은 여전히 해결되지 않는 설명하기 어려운 문제이다. 이에 참여하는 간호사들은 광범위한 자료에 대한 보안을 철저히 해야 하며, 환자의 비밀보호 및 사생활 보호, 임상자료의 안전에 대해서는 각별히 주의를 기울여야 한다. 이에 대한 예방책으로 단순한 사항이라도 원격의료서비스를 받는 환자에게 동의서의 서명을 받아두어야 한다. 환자에게 동의서 서명을 받을 때, 간호사는 혈압과 같은 생리학적 자료들이 유선이나 컴퓨터를 통해 전송되더라도 비밀이 유지 · 보고되고 있다는 것을 설명해주어야 한다. 또한 안전을 고려하기 위해서 간호사가 근무하는 기관에서는 정보체계의 관리와 자료 보안 상태가 유지되어야 한다.

원격의료 도입으로 예상되는 문제점은 첫 번째, 의료정보에 접근할 수 있는 범위가 넓어진다. 정보보호가 의료기관과 환자의 범위에서 원격의료장비를 다루거나 전송하는 사람이나 기관의 개입으로 확대되어 정보보호의 범위가 넓어지게 되었다. 또한 진료정보에 접근 또는 저장 · 보관할 수 있는 사람이나 기관으로 확대되어 실제 오류 발생 시에 책임소재에 대한 문제가 발생할 가능성이 있다.

두 번째, 원격의료의 경우 온라인상에서 환자나 친족, 대리인의 진료정보를 어떠한 방법으로 확인하여 열람을 허용할 것인지에 대한 현실적인 방안이 필요하다.

세 번째, 환자 정보의 수정에 대한 문제이다. 원격의료의 경우 환자 본인이 전송한 데이터의 수정이 어떤 방식으로 수정가능하고 의료기관이 이를 확인하여 수정할 수 있을 것인지에 대한 논의가 필요하다.

스마트의료 환경에서는 모든 기술의 사용에서 정보보호에 대한 요구가 나타나고 특히 의료정보는 개인의 민감한 정보로 유출 시에 심각한 피해가 나타나므로, 원격의료의 시행에 앞서 문제해결을 위한 현실적인 법령 방안과 규정이 마련되어야 할 것이다.

사례 3 중국의 원격의료 도입

중국 의료기관의 원격의료는 2009년 중국 의료개혁 이후, 성(省) 정부 주도로 지역 내 중소도시 의료기관과 연결하는 원격의료시스템을 도입하면서 시작되었다.

중국의 허난성 정부의 주도로 2014년 정저우대학 제1부속병원 내 원격의학센터를 설치하고 성 내 120여 개 의료기관과 원격의료체제를 도입하여 지역 의료기관과 협진을 통해 원격진료, 원격자문, 원격교육 등의 서비스를 제공하고 있다. 2015년 닝보시의 지원으로 닝보원 의원을 개설하여 실제 오프라인 병원과 연계하여 진료, 검사, 진단 등의 서비스를 제공하고 약국과 연계하여 전자처방전에 따른 의약품을 받을 수 있다.

출처: 이찬우(2017). 중국원격의료 도입과 정책 시사점.

참고문헌

감사원(2017) 감사결과보고서.

개인정보보호위원회, 보건복지부(2020) 개인정보보호 가이드- 의료기관.

김동수 외(2006). e-Health 시대의 진전에 따른 의료정보보호 쟁점 및 정책 방향. 정보화정책, 13(4), p. 128-148.

김형훈 · 조정란(2014). 역할기반 응급의료정보보안시스템 REMISS의 설계, 한국컴퓨터정보학회논문지, Vol 19(10), p. 185-195.

디지털데일리(2016) http://www.ddaily.co.kr/news/article/?no=147105

매일경제(2016.8.30.). https://www.mk.co.kr/news/society/view/2016/08/614771/

보건복지부(2015). 병원개인정보보호 가이드라인.

보건복지부. 의료기관평가인증원(2014). 의료기관 인증 조사기준(상급종합병원, 종합병원, 병원용).

보건복지부 · 의료기관평가인증원(2018). 3주기 급성기병원 인증기준.

보안뉴스(2017.8.1.). https://www.boannews.com/media/view.asp?idx=56053

식품의약품안전청(2009). 홈헬스케어 의료기기 안전성 평가 가이드라인.

양대일(2014) 정보보안개론, 한빛아카데미.

우성희(2015). IoT 환경의 의료정보보호와 표준기술. 한국정보통신학회논문지, 19(1), p. 2683-2688.

의협신문(2021.08.03.) https://www.doctorsnews.co.kr/news/articleView.html?idxno=140501

이만영 외(2002). 차세대 네트워크보안기술. 생능출판사.

이은자 외(2009). 원격의료시대를 대비한 정보보호 법제화 방향. 대한의료정보학회지, 15(4), p. 361-371.

이자영(2015). 환자의료정보보안에 대한 간호사의 실천영향 요인. 고려대학교 대학원 석사학위논문.

이찬우(2017). 중국원격의료 도입과 정책 시사점. KERIS Economic Quarterly-한국경제연구원, 16(4), p. 16-33.

전영주(2012) 의료정보 유출의 문제점과 의료정보호. 한국컴퓨터정보학회논문지, Vol. 17(12), p. 251-258.

정면숙 외(2014). 간호관리학. 현문사.

차영균 외(2017). 의료정보보호 현황과 전망. 주간기술동향, p. 2-12.

청년의사(2016. 10. 28.). http://www.docdocdoc.co.kr/news/articleView.html?idxno=228053

한국인터넷진흥원(2020) 해외 의료 개인정보 침해 사건 사고.

한국정보통신기술협회(2006). 정보보호 전문용어사전.

황규영 외(1998). 데이터베이스 시스템. 생능출판사

IoT 보안얼라이언스(2018). 스마트의료 사이버보안 가이드.

Anhlab. www.ahnlab.com

CHAPTER 13

미래의 간호정보학

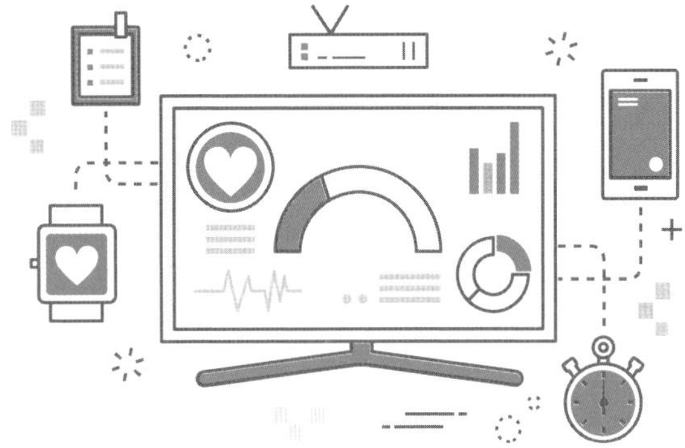

학습목표

1. 미래 간호정보학의 발전 방향을 이해한다.
2. 간호정보 임상실무역량 강화를 통해 확대될 정보전문간호사의 역할을 설명한다.

핵심용어

- **유전체 분석**(genome analysis): 생물의 유전체를 조사하고 비교하여 그 기능이나 각각의 계통 및 유전을 밝히는 일
- **유비쿼터스**(ubiquitous): 물이나 공기처럼 "언제, 어디에나 존재한다."라는 뜻의 라틴어로 사용자가 컴퓨터나 네트워크를 의식하지 않고 장소에 상관없이 자유롭게 네트워크에 접속할 수 있는 정보 통신환경을 의미
- **정밀의료**(precision medicine): 개인의 환경, 유전, 생물학적 특성 등을 고려한 질병의 세분화를 통해 개인의 상황에 따른 질병 예측 및 예방, 맞춤 진료 및 치료를 하는 의료행위를 의미
- **의사결정지원시스템**(decision support system, DSS): 컴퓨터의 데이터베이스 기능과 모델 시뮬레이션 기능을 이용하여 의사결정을 지원하는 시스템
- **웨어러블 로봇 슈트**(wearable robot suit): 옷을 입듯 몸에 장착하는 기기로 몸의 움직임에 따라 센서가 이를 감지해 의도한 방향으로 힘을 실어주어 사람이 움직일 때 사용하는 힘을 줄여줌

1 미래 간호정보학의 방향

1) 데이터 기반 간호서비스 확대

(1) 환자 맞춤형 간호서비스 강화

미래 보건의료환경에서 예상 가능한 주요 변화는 대상자 맞춤형 건강관리서비스의 등장이다. 정보통신 기술의 비약적 발달로 스마트폰의 다양한 애플리케이션을 통한 개인별 건강관리서비스가 제공될 수 있게 되었다. 예를 들어, 당뇨환자가 매일의 식사량과 운동량, 혈당 수치를 스마트폰의 애플리케이션에 기록 · 저장하면 이러한 정보는 서버 또는 클라우드 시스템을 통해 의사나 간호사와 같은 건강관리전문가에게 전송되어 환자가 병원을 방문하지 않더라도 자신의 상태를 즉시 보고할 수 있게 된다. 전송된 데이터에서 비정상을 확인하게 되면 즉시 환자에게 연락하여 변경된 식이 교육, 운동 및 투약 처방이 이루어질 수 있으며, 환자의 상태변화를 병원 밖에서도 면밀히 모니터링할 수 있는 시대가 곧 도래할 것이다. 또한 이렇게 수많은 환자에게서 수집한 누적 데이터는 빅데이터 기술과 접목하여 적절한 분석 및 표준화 과정을 거치게 되면 새로운 진단과 치료법 개발에 활용될 수 있다.

질병 및 건강관리 양상이 진단과 치료 중심에서 점차 예방적 접근으로 변화하게 된다. 개인의 건강관련 정보를 의료정보시스템에 전송함으로써 질병의 발생을 예측하고, 이를 예방하기 위한 의료서비스를 찾게 되어 중증질환의 발생률을 감소시킬 것이다. 이미 일부 선진국에서는 개인의 유전체 분석결과를 활용해 유전질환 발병률을 알려주는 서비스를 제공하고 있는데, 미리 질병 발생 가능성을 알게 되면 생활습관을 개선하고 건강관리에 보다 주의를 기울이게 되어 질병 이환율을 낮출 수 있게 된다.

이외에도 의료 진단을 컴퓨터가 하게 됨으로써 전통적 의사 역할에 변화가 야기될 수 있다. 최근 암치료 분야에 도입된 인공지능 컴퓨터시스템 '왓슨'의 괄목할 만한 치료 성과는 향후 인간 의사가 아닌 컴퓨터 의사에 의존하게 될 가능성을 제시하고 있다. 특히, 외과 의사 부족 현상의 심화로 인해 원격진료, 로봇수술 등이 활성화됨으로써 부족한 의사를 대신하고 효율적 의료인력 운영이 가능할 것으로 예상된다.

인터넷 검색기술의 발달로 보건의료정보가 더는 보건의료인만의 전유물이 아니다. 의료서비스 소비자들은 인터넷을 통해 최신의 보건의료정보를 검색하고 이해하며 활용할 줄 알게 되어 의료서비스에서 자기 결정권이 증대될 가능성이 크다. 그러므로 의료인들은 이들에게 신뢰할만한 정보를 구별하는 방법, 의료서비스 제공자와 정보시스템을 통한 쌍방향 의사소통법 등을 교육할 필요가 있다.

(2) 간호인력의 예측과 지원

전체 인구의 연령대 구성이 변화하고 고령화가 심각해지면서 의료 및 간호서비스의 수요도 증가하고 있다. 특히, 최근의 간호 · 간병 통합 서비스 확대, 방문간호서비스 활성화, 커뮤니티 케어 정책 추진 등의 보건의료정책 변화로 간호인력 확보가 매우 중요한 이슈로 대두되고 있다. 질 높은 간호서비스를 제공하기 위해서는 적정 간호인력을 확보하는 것이 필수적인데, 이는 단순히 간호사와 환자 수의 비율로만 국한할 수는 없다. 환자 중증도에 비례한 간호요구도를 확인하고, 이에 기반한 간호인력 수요를 도출해 내야 한다. 이를 위해 의료정보시스템에 입력된 환자 데이터에 근거한 간호요구도를 파악하여 실제적인 간호인력 기준을 리모델링하는 작업이 수반되어야 한다. 예를 들어, 내과 병동의 간호사 적정수요를 산출하기 위해서는 이전 입원환자의 입력된 데이터를 기반으로 환자 중증도와 월별 추이 등을 분석하여 간호사 수를 유동적으로 관리하며 상황에 맞게 배치할 수 있어야 한다.

노인 인구의 증가와 질병의 만성화로 인해 의료기관 중심의 환자관리 시스템에는 한계가 있다. 지역사회와 가정에서 환자 스스로 자신의 건강을 관리할 수 있는 시스템으로 변화하여야만 지속 가능한 보건의료체계 및 건강보험제도가 유지될 것이다. 이러한 변화에 적합한 간호서비스를 제공할 수 있도록 시스템을 구축하여야 하고 여기에는 클라우딩, 사물인터넷, 원격진료 등의 기술이 접목되어 의료기관 밖에서 근무하는 간호사를 지원할 수 있어야 한다.

간호로봇의 상용화를 통해 대상자에게 기본간호 제공을 원활하게 해주며 투약로봇 등을 활용하여 안전한 서비스를 제공하도록 해야 한다. 로봇공학 기술을 활용한 다양한 간호로봇 개발 및 적용은 사회적으로 간호서비스 요구가 증대되는 시점에 인력보완과 환자안전에 매우 중요한 해결책이 될 것이다. 또한 유비쿼터스 컴퓨팅 기술의 확대 보급을 통해 대상자의 건강정보 수집이 즉각적이며 다양한 방법으로 이루어져 일상생활에서 질병관리와 응급상황 대비가 가능해진다면, 만성질환자 또는 노인환자의 개별 특성을 반영한 맞춤 간호가 실현될 수 있을 것이다.

2) 임상간호실무 표준화

(1) 기록시스템 표준화와 의료빅데이터 구축

병원정보시스템에 축적된 다양하고 방대한 환자 전자기록정보는 빅데이터로 활용하기에 매우 유용하다. 의료기관이 치료의 목적으로 오랫동안 수집한 환자 정보를 활용하여 적절한 분석과 표준화 과정을 통해 전혀 새로운 치료법이 개발될 수 있으며 환자 맞춤형 정밀의료가 가능하다. 그러나 환자에게서 생성된 모든 정보는 표준화된 용어로 정보시스템에 입력되어야 활용할 수 있다. 즉, 동일한 개념의 용어라도 정보시스템 안에서 표현 방식이 다르다면 다른 의미로 인식되기에 효율적인 환자기록 관리를 위해서는 용어의 표준화와 편리한 기록시스템 개발이 중요하다. 텍스트 형태로 입력하는 것을 지양하고, 미리 표준화된 간호 데이터 세트를 개발하고 폴다운 메뉴로 제시하여 체크박스 방식으로 사용할 수 있어야 한다. 이러한 간호기록방식은 의사소통을 일관되게 할 수 있으며 임상수행 결과를 합리적으로 평가할 수 있다.

이렇게 기록시스템을 표준화함으로써 한 의료기관의 환자 정보뿐 아니라 여러 의료기관의 환자 정보를 통합하여 활용하게 된다면, 더욱 양질의 빅데이터를 확보할 수 있다. 현재 국내의 몇몇 대형 병원들이 컨소시엄을 구성하여 관련 인프라를 구축하고자 시도하고 있는 것도 세계적인 의료빅데이터 경쟁력을 확보하여 환자들에게 수준 높은 의료서비스를 제공하기 위함이다.

(2) 임상의사결정지원시스템 강화

다양한 정보기술이 멀티미디어기술과 통합되어 효율적인 정보시스템을 구축하게 되면, 임상현장에서 간호사에게 조언을 제공하거나 주의를 집중하도록 하거나, 관련 정보를 제공해주어 적절한 임상의사결정을 내릴 수 있도록 지원해준다. 예를 들면, 휴일 동안 평소보다 적은 수의 간호사가 환자를 간호하는 상황에서 중증환자의 활력징후, 혈당, 산소포화도 등을 매시간 모니터링하는 중환자 집중관리정보시스템이 활용되어 환자의 임상데이터가 주기적으로 간호사에게 피드백된다면 보다 정확한 환자상태 파악이 가능해질 수 있다. 또한 이러한 정보를 근거로 간호사가 간호중재 등의 임상의사결정을 내리는 것이 용이해져 적시에 치료와 중재가 이루어질 수 있다.

(3) 간호실무에서의 질관리

간호실무에서 표준을 확립하고 규정된 업무 프로세스를 지키도록 관리 및 감시하는 활동은 간호서비스의 품질을 향상시켜 환자의 질병 회복과 건강을 유지함으로써 궁극적으로 국민건강에 이바지하는 것이다. 현재는 각 의료기관이 개별적으로 실무표준을 확립하여 서비스의 질관리가 이루어지고 있다. 그러나 적절한 정보기술을 활용하여 효율적인 정보시스템을 구축하고, 이를 많은 의료기관이 공동으로 사용하게 된다면, 간호업무의 질관리도 이루어질 뿐 아니라 업무 프로세스의 표준화도 함께 도모할 수 있을 것이다. 특히, 정보시스템에 입력된 데이터를 활용하여 서비스 질 평가 지표를 개발하고, 이를 의료기관 인증평가에 반영한다면 국가 차원에서의 보건의료서비스 질관리가 가능해질 수 있을 것이다.

3) 보건의료서비스의 질 향상

(1) 보건의료자원 활용의 효율성 증대

보건의료자원은 품질 좋은 보건의료서비스를 제공하기 위해 꼭 필요한 전제조건이지만 보건의료자원이 무한정 제공되지 않기 때문에 고품질의 보건의료서비스를 유지하기 위해서는 보건의료인력, 시설, 물자 등과 같은 보건의료자원의 효율적 관리와 활용이 매우 중요하다. 특히, 우리나라는 고령화 및 만성질환의 증가로 보건의료인력 분야에서 간호인력 수요가 지속적으로 증가할 것으로 예상되며, 이에 따라 2030년에는 15만 8천 명 이상이 부족할 것으로 예측되는 실정이다. 이와 더불어 장시간의 노동환경 개선을 위해 2018년 7월 1일부터 시작된 1주 최대 52시간 근무제도는 향후 보건업종에도 적용될 가능성이 있으므로 더욱 간호인력의 수요가 증가할 것으로 예상된다.

현재의 간호인력의 수급 불안을 해결하기 위해서는 정보통신 및 첨단과학기술을 활용한 간호인력 생산성 향상이 대안이 될 수 있다. 예를 들어, 의료기기 및 간호장비 관리에 소요되는 시간을 단축하기 위해 사물인터넷 기술을 활용하면 구매와 사용 이력, 위치정보, 오류작동 등을 정보시스템 내에서 파악할 수 있어 간호사의 업무시간을 효율적으로 운용할 수 있게 된다. 또한 최근 개발되고 있는 웨어러블 로봇 수트를 착용하고 환자를 이동시킨다면, 2명 이상의 간호인력이 필요한 경우도 혼자서 거뜬히 옮기거나 이동시킬 수 있어 인력을 효율적으로 운영할 수 있고 간호사 등의 업무환경을 안전하게 만들 수 있을 것이다.

(2) 보건의료서비스 접근성 및 형평성 강화

만성질환을 앓고 있는 노인환자는 주기적으로 의료기관을 방문해 의료인에게 건강상태를 점검받고 약물을 처방받아야 한다. 그러나 이동에 제약이 많은 노인환자의 경우, 가족이나 보호자와 동행하지 않고 의료기관을 방문하기 어려운 것이 현실이다. 가정에서 적절한 돌봄이 이루어지지 못하는 만성질환자가 방치되거나 적기에 의료적 처치가 이루어지지 못해 생명을 잃는 안타까운 사연이 언론에 종종 보도되고 있다. 이 같은 상황을 해결하기 위해 정보통신기기 등을 소지한 간호사가 가정을 방문하여 의료인간 원격진료서비스를 이용할 수 있게 된다면, 보건의료서비스의 접근성이 획기적으로 개선될 수 있을 것이다.

도서 지역 등 교통이 미발달한 곳에 거주하는 주민들은 가까운 곳에 의료기관이 없어 건강관리에 어려움을 겪고 있다. 이를 해결하기 위해 의료정보시스템을 구축한 보건소나 보건진료소를 확충하고 소도시와 대도시의 의료기관 간 원격진료서비스를 연계한다면, 대면 진료를 위해 원거리를 이동하는 것이 불필요해질 것이다. 이는 대상자의 교통비와 시간의 낭비를 최소화할 수 있으며, 보건의료자원의 공정한 배분에도 이바지할 수 있을 것이다.

4) 디지털 기반 간호교육콘텐츠 확장

의료소비자의 권리 신장과 의식변화로 인해 더 이상 임상현장에서 대상자에게 직접적으로 간호실습을 수행하기는 불가능하다. 간호사의 간호업무 수행을 간접적으로 관찰하고 행정적 업무의 진행결과를 확인하는 현재의 훈련방법으로는 임상실무역량이 강화된 간호사를 양성하기 어렵다는 한계를 대부분 간호교육자가 인정하고 있다. 이러한 상황을 타개하기 위해서는 현장감 넘치는 실제 사례형 콘텐츠를 개발하고 가상현실 및 증강현실 기술을 활용한 고충실 시뮬레이터를 도입하여 간호사 역할뿐 아니라 협력관계에 있는 타 분야 보건의료인 등과의 팀 기반 실습 훈련이 이루어져야 할 것이다.

간호학생이 임상현장에서 비판적 사고를 기반으로 교과서로 배운 간호지식과 간호술기술을 활용해 간호문제를 도출하고 해결해나가는 능력을 키우기 위해서는 단순 관찰과 암기교육방식은 부적절하다. 임상현장에서 발생할 수 있는 다양한 시나리오를 기반으로 통합된 프로세스 내에서 정보통신기술과 첨단 과학기술을 활용하여 팀기반 간호교육이 이루어져야 할 것이다. 이를 위해 간호교육자들은 정보통신기술을 활용한 간호교육 프로그램 개발을 더 이상 외면해서는 안 되며, 오히려 첨단기술을 수용하고 활용할 수 있는 정보역량을 강화할 필요가 있다.

2 정보전문간호사의 역할

1) 간호정보 임상실무역량 강화

간호정보 임상실무역량은 환자 및 의료 관련 데이터, 정보 등을 관리하기 위해 실무에서 첨단의 정보기술을 받아들이고 활용하는 능력으로 설명할 수 있다. 간호사가 일상적으로 접하는 임상 현상을 맥락적 사고에 기반하여 이해하고, 임상현장과 관련된 간호정보를 수집하여 정보통신 기술을 활용한 과학적인 분석과 논리적 추론을 통해 미래지향적 대책 방안을 제시할 수 있는 종합적인 문제해결 능력을 의미한다. 보건의료 현장에 정보통신기술과 첨단과학기술이 활발히 활용되고 접목되고 있는 현실에서 정보전문간호사는 간호분야에 정보통신기술(Information Communication Technology, ICT)과 정보관리역량을 강화하여 질 높은 간호서비스를 제공하기 위해 각종 데이터 및 정보 등을 활용해 간호생산성과 효율성을 최대한으로 끌어올리는 건강정보시스템 개발의 중심 역할을 담당해야 한다.

간호학문이 발전하면서 경제학, 심리학, 사회학, 조직학, 행정학 등의 사회과학이론과 생물학, 생화학, 물리학 등의 기초과학이론을 통합하여 간호이론을 정립하였으나, 아직은 최신의 정보기술을 활용한 업무개발 및 개선 활동이 활발하지 못한 것도 사실이다. 또한 많은 간호사가 이 분야에 대한 필요성을 절감하지 못하고 수동적인 자세를 보이기도 한다. 그러나 보건의료 현장에서 환자와 가장 가까이에 있는 간호사가 건강정보시스템 개발과 구축에 적극적으로 참여할 때, 안전하고 효율적이며 활용도가 높은 시스템이 마련될 수 있다.

2012년, 세계보건기구(WHO)에서 제시한 보건의료인력자원의 표준을 살펴보면, 보건의료정보시스템을 개선하기 위해 모든 수준에서의 인적 자원의 훈련, 배치, 보상 및 경력 개발에 주의를 기울여야 한다고 하였으며 국가 수준에서 숙련된 전염병 학자, 통계학자 및 인구 통계학자가 보건의료정보 수집에 대한 데이터 품질 및 표준을 준수하는지를 감독하고 정보의 적절한 분석 및 활용을 보장해야 한다고 제안하였다. 더불어, 보건의료정보체계의 하부 실무 수준의 보건의료정보 전문가는 데이터 수집, 보고 및 분석에 대한 사회적 책무감을 갖추어야 한다고 강조하였다. 보건의료분야의 중요한 인력자원인 간호사는 질 높은 정보수집과 관리에 책임의식을 갖고 임상현장의 정보기술 도입으로 발생할 변화를 주도해나가야 한다.

정보전문간호사의 구체적 업무로는 보건의료 임상현장에서 사용할 정보시스템 중 환자 간호와 관련된 업무지원시스템의 설계 및 개발을 위해 기초가 되는 연구를 수행하는 것이다. 병원정보시스템 또는 간호정보시스템은 의료업무의 복잡성과 타 분야와의 연계성을 고려한 개발이 이루어져야 하므로 설계단계에서 세부 내용을 면밀히 검토하여야 한다. 개발 시간과 비용의 낭비를 줄이기 위해 정보시스템으로 구축할 업무 프로세스를 철저히 조사 · 검토하는 것이 필요하다.

또한 정보전문간호사는 최소간호자료세트(nursing management minimum data sets, NMMDS)를 개발하기 위해 노력해야 한다. 간호사들은 자신이 근무하는 의료기관에서 체계적인 자료수집과 정보관리, 지식구축을 촉진하기 위해 데이터세트를 개발하는 것이 필요하다. 현재까지 간호관리자들이 행정적 의사결정을 내릴 때, 매우 도움이 되는 최소간호자료세트, 수술실 간호사들을 위한 수술간호자료세트(perioperative nursing data set, PNDS), 조산간호 사업을 위한 조산간호건강자료세트(midwifery nursing health data Set) 등이 개발되었는데, 아직도 많은 분야의 최소간호자료세트의 개발이 시급하다.

정보전문간호사는 정보기술 활용에 어려움을 겪고 있거나 두려움을 느끼는 일반 간호사를 대상으로 간호정보 관련 교육을 담당해야 한다. 이들이 임상간호 실무에서 필요한 정보요구와 컴퓨터 및 정보기술의 능력을 향상시킬 수 있도록 독려하고 스스로 정보시스템 개발에 참여하도록 적극적인 도움을 줄 수 있어야 한다.

정보전문간호사는 의료기관에서 시스템을 설계 및 개발하는 프로젝트에 참여하여 프로젝트를 이끌고 가는 프로젝트 관리자(project manager, PM) 역할을 담당할 수 있어야 한다. 프로젝트 관리자는 정보시스템 개발 프로젝트의 시작단계에서 전체적인 일정과 참여 인력의 대략적인 수와 담당 역할을 결정하고 비용을 추산할 수 있어야 한다. 또한 프로젝트 진행단계에서는 진행 스케줄 관리와 팀원 간의 업무 협조 관계를 원활하게 유지하도록 하고, 업무 지연이나 중복된 업무가 발생하는지를 파악할 수 있어야 한다. 정보시스템 사용자들의 요구사항을 지속적으로 수렴하고 프로젝트에 반영할 것과 반영하지 않을 것을 결정하여 일관성 있는 프로젝트가 진행되도록 하여야 한다. 프로젝트의 종결단계에서는 프로젝트의 진행 스케줄과 맞는지 확인하고 프로젝트 종결보고서 작성과 제출에 대한 준비를 진행해야 한다. 돌발변수가 발생할 수 있으므로 이에 관한 확인과 대비도 필요하다. 프로젝트 관리자는 조직 운영자의 자질을 갖추고 리더십을 발휘하면서 '1인 경영자'로서 활동해야 한다.

2) 보건의료 정책의 방향성 제시

고령화가 심화되면서 보건의료서비스의 수요는 증가되었지만, 보건의료 재원은 한정적이기 때문에 효율적 사용이 매우 중요한 이슈가 되고 있다. 의료서비스의 수요를 적정하게 관리하고 비용 효율적이며 고품질 서비스를 제공하는 것은 전 세계가 공통으로 당면한 현안이다. 이 문제에 대응하기 위해, 경제협력개발기구(OECD) 및 세계보건기구와 같은 국제기구 차원에서 첨단 디지털기술을 적용하여 보건의료

서비스를 개선하기 위한 목적으로 보건의료데이터를 활용하는 방안이 논의되고 있다. 보건의료서비스 이용자가 존엄하고 건강하며 자유로운 삶을 살아가기 위해서 보건의료정보의 공공적인 거버넌스를 형성하는 것이 중요하며, 이러한 인식에 기초하여 경제협력개발기구는 보건의료데이터 거버넌스에 관한 권고(recommendation)를 발표하였다. 경제협력개발기구는 각국의 정부가 사생활 보호, 개인 보건데이터 및 데이터 보안을 충실히 하면서 건강관련 공공의 이익을 목적으로 하는 개인 보건데이터의 활용 가능성과 이용 촉진을 위한 국가 보건데이터 거버넌스 기본틀을 수립하고 구현할 것을 권고한다. 이러한 국가 보건데이터 거버넌스 형성과 관련된 정책 및 입법 과정에 정보전문간호사는 적극적으로 참여하여 보건의료 정보정책에 방향성을 제시하고 주도적인 역할을 담당해야 한다.

3 미래 간호사 인적자원 개발을 위한 제언

앞에서 살펴본 시대상의 변화에 발 맞춰 간호계에서도 향후 인적자원의 개발을 어떻게 준비해야 할 것인지 다양한 논의가 진행되어 오고 있다. 그렇다면 우리는 미래 간호사를 어떤 방향으로 양성하고 기술의 발전에 따라 인적자원 개발을 위해 무엇에 중점을 두어야 할 것인가? 몇 가지 과제를 중심으로 살펴보도록 한다.

첫 번째, 기술 변화에 관심을 갖고 기술과 함께 살아갈 수 있는 능력을 키워야 한다. 정밀의료의 발전으로 간호사들 역시 빅데이터 분석, 유전체학, 약물유전체학, 인공지능 등에 관한 지식과 새로운 검사 결과를 이해하고 해석할 수 있는 능력이 필요해졌다. 이를 위해 간호사는 정보통신 기술과 의료 정보에 대한 이해 능력을 갖추어야 한다. 이러한 교육은 기본적으로 간호대학의 교육과정 속에 반영되어야 하며 빠른 기술 발전속도를 고려해 취업 후에도 지속적인 교육이 이루어질 필요가 있다. 2021년 한국간호교육평가원에서 간호학과의 프로그램 학습성과를 개정하였는데 다행스럽게도 프로그램 학습성과 중 정보통신과 최신 보건의료기술의 활용이 새롭게 포함되어 간호정보역량을 갖출 수 있는 교육과정의 근거가 마련되었다.

두 번째, 간호의 본질에 대한 고민을 통해 전문직 간호사의 역할을 재정립하여야 한다. 인공지능 및 로봇기술의 발달로 반복적이며 기능적 · 도구적 측면의 간호영역은 로봇 간호사가 인간 간호사의 업무를 빠르게 대체할 것으로 예상된다. 단순히 환자 상태를 모니터링하고 간단한 치료 및 간호중재를 제공하는 것은 로봇 간호사들이 훨씬 정확하고 숙련되게 수행할 수 있을 것이다. 이러한 변화의 방향에서 간호사는 정밀의료에 기반한 환자 맞춤형 치료가 적절하게 이루어지고 있는지 확인할 수 있어야 하고 치료과정에서 환자를 대변하며 환자와 보호자를 적절하게 교육할 수 있어야 한다. 기술을 적극적으로 활용하여 간호의 전문성을 확장하려는 노력이 필요한 시점이다. 또한 각종 정밀의료 제공에 관여하는 다학제 팀의 일원으로 리더십과 인터프로페셔널리즘(inter-professionalism)을 개발할 필요가 있다. 다른 분야의 전문가들과 팀을 이루어 협업하는 능력이 중요하며 복잡한 조정과정을 원활하게 수행할 수 있는 역량을 갖추어야 한다.

마지막으로 기술의 발전이 가져다 준 새로운 기회를 탐색하고 간호사로의 혁신적인 서비스 모델을 개발할 수 있는 역량을 키워야 한다. 빅데이터와 인공지능 기술의 도움으로 만성질환 관리 및 건강관리와 증진 영역에서 의사를 대신한 간호사의 독자적 활동이 개척될 수 있다. 고혈압, 당뇨병 등의 만성질환자 및 노인인구 급증은 의료비용의 상승을 야기하게 되는데 이때, 적절한 서비스 가격을 제공하며 편리하고 안전하게 환자를 관리할 수 있는 의료전문가 집단은 간호사가 강력한 경쟁력을 가지고 있기 때문이다. 이처럼 새롭게 열리는 기회를 활용하기 위해 의사의 진료를 지원하는 수동적 역할을 뛰어 넘는 혁신 역량을 갖출 수 있도록 다양한 교육과정을 개발할 필요가 있다.

생각해보기

- 정보통신 기술을 활용하여 간호정보학을 어떻게 발전시킬 수 있는지 토론해봅시다.

- 미래 정보통신 기술발전으로 간호사의 역할이 어떻게 변화되거나 확대될 수 있는지 토론해봅시다.

참고문헌

김광점 · 장보윤 · 정재연 · 박오원(2018). 4차 산업혁명과 간호 인적자원의 개발: 전망과 과제. 인적자원개발연구. Vol. 21 No. 3, 137-159.

김소윤(2014). 미래 의료의 방향과 심사평가원의 역할, HIRA 정책동향, 8권, 4호, 67-70.

네이버 지식백과. https://terms.naver.com

다음 백과사전. https://100.daum.net

[로봇이 간다] 척추장애 소녀 일으킨 로봇슈트… "일상복처럼 입고 걷죠". https://www.sedaily.com/NewsView/1VLLP1CGFB

박현애 외(2017). 최신 간호정보학. 2판. 현문사.

서울경제(2019.7.7.).

왕승혜(2018). 보건의료정보의 공공적 데이터거버넌스를 위한 입법지침, 한국법제연구원 법제 이슈브리프, VOL. 32. 2018.

이혜자 · 김연하 · 남경동 · 양옥렬 · 이혜진 · 최순옥(2018). 알기 쉬운 간호정보학. 계축문화사.

장선미 · 김정은(2020). 일반간호사의 간호정보역량 이해 및 향상 전략: 포커스 그룹 인터뷰를 중심으로. 한국간호교육학회지. Vol. 26 No. 3, 299-310.

정면숙 · 박정인(2014). Connie W, Delaney, Bonnie L. Westra. Nursing Management Minimum Data Sets (NMMDS) 연구의 최신 동향. 간호행정학회지. Vol. 20 No. 4, 405-413.

한국보건사회연구원(2017). 2017년 주요 보건의료인력 중장기 수급전망. 한국보건사회연구원. 미발간자료. http://www.mohw.go.kr/react/al/sal0301vw.jsp?PAR_MENU_ID=04&MENU_ID=0403&page=1&CONT_SEQ=339529

CAE Healthcare. The hololens childbirth simulator helps train medical students; 2018.1.15.
https://vrscout.com/news/hololens-childbirth-simulator-train-medical-students/

OECD(2019), Recommendation of the OECD Council on Health Data Governance.

WHO(2012). Framework and Standards for Country Health Information Systems.

찾아보기

찾아보기

ㅅ

ㅇ

찾아보기

ㅈ

ㅊ

찾아보기

A

B

C

찾아보기

찾아보기